普通高等教育中医药类"十三五"规划教材
全国普通高等教育中医药类精编教材

中医基础理论

（第3版）

（供中医学、中西医临床医学等专业用）

主　编

王　键　张光霁

副主编

赵　博　尚晓玲　张保春
师建梅　李　净　曹继刚

主　审

郭霞珍

上海科学技术出版社

图书在版编目(CIP)数据

中医基础理论/王键,张光霁主编.—3版.—上海:上海科学技术出版社,2018.7(2025.11重印)
普通高等教育中医药类"十三五"规划教材
全国普通高等教育中医药类精编教材
ISBN 978-7-5478-4020-7

I.①中… Ⅱ.①王…②张… Ⅲ.①中医医学基础-中医学院-教材 Ⅳ.①R22

中国版本图书馆CIP数据核字(2018)第093405号

中医基础理论(第3版)
主编 王 键 张光霁

上海世纪出版(集团)有限公司
上海科学技术出版社 出版、发行
(上海市闵行区号景路159弄A座9F-10F)
邮政编码201101　www.sstp.cn

上海锦佳印刷有限公司印刷
开本787×1092　1/16　印张15.25
字数340千字
2006年8月第1次
2018年7月第3版　2025年11月第24次印刷
ISBN 978-7-5478-4020-7/R·1637
定价:30.00元

本书如有缺页、错装或坏损等严重质量问题,请向工厂联系调换

普通高等教育中医药类"十三五"规划教材
全国普通高等教育中医药类精编教材

专家指导委员会名单

（以姓氏笔画为序）

王 平	王 键	王占波	王瑞辉	方剑乔	石 岩
冯卫生	刘 文	刘旭光	严世芸	李灿东	李金田
肖鲁伟	吴勉华	何清湖	谷晓红	宋柏林	陈 勃
周仲瑛	胡鸿毅	高秀梅	高树中	郭宏伟	唐 农
梁沛华	熊 磊	冀来喜

普通高等教育中医药类"十三五"规划教材
全国普通高等教育中医药类精编教材

编审委员会名单

名誉主任委员 洪　净

主 任 委 员 胡鸿毅

委　　　员（以姓氏笔画为序）

王　飞　王庆领　李铁浪　吴启南

何文忠　张文风　张宁苏　张艳军

徐竹林　唐梅文　梁沛华　蒋希成

编委会名单

主　编
王　键（安徽中医药大学）　　张光霁（浙江中医药大学）

副主编
赵　博（贵州中医药大学）　　尚晓玲（长春中医药大学）
张保春（北京中医药大学）　　师建梅（山西中医药大学）
李　净（安徽中医药大学）　　曹继刚（湖北中医药大学）

主　审
郭霞珍（北京中医药大学）

编　委（以姓氏笔画为序）
王　彤（北京中医药大学）　　王　颖（浙江中医药大学）
朱向东（甘肃中医药大学）　　刘　舟（南京中医药大学）
刘晓艳（长春中医药大学）　　李翠娟（陕西中医药大学）
杨胜林（云南中医药大学）　　张冰冰（辽宁中医药大学）
张　挺（上海中医药大学）　　张敬文（江西中医药大学）
郑　红（山东中医药大学）　　姚洪武（成都中医药大学）
敖海清（广州中医药大学）　　袁卫玲（天津中医药大学）
崔姗姗（河南中医药大学）　　董尚朴（河北中医学院）
蒋　筱（广西中医药大学）　　黎鹏程（湖南中医药大学）

学术秘书（兼）
李　净（安徽中医药大学）　　王　颖（浙江中医药大学）

普通高等教育中医药类"十三五"规划教材
全国普通高等教育中医药类精编教材

前言

新中国高等中医药教育开创至今历六十年。一甲子朝花夕拾，六十年砥砺前行，实现了长足发展，不仅健全了中医药高等教育体系，创新了中医药高等教育模式，也培养了一大批中医药人才，履行了人才培养、科技创新、社会服务、文化传承的职能和使命。高等中医药院校的教材作为中医药知识传播的重要载体，也伴随着中医药高等教育改革发展的进程，从少到多，从粗到精，一纲多本，形式多样，始终发挥着至关重要的作用。

上海科学技术出版社于1964年受国家卫生部委托出版全国中医院校试用教材迄今，肩负了半个多世纪的中医院校教材建设和出版的重任，产生了一大批学术深厚、内涵丰富、文辞隽永、具有重要影响力的优秀教材。尤其是1985年出版的全国统编高等医学院校中医教材（第五版），至今仍被誉为中医教材之经典而蜚声海内外。

2006年，上海科学技术出版社在全国中医药高等教育学会教学管理研究会的精心指导下，在全国各中医药院校的积极参与下，组织出版了供中医药院校本科生使用的"全国普通高等教育中医药类精编教材"（以下简称"精编教材"），并于2011年进行了修订和完善。这套教材融汇了历版优秀教材之精华，遵循"三基""五性""三特定"的教材编写原则，同时高度契合国家执业医师考核制度改革和国家创新型人才培养战略的要求，在组织策划、编写和出版过程中，反复论证，层层把关，使"精编教材"在内容编写、版式设计和质量控制等方面均达到了预期的要求，凸显了"精炼、创新、适用"的编写初衷，获得了全国中医药院校师生的一致好评。

2016年8月，党中央、国务院召开了新世纪以来第一次全国卫生与健康大会，印发实施《"健康中国2030"规划纲要》，并颁布了《中医药法》和《〈中国的中医药〉白皮书》，把发展中医药事业作为打造健康中国的重要内容。实施创新驱动发展、文化强国、"走出去"战略以及"一带一路"倡议，推动经济转型升级，都需要中医药发挥资源优势和核心作用。面对新时期中医药"创造性转化，创新性发展"的总体要求，中医药高等教育必须牢牢把握经济社会发展的大势，更加主动地服务和融入国家发展战略。为此，精编教材的编写将继续秉持"为院校提供服务、为行业打造精品"的工作要旨，在全国中医院校中广泛征求意见,多方听取要求,全面汲取经验,经过近一年的精心准备工作,在"十三五"开局之年启动了第三版的修订工作。

本次修订和完善将在保持"精编教材"原有特色和优势的基础上,进一步突出"经典、精炼、新颖、实用"的特点,并将贯彻习近平总书记在全国卫生与健康大会、全国高校思想政治工作会议等系列讲话精神,以及《国家中长期教育改革和发展规划纲要(2010—2020)》《中医药发展战略规划纲要(2016—2030年)》和《关于医教协同深化中医药教育改革与发展的指导意见》等文件要求,坚持高等教育立德树人这一根本任务,立足中医药教育改革发展要求,遵循我国中医药事业发展规律和中医药教育规律,深化中医药特色的人文素养和思想情操教育,从而达到以文化人、以文育人的效果。

同时,全国中医药高等教育学会教学管理研究会和上海科学技术出版社将不断深化高等中医药教材研究,在新版精编教材的编写组织中,努力将教材的编写出版工作与中医药发展的现实目标及未来方向紧密联系在一起,促进中医药人才培养与"健康中国"战略紧密结合起来,实现全程育人、全方位育人,不断完善高等中医药教材体系和丰富教材品种,创新、拓展相关课程教材,以更好地适应"十三五"时期及今后高等中医药院校的教学实践要求,从而进一步地提高我国高等中医药人才的培养能力,为建设健康中国贡献力量!

教材的编写出版需要在实践检验中不断完善,诚恳地希望广大中医药院校师生和读者在教学实践或使用中对本套教材提出宝贵意见,以敦促我们不断提高。

全国中医药高等教育学会常务理事、教学管理研究会理事长

胡鸿毅

2016年12月

编写说明

《中医基础理论》是系统讲授中医学基础理论知识的教材，内容包括精气学说、阴阳五行、藏象、气血津液精神、经络、病因与发病、病机、防治原则以及养生等。通过本教材的学习，不仅能为本科学生系统掌握中医基础知识，学习中医诊断、中药、方剂及临床各科打下必要的基础，而且也是爱好中医药学的国内外人士学习和掌握中医专业基础理论知识的入门必备教材。

本次教材的编写，是在2012年版教材基础上进行的修订。编委会成员与上海科学技术出版社一起，分析、研究、总结了历版教材的优势特色及使用后的反馈情况，并结合近年来教学、教材的发展与改革情况，编写了本教材。

本教材的编写，在内容上强调传承性和基础性，突出中医学理论体系的系统性、完整性和原创性。在继续保持深受中医药院校师生和中医学爱好者好评的五版统编《中医基础理论》教材基本特色的基础上，汲取了近几年教学改革的经验和成果。在编写结构等方面作了调整、充实和提高，彰显中医基础理论学科的特色，较为全面地梳理了中医学的主要思维特点及思维方式，以强调构建中医思维的重要性，将精气学说单独设立一章，以明确其在中医学哲学思想中的重要地位。

本教材的编写，关注传授知识的成熟度与公认度。依据国家教育部新版教学大纲和国家中医药执业医师资格考试要求，在编写中以五版《中医基础理论》教材为蓝本，适当结合不同层次各版《中医基础理论》教材的内容。中医基础理论的名词术语，以中华人民共和国国家标准为依据，参照中医药名词审定委员会的《中医药基本名词》。在"共识"的原则下充分吸收各版《中医基础理论》教材的成熟理论和优秀内容，比如体质内容的阐述，反映了近年来中医理论的研究成果。

本教材在编写体例上做了一些适当调整，相较于上版教材，更加注意突出学生主体，遵循学习规律，加强了教材的引导性和启发性，每章开篇专设导学部分，内容包括引言、学习重点、学习要求和名词术语，让读者带着问题和重点展开学习。在每章篇末增加知识拓展，围绕本章内容推荐具有代表性的学术著作和论文，突出了中医基础理论学科的时代发展和特色。

此外,本教材继续保持五版《中医基础理论》教材简明扼要的语言风格,保证教材的科学、严谨和规范。同时严格按照全国普通高等教育中医药类精编教材编审委员会提出的内容精选、概念精解、文字精练,理论体系完整,知识点结合完备,并体现新颖性和实用性的要求。

本教材的绪论由张光霁、王颖编写;第一章精气学说由赵博编写;第二章阴阳五行由董尚朴、赵博编写;第三章藏象由刘舟、尚晓玲、刘晓艳、袁卫玲编写;第四章气血津液精神由张保春、黎鹏程、张挺、杨胜林编写;第五章经络由曹继刚、朱向东、郑红编写;第六章体质由姚洪武编写;第七章病因与发病由崔姗姗、李翠娟、张敬文、王彤编写;第八章病机由蒋筱、敖海清、师建梅编写;第九章防治原则由王键、李净编写;第十章养生由张冰冰编写。各位副主编按照任务分工分别对相关章节内容进行了审阅修改,教材主编王键、张光霁对全书进行了统稿并修改。教材主审郭霞珍教授全程给予指导并审阅。教材秘书由李净、王颖担任。

本教材适用于中医学(包括养生康复、中医营养学、全科医学等方向)、中西医临床医学(中西医结合)、针灸推拿学等专业五年制和八、九年制本科学生学习。

时代在进步,知识在更新,教材作为传承知识的载体需要不断地完善,诚望同道和读者多提宝贵意见,以便今后进一步修订和提高。

《中医基础理论》编委会
2018年3月

目录

绪论 ·· 1

一、中医学的基本概念和学科属性 / 1
二、中医学理论体系的形成与发展 / 2
三、中医学理论体系的基本特点及其主要内容 / 6
四、中医基础理论的主要内容 / 11
五、学习和研究中医基础理论的思维方法 / 11

第一章 精气学说 ··· 15

一、精气的基本涵义 / 15
二、精气学说的基本内容 / 16
三、精气学说的应用 / 18

第二章 阴阳五行 ··· 21

第一节 阴阳学说 / 21
一、阴阳的基本概念 / 22
二、阴阳学说的基本内容 / 23
三、阴阳学说在中医学中的应用 / 27

第二节 五行学说 / 30
一、五行的基本涵义 / 30
二、五行学说的基本内容 / 31
三、五行学说在中医学中的应用 / 36

第三章 藏象 ··· 42

第一节 藏象及藏象学说 / 42

　　　　一、藏象及藏象学说的基本概念 / 42
　　　　二、藏象学说形成的基础 / 43
　　　　三、藏象学说的主要特点 / 44
　　　　四、脏腑的分类与区别 / 45
　　第二节　五脏 / 46
　　　　一、心 / 46
　　　　　　附：心包络 / 49
　　　　二、肺 / 49
　　　　三、脾 / 53
　　　　四、肝 / 55
　　　　五、肾 / 59
　　　　　　附：命门 / 63
　　第三节　六腑 / 64
　　　　一、胆 / 64
　　　　二、胃 / 65
　　　　三、小肠 / 66
　　　　四、大肠 / 66
　　　　五、膀胱 / 67
　　　　六、三焦 / 67
　　第四节　奇恒之腑 / 68
　　　　一、脑 / 69
　　　　二、女子胞 / 69
　　　　　　附：精室 / 70
　　第五节　脏腑之间的关系 / 70
　　　　一、脏与脏之间的关系 / 70
　　　　二、脏与腑之间的关系 / 75
　　　　三、腑与腑之间的关系 / 76

第四章　气血津液精神 ································ 78

　　第一节　气 / 78
　　　　一、气的基本概念 / 79
　　　　二、人体之气的生成 / 79
　　　　三、气的生理功能 / 80
　　　　四、气的运动 / 82
　　　　五、气的分布与分类 / 83
　　第二节　血 / 85
　　　　一、血的概念 / 85
　　　　二、血的来源和组成 / 85

　　　　三、血的循行 / 86
　　　　四、血的生理功能 / 86
　　第三节　津液 / 87
　　　　一、津液的基本概念 / 87
　　　　二、津液的生成、输布和排泄 / 87
　　　　三、津液的功能 / 88
　　第四节　气血津液之间的关系 / 89
　　　　一、气与血的关系 / 89
　　　　二、气与津液的关系 / 90
　　　　三、血与津液的关系 / 90
　　第五节　精 / 91
　　　　一、精的基本概念 / 91
　　　　二、精的生成 / 92
　　　　三、精的功能 / 92
　　第六节　神 / 93
　　　　一、神的概念和本源 / 93
　　　　二、神机的概念 / 94
　　　　三、人体之神的形成 / 94
　　　　四、人体之神的功能 / 95
　　第七节　精气神的关系 / 95
　　　　一、精能化气，精为气生化之源 / 95
　　　　二、气能生精，气能激发精的化生 / 96
　　　　三、精能化神，精为神的物质基础 / 96
　　　　四、神能御精，精赖神而内守 / 96
　　　　五、气能生神，为神之根本 / 96
　　　　六、神为气主，神失则气乱 / 97

第五章　经络 ········ 98

　　第一节　经络的概念和经络系统 / 99
　　　　一、经络的基本概念 / 99
　　　　二、经络系统的组成 / 99
　　第二节　十二经脉 / 100
　　　　一、十二经脉的名称 / 100
　　　　二、十二经脉的走向和交接规律 / 101
　　　　三、十二经脉的分布规律和表里关系 / 102
　　　　四、十二经脉的流注次序 / 103
　　　　五、十二经脉的循行 / 103
　　第三节　奇经八脉 / 111

　　　　一、奇经八脉的基本概念 / 111
　　　　二、奇经八脉的循行与功能特点 / 112
　　　　三、奇经八脉的循行及基本功能 / 113
　　第四节　经别 / 118
　　　　一、经别的概念 / 118
　　　　二、生理功能 / 118
　　　　三、循行部位 / 119
　　第五节　络脉 / 120
　　　　一、络脉的概念 / 120
　　　　二、络脉的分类 / 120
　　第六节　经筋、皮部 / 122
　　　　一、经筋 / 122
　　　　二、皮部 / 124
　　第七节　经络的生理功能 / 125
　　第八节　经络学说的临床应用 / 127

第六章　体质 ·········· 130

　　第一节　体质的概念和形成 / 130
　　　　一、体质的概念 / 131
　　　　二、体质构成特点 / 131
　　　　三、体质的形成 / 132
　　第二节　体质分类 / 135
　　　　一、阴阳分类法 / 135
　　　　二、五行分类法 / 136
　　第三节　体质学说应用 / 136
　　　　一、体质与发病 / 137
　　　　二、体质与病证从化 / 137
　　　　三、体质与治疗 / 137

第七章　病因与发病 ·········· 139

　　第一节　病因 / 139
　　　　一、外感性致病因素 / 140
　　　　二、内伤性致病因素 / 146
　　　　三、病理产物性致病因素 / 151
　　　　四、其他病因 / 155
　　第二节　发病 / 158
　　　　一、发病的原理 / 158

二、影响发病的因素 / 160
三、发病类型 / 163

第八章　病机 ……………………………………………… 165

第一节　基本病机 / 166
一、邪正盛衰 / 166
二、阴阳失调 / 168
三、精气血失常 / 172
四、津液失常 / 178

第二节　内生五邪 / 181
一、内生五邪的基本概念 / 181
二、内生五邪的基本内容 / 182

第三节　脏腑病机 / 185
一、五脏病机 / 185
二、六腑病机 / 194
三、奇恒之腑病机 / 197

第四节　经络病机 / 198
一、经络的气血偏盛偏衰 / 199
二、经络的气血逆乱 / 199
三、经络的气血运行不畅 / 199
四、经络的气血衰竭 / 200

第五节　疾病的传变与转归 / 200
一、疾病传变与转归的含义 / 200
二、影响疾病传变与转归的因素 / 201
三、疾病传变与转归的形式 / 202

第九章　防治原则 ………………………………………… 207

第一节　未病先防 / 208
第二节　既病防变 / 209
第三节　治则与治法 / 210
一、治则与治法的概念 / 210
二、基本治则 / 211

第十章　养生 ……………………………………………… 220

第一节　养生的基本概念 / 220
一、天年 / 221

二、衰老 / 221
三、养生 / 222
第二节　养生的基本原则 / 222
一、顺应自然 / 223
二、形神兼养 / 224
三、保精护肾 / 225
四、调养脾胃 / 225

绪　论

> **导学**
>
> 本章从中医学和中医基础理论的概念、中医学理论体系的形成和发展，以及中医学理论体系的基本特点等三个方面，介绍中医学作为一门医学科学，其所具有的独特医学理论体系形成与发展过程，及其基本特点等相关理论知识。
>
> **本章的学习重点**：中医学与中医学理论体系的概念和形成的基础；中医学的基本特点。
>
> **本章的学习要求**：
>
> (1) 掌握中医学与中医学理论体系的概念及基本特点。
>
> (2) 熟悉中医学理论体系的形成和发展过程。
>
> (3) 了解中医基础理论的主要内容及学习中医学理论的思维方法。
>
> **【名词术语】**
>
> 中医学　整体观念　辨证论治　同病异治　异病同治

中医药学是中国人民在长期同疾病作斗争的过程中所取得的极为丰富的经验总结，是中国优秀传统文化的一个重要组成部分。在长期的医疗实践中，它逐步形成并发展成为具有独特理论体系的一门医学科学，为我国人民的卫生保健事业和中华民族的繁衍昌盛作出了巨大的贡献。

中医药学是强调以临床实践为主，集理、法、方、药为一体的理论体系，是专门研究人体生理、病理、疾病诊断和防治，以及养生康复等的一门学科。它是世界医学科学的一个组成部分，与西方医学一样，同属于自然科学的范畴，同样承担着促进生命科学不断前进和创新的使命。中医学独特的医学理论模式和临床诊疗特色所形成的医学理论体系，将不断为世界医学的发展和全人类的健康事业贡献自己的力量。

一、中医学的基本概念和学科属性

(一) 中医学

中医学是研究人体生理、病理，疾病诊断和防治，以及养生康复等内容的一门学科，是世界医学科学的一个组成部分。

科学是关于自然、社会和思维的知识体系，是社会实践经验的总结，并能在社会实践中得到检验和发展的知识体系，是运用范畴、定理、定律等思维形式，反映现实世界各种现象的本质和规律的知识体系。医学科学是研究人类生命过程及其与疾病作斗争的一门科学体系，属于自然科学范畴。它的任务是：从人的整体性及其同外界环境的辩证关系出发，用实验研究、现场调查、临床观察等方法,不断总结经验,研究人类生命活动和外界环境的相互关系;研究人类疾病的发生、发展及其防治规律,以及增进健康、延长寿命和提高劳动能力的有效措施。

医学科学主要的研究对象,是人类自身生命的生存、繁衍和运动变化。人是社会性劳动的产物,它的生存离不开自然和社会两大环境,因此,它是具有自然属性和社会属性两大特性所构成的有机体而不同于其他生物。中医学是经过千百年临床应用发展起来的,集理、法、方、药理论知识为一体,强调临床实践为主,以研究人体生理、病理,疾病诊断和防治,以及养生康复等理论为主要内容,具有明确的医学科学特性的知识体系。中医学在研究人类生命现象和疾病变化时,既关注人的自然属性,又重视人的社会属性,同时结合我国的人文社会科学的某些学术思想和人自身的思维、意识、精神情绪,阐述了关于生命、健康、疾病等一系列的医学问题,形成了中医学独特的医学理论和医学理论体系。中医学按照研究内容、对象和方法,分为基础医学、临床医学和养生康复预防医学。

(二) 中医学理论体系

中医学理论体系是由中医学的基本概念、基本原理,以及按照中医学的逻辑演绎等程序,从基本原理推导出来的科学结论所组成,即由概念、原理、规律所构成的医学理论体系。它以临床实践为基础,融汇了自然、社会、生物、心理等多学科的知识和理论,从宏观的角度,用综合分析的方法,对人体生命活动及病理变化进行观察,研究和探讨机体在整体层次上的生理和病理反应状态、运动变化规律,及其对生命活动、病理变化的调控机制。由此形成了不过分注重物质实体而注重从整体、联系、运动等观念出发,去认识和解决医学问题的思维方式,成为不同于西方医学理论体系和其他国家或地区的传统医学模式的医学理论体系。

我国现存中医学和西医学两个医学体系,虽然各有其独立性,但从其研究内容、对象和方法来说,两者应该是具有互补性,而不是相互割裂的医学体系。

二、中医学理论体系的形成与发展

(一) 中医学理论体系的形成

中医学理论体系的形成,经历了一个漫长的历史时期,促使其由零散的、自发的、局部的、流传于民间的医学实践知识,上升为具有指导性意义的医学理论知识,成为系统的医学知识体系。它的发展经历了几个不同阶段,至今仍在不断地完善和充实自己独特的医学理论体系。

1. **形成时间** 根据现存的文献资料和史学界的考据与推断,一般认为中医学理论体系在战国至秦汉时期已初步形成。春秋战国时期社会急剧变化,政治、经济、文化、科学技术都有显著的发展,学术思想交流融合,促使了对自然知识和社会知识进行概括和总结的哲学的成熟和发展,形成了当时人们对整个世界,包括自然界、社会和思维的根本观点的认识体系,其中所产生的朴素的唯物主义和自然辩证法,为当时丰富的医疗实践经验,从感性认识上升为理性认识,直到形成较系统、完整的医学理论体系提供了理论方法和思想基础。此外,汉代以前丰富的临床诊疗实践和经验的系统总结,以及药物学知识的积累也为医学科学规律的探索奠定了基础,促进了中医学理论体系的形成。

2. **形成基础和条件** 中医学理论体系的形成与长期医疗经验的积累、古代自然科学和哲学思想的影响及渗透是分不开的。

(1) 长期医疗经验的积累和总结,是中医学理论体系形成的实践基础。人类自有生产活动以来,就开始了医疗活动。根据对殷代甲骨文的考证表明,当时已有了病名的记载,如专病的名称有"瘧""疥""蛊""龋"等;或以症状命名的"耳鸣""下利""不眠"等;还有以人体患病部位命名的"疾首""疾目""疾耳""疾鼻"等。从"耳""鼻""目"等人体器官的名称看,起初人们对人体生命活动的认识是与解剖学观察分不开的。《甲骨学商史论丛初集·殷人疾病考》根据胡厚宣的研究认为"殷人之病,凡有头、眼、耳、口、牙、舌、喉、鼻、股、足、趾、尿、产、妇、小儿、传染等十六种"。从西周到春秋战国时期,对疾病的认识又有了进一步的发展。如先秦文献《山海经》中就记载了 38 种疾病,其中以专用病名来命名的就有"疽""痹""风""瘕""瘿""疥""疯""疫"等 23 种之多;以症状为病名的有"腹痛""嗌痛""呕""聋"等 12 种。1973 年底,在长沙马王堆三号汉墓出土的战国时期著作《五十二病方》全书分 52 种疾病,提到了 103 个病名。另据不完全统计,在古籍《诗》《书》《易》等十三经文献中,其所载有关病证的名称,已达 180 余种。这就充分说明了当时对于疾病的认识,已经相当深刻,并已积累了较为丰富的医疗实践经验,从而为中医学理论知识的整理、规律的总结,及理论体系的建构,提供了资料,奠定了基础。

与此同时,我国古代医家,在长期的医疗实践中也逐步积累了药物学的知识,如在《淮南子·修务训》《诗经》《山海经》《离骚》等书中记载了丰富的药物学资料。在《五十二病方》中所涉及的药物(包括植物药、矿物药和动物药等)就有 247 种之多。此外,还创造了针砭、艾灸、醪醴、导引等方法。

另外,据《周礼·天官》所载,从周代起我国即有了初步的医学分科和专职从医人员。《左传》所记载的医和、医缓等人,即是专门以治病为职业的著名医生,而书中对这一历史时期最著名的医学家扁鹊的称颂,至今流传甚广。

(2) 古代自然科学的渗透是中医学理论体系形成的自然科学基础。任何自然科学的发展,从来都是相互渗透、相互影响和相互促进的。中医学的发展同样如此,如当时的冶炼技术为针灸和外科的发展提供了针具和刀具;又如医和提出的"六气病源"反映了当时医家汲取了农学和物候学知识,认识到自然界气候的异常变化可对人体健康产生影响;再如在认识脉搏的正常变化规律时,《素问·脉要精微论》提出"冬至四十五日,阳气微上,阴气微下;夏至四十五日,阴气微上,阳气微下……脉亦应之"。这里的"冬至""夏至"显然就是天文历法中的内容。由此可见,我国当时高度发展的天文学、历法学、气象学、地理学、物候学、声学、农学、数学、兵法,以及生理学、解剖学等自然科学多个门类的知识,被医家们用作研究人体生命现象和疾病防治的技术及手段加以吸收、移植和融合。可以说,当时自然科学领域多学科的发展为中医学理论体系的形成奠定了科学基础。

(3) 古代哲学思想的影响是中医学理论体系形成的思想理论基础。自然科学是关于物质运动规律的理论知识体系,哲学是关于世界观和方法论的学说。任何一门自然科学的形成和发展都离不开哲学,必然要受到哲学思想的支配和制约。尤其在自然科学不很发达的古代,医家们在整理长期积累的医疗经验、分析归纳其各种规律特性时,必然会采用逻辑思维、推测演绎等思辨的模式。

古代哲学中朴素的唯物论和辩证法观点为当时医学理论的研究提供了思维的框架。尤其是当时盛行于自然科学领域,含有朴素唯物辩证思想的自然观和生命观的气一元论思想、阴阳五行等学说,确立了中医理论有关生命是物质的,是一个阴阳对立统一、运动不息的发展变化过程,疾病可防可治的主导思想;为中医学确立采用整体综合的研究方法,通过宏观的、动态的、联系的观点去认识自然、认识生命、构建独特的中医学理论体系提供了方法;为阐明人与自然的关系、生命的本质、健康与疾病等重大理论问题奠定了基础。从而为散在的、零碎的医疗经验的整理、归纳、总结和研究制订了基本的标准和纲领,使中医逐步系统化、规范化,理论逐步得到升华,促进了中医学理论体系的形成。

在古代哲学思想影响下,中医学不仅认识到生命是物质的,而且把生命看作是一个运动不息的发展变化过程,这种认识充分反映了物质的根本属性是运动、世界是永恒运动的物质总体、具体的物质形态则处于永恒的产生和消失之中这一哲学思想的影响作用。哲学的渗透对中医学的影响很深,但它不能也没有替代中医学的医学内核,中医学理论只是吸收了我国古代哲学对物质世界基本运动规律的认识,并以此观察、分析和研究生命的本质和规律。

3. **形成标志**　中医学经典著作《黄帝内经》(简称《内经》)的问世,是中医学理论体系初步形成的标志,该书分为《素问》与《灵枢》两书保存于世,是我国现存最早的医学经典,它吸收了秦汉以前有关天文学、历算学、生物学、地理学、人类学、心理学,以及哲学等多个学科的重要成就,从气、天人关系、形神关系等诸多方面深入探讨和阐释生命现象及医学理论,并总结了春秋战国以前的医疗经验和学术理论。由此,确立了中医学独特的理论体系,成为我国中医药学发展的理论基础和源泉。

《内经》的成书,是以医学内容为中心,把自然科学与哲学理论有机地结合起来,以整体观念为主导,阐释了人体内在生命活动的规律性及人体与外在自然、社会环境的统一性;研究了人体的解剖形态、脏腑经络、生理病理,以及关于疾病的诊断、防治等各方面内容,并作了较为全面系统的阐述。如形态学方面有关于人体骨骼、血脉及内脏器官的描述;生理方面关于血液的循环运行、人体脏腑功能的系统认识,以及关于生理、病理方面的相互联系等,直至今日,仍有重要的研究价值,仍卓有成效地指导着中医的临床实践。

(二) 中医学理论体系的发展

《内经》问世之后,《难经》《伤寒杂病论》和《神农本草经》的成书,为进一步确立中医学独特的理论体系奠定了基础,对后世中医药学的发展产生了深远的影响。

成书于汉以前的《难经》,全书以问答(共81个问答)形式撰述了人体生理、病理、诊断及治疗等各个方面,尤其在脉诊和针灸治疗方面较大地补充了《内经》之不足。《难经》与《内经》一样,成为后世指导临床实践的理论基础。

两汉时期,中医学更有了显著的发展,东汉末年著名医学家张仲景(公元152—219年),在《内经》《难经》的基础上,进一步总结前人的医学成就,并结合自己的临证经验,写成了我国第一部临床医学专著《伤寒杂病论》。后经晋代医家王叔和编纂整理成《伤寒论》与《金匮要略》两书沿用至今。《伤寒论》是中医学中成功运用辨证论治的第一部专著,它在《素问·热论》的基础上,确立了六经辨证论治的纲领。《金匮要略》一书,以脏腑病机理论进行证候分析,记载了60余种疾病,262首方剂,并发展了《内经》的病因学说,指出"千般疢难,不越三条:一者,经络受邪,入脏腑,为内所因也;二者,四肢九窍,血脉相传,壅塞不通,为外皮肤所中也;三者,房室、金刃、虫兽所伤。以此详之,病由都尽",这给后世病因病机学的发展以深刻的影响。总之,《伤寒论》与《金匮要略》两书以六经辨证和脏腑辨证等方法,对外感疾患和内伤杂病进行辨证论治的治疗学思想,为确立中医临床的辨证论治体系和理、法、方、药的运用原则,奠定了良好的基础;对后世临床中医学的发展有着十分重要的指导意义和应用价值。

《神农本草经》,我国现存最早的药学专著。撰人不详,"神农"为托名。其成书年代自古就有不同考论,或谓成于秦汉时期,或谓成于战国时期。原书早佚,现行本为后世从历代本草书中集辑的。书凡3卷,载药365种,其中植物药252种,动物药67种,矿物药46种。本书首先创立了药有"四气""五味"的理论和药分上、中、下"三品"的分类方法。其次,在方剂学方面,创立了药物之间"七情合和"理论和组方配伍的"君臣佐使"原则,总结了丸、散、汤、酒、膏等基本剂型。再次,在用药方面,提出了辨证用药的思想,所论药物适应病症达170多种,对用药剂量、时间等都有具体规定。本书系统地总结了我国秦汉以前的药学知识和用药经验,为中药学和方剂学的发展奠定了基础,至今仍是研究中药和方剂的最重要的经典文献之一。

在《内经》《难经》《伤寒杂病论》《神农本草经》的基础上,历代医家从不同的角度丰富和发展了中医学的理论体系。如晋代著名医家皇甫谧所著《针灸甲乙经》,对经络学说进行了深入的阐述。王叔和的专著《脉经》,总结和阐述了24种脉象及其主病,并对脉学理论进行了整理。隋代著名医家巢元方所著《诸病源候论》,是中医学第一部证候病理学专著,书中详尽论述了各科病证的病因与症状,具有重要的研究价值。宋代医家钱乙的《小儿药证直诀》,则开创了脏腑证治的先河。陈言在《三因极一病证方论》中,对中医的病因学提出了著名的"三因学说",提出"内因"为七情所伤致病,"外因"为六淫外邪所感,"不内外因"为饮食饥饱、呼叫伤气、虫兽所伤、中毒金疮、跌损压溺等所致。他对致病原因进行了较为具体的概括,此种分类方法,比较符合临床实际,是中医病因学新的发展。

金元时期各具特色的医学流派的形成与出现,有力地促进着中医学理论体系的发展和完善。其代表医家是刘完素、张从正、李杲、朱震亨,后世称之为"金元四大家"。刘完素受运气学说的影响,强调"六气皆从火化""五志过极皆能生火"之说,因而对火热病机多有所阐发,用药偏于寒凉,为后世"寒凉派"医家的代表;张从正主张"病由邪生""邪去则正安"的观点,因而倡导以汗、吐、下三法攻邪而祛病,为后世"攻下派"(或"攻邪派")医家的代表;李杲则提出"内伤脾胃,百病由生"的观点,认为疾病的发生,多与脾胃内伤有关,他对脾胃升降理论多有阐发,并创立了甘温除热等理论和方法,脾胃属土,为后世"补土派"(或"补脾派")医家的代表;朱震亨提倡"相火论",谓"阳常有余,阴常不足",主张滋阴降火,对"相火"学说有所发挥,为后世"养阴派"(或"滋阴派")医家的代表。这个时期的医学思想和理念对中医学理论体系的充实和推进,对后世医家的影响十分深远。

在明清时期,随着临床实践的深化,医学理论方面出现了研究四时温热病发生、发展规律及其诊治方法的温热病学派(后称温病学派),这标志着中医学对传染性热病的认识,已经到了一个新的阶段。明代医家吴又可写成《温疫论》一书,提出了"戾气"学说,他认为"温疫"的病原是"非风非寒非暑非湿,乃天地间别有一种异气所感"。其传染途径是从口鼻而入,而非从肌表而入。这是对病因学的突破和发展,为温病学说的形成奠定了重要基础。至清代,著名温病学家叶天士(著《外感温热论》)、吴鞠通(著《温病条辨》)、薛生白(著《湿热病篇》),以及王孟英(著《温热经纬》)等,系统地总结了明清时期有关外感传染性热病的发病规律,突破了"温病不越伤寒"的传统观念,创立了以卫气营血和三焦为核心的温病辨证论治理论和方法,从而使温病学在病因、病机及脉证论治方面,形成了完整的理论体系。应当指出,伤寒学说和温病学说,同为中医学辨治外感热病的两大学派,二者是相辅相成的,在中医的临床医疗过程中均有重要的指导作用,至今仍具有较高的研究价值。此外,清代医家王清任,著有《医林改错》一书,非常重视人体解剖,并发展了瘀血致病理论,对中医基础理论的发展亦有较大的贡献。

这个时期以明代李时珍的《本草纲目》为代表的药物学专著的刊行,说明当时中药学的研究也有了深入和规范的发展。《本草纲目》是一部内容丰富、论述广泛,全面总结了16世纪以前中国药学研究成就的药物学巨著,后来被翻译成多国文字流传于世,至今仍然受到世界药物学界以及植物学界的关注。书中在研究考察中药的功效特性之外,还对人体生理、病理、疾病的诊断、治疗,以及预防等中医理论也作了相关的论述,对中医学理论体系的完善起到了推动作用。

时至近代,随着中医药事业的发展,中医药学对保障人类健康、防治疾病的作用日益彰显,中医基础理论已经成为一门独立的基础学科,无论在理论的系统整理和实验研究等方面都不断取得新的发展。尤其是运用现代科学思路、方法和技术来研究和探讨某些中医理论的本质,取得了一定的成果。如关于阴虚、阳虚及寒热本质的研究;肾本质、脾本质的研究;经络实质的研究;还有方剂的配伍和证候的规律等研究,都取得了可喜的进展,并已引起国内外医学界的极大关注。中医基础理论的发展,势必将促进和推动整个中医学的发展和中医学理论体系的不断完善,将为生命科学研究的深入和发展做出重要的贡献。

三、中医学理论体系的基本特点及其主要内容

中医学理论体系是在以临床诊治为基础的医疗实践中形成的,它对人体生理功能、病理变化、疾病的诊断和治疗等方面的认识,均有许多自己的特点。例如,它把人体看成是一个以脏腑经络为核心,并具有内在联系的有机整体;认为人与自然界密切相关;疾病发生的原因与"六淫""七情"相关,疾病发生的基础是阴阳失调,既不排除外界致病因素的影响,又更重视机体内因的作用;在诊断上形成了以"四诊"为诊病方法,以"八纲"为辨证纲领,以"脏腑辨证"为基本内容的辨证体系;在疾病的防治上,重视预防,主张"治未病",并确立"治病求本"和因人、因时、因地制宜等一系列治疗原则。这一独特的理论体系,主要有两个基本特点:一是整体观念,二是辨证论治。

(一) 整体观念

所谓整体,即是指事物的统一性和完整性。整体观念源于古代唯物论和辩证法思想,它对中医学生理、病理、诊法、辨证、治疗等各个方面知识体系的构成具有指导作用。比如中医学非常重视人体本身的统一性、完整性,及其与自然界的相互关系。它认为人体是一个有机的整体,构成人体的各个组成部分之间,在结构上是不可分割的,在功能上是相互协调、相互为用的;在病理上是相互影响的。同时也认识到人体与自然环境、社会环境密切相关,人类在能动地适应自然和改造自然的斗争中,维持着机体的正常生命活动。这种内外环境的统一性和机体自身整体性的思想,就是中医学的整体观念。

1. **人体是一个有机的整体** 人体是由若干脏器和组织所组成的有机整体。各个脏器或组织都有着各自不同的功能,这些不同的功能相互关联,不可分割,从而决定了机体的整体统一性。机体整体统一性的形成,是以五脏为中心,配以六腑,通过经络系统"内属于脏腑,外络于肢节"的联络作用,把五体、五官、九窍、四肢百骸等全身组织器官联结成一个有机的整体,并通过精、气、血、津液的作用,完成人体统一协调的功能活动来实现的。

在生理上,中医学在这一整体观念指导下,认为人体正常的生理活动既依靠各脏腑组织发挥自己的功能,又需要脏腑组织之间相辅相成的协同作用和相反相成的制约作用,才能维持其生理上的平衡。每个脏腑都有其各自不同的功能,但又是整体活动下的分工合作和有机配合,这就是人体局部与整体的统一。

在病理上,重视整体病理反应与局部病变的相关性。既重视局部病变与直接相关的脏腑、经络的关系,又不忽视病变的脏腑、经络对其他相关脏腑所产生的影响,这就是整体观在中医病机学中的具体反映。中医学认为人体某一局部的病理变化,往往与全身脏腑、气血、阴阳之盛衰有关。因而就决定了在诊治疾病时,可以通过五官、形体、色脉等外在的变化,来了解和判断其内脏的病

变,从而做出正确的诊断和治疗。例如舌体通过经络可以直接或间接与五脏相通。故清代杨云峰《临证验舌法》一书说:"查诸脏腑图,脾、肝、肺、肾无不系根于心。核诸经络,考手足阴阳,无脉不通于舌。则知经络脏腑之病,不独伤寒发热有苔可验,即凡内外杂证,也无一不呈其形、著其色于舌。据舌以分虚实,而虚实不爽焉;据舌以分阴阳,而阴阳不谬焉;据舌以分脏腑,配主方,而脏腑不差,主方不误焉。"由于人体内在脏腑的虚实、气血的盛衰、津液的盈亏,以及疾病的轻重顺逆,都可以呈现于舌象,所以观察舌象的变化,就可以测知内脏的功能状态。

在治疗上,正因为人体是一个有机的整体,所以治疗局部病变,可以从整体出发,确立治疗原则和方法,以获取疗效。如心开窍于舌,心与小肠相表里,所以可用清心热泻小肠火的方法治疗口舌糜烂。再如"以右治左,以左治右"(《素问·阴阳应象大论》),"病在上者,下取之;病在下者,高取之"(《灵枢·终始》)等,都是在整体观念指导下确定的治疗原则。

综上所述,中医学在阐述人体的生理功能、病理变化,以及疾病的诊断和治疗时,都贯穿着"人体是一个有机的整体"这一"五脏一体"的基本学术观点。由此,中医学在对人体生理病理的研究中,将人体所有的器官形体组织及相关功能,以五脏为中心划分为五大功能活动系统,强调人体内部器官是一个相互关联具有统一调节机制的有机整体。

2. 人与自然界的统一性　自然界存在着人类赖以生存的必要条件,它的变化可以直接或间接地影响人体,人体就会产生相应性反应。故《灵枢·邪客》说:"此人与天地相应者也。"《灵枢·岁露》亦说:"人与天地相参也,与日月相应也。"所谓"相应""相参",即是指人体与自然界变化相互适应,并形成一定的周期规律。一般来说属于生理范围内的,即是生理上的适应性调节,超越了生理范围的,即是病理性反应。

(1) 生理上的适应性

季节、气候对人体生理的影响:在一年四时气候的变化中,春属木,其气温;夏属火,其气热;长夏(农历六月)属土,其气湿;秋属金,其气燥;冬属水,其气寒。春温、夏热、长夏湿、秋燥、冬寒,是一年之中气候变化的一般规律。人体的生理功能在这种气候变化的影响下,则有春生、夏长、长夏化、秋收、冬藏等相应的适应性变化。如《灵枢·五癃津液别》说:"天暑衣厚则腠理开,故汗出……天寒则腠理闭,气湿不行,水下留于膀胱,则为溺与气。"说明春夏季节,阳气发泄,气血容易趋向于体表,表现为皮肤松弛,疏泄多汗。机体通过出汗散热调节了自身的阴阳平衡。秋冬季节,阳气收敛,气血趋向于里,表现为皮肤致密,少汗多尿,既保证了人体水液代谢排出的正常,又使人体阳气不过分地向外耗散。人体在一年四季之中,随着自然界季节气候的变化,其阴阳气血亦进行着相应的生理性调节。再如,人体的脉象随着气候的变化,也同样有着四时适应性变化。如李时珍《濒湖脉学》"四言举要"中说:"春弦夏洪,秋毛冬石,四季和缓,是谓平脉。"这是说春夏脉象多见浮大,秋冬脉象多见沉小,此种脉象的形成是四时气候更替影响下,通过气血所引起的适应性调节反映。这反映了人体气血的循环运行,与季节气候变化的寒热阴晴有关。故《素问·八正神明论》指出:"天温日明,则人血淖液而卫气浮,故血易泻,气易行;天寒日阴,则人血凝泣而卫气沉。"即是说,气候温和,日光明亮,则人体的血液濡润流畅而卫气充盛外浮;如果气候寒冷,日光阴晦,则人体的血液就会滞涩不畅而卫气沉伏。

昼夜晨昏对人体生理的影响:中医学认为,人体的阴阳气血在每日的昼夜晨昏变化中,也有相应的调节规律。如《灵枢·顺气一日分为四时》说:"以一日分为四时,朝则为春,日中为夏,日入为秋,夜半为冬。"《素问·生气通天论》说:"故阳气者,一日而主外,平旦人气生,日中而阳气隆,日西而阳气已虚,气门乃闭。"气门,即汗孔,又称玄府,为人体出汗散热的主要途径。早晨阳气初生,中午阳气隆盛,因而人体的阳气白天运行于外,趋向于表,推动着人体的组织器官进行各种功能活动。至夜晚阳气内敛,便于人体休息,恢复精力,故中医学认为"阳入于阴则寐"是有一定道理的。昼夜的寒温变化,在幅度上没有四时季节那样明显,但昼夜阴阳的自然变化对人体生理活动的影响越来越受到医学界的关注。

地区方域对人体生理的影响:人类的生存环境有地区气候、地理环境和生活习惯等的差异,这也会直接影响人体生理功能。如我国江南多湿热,人体腠理多疏松;北方多燥寒,人体腠理多致密。俗话说"一方水土养一方人"。有一部分人在易地居住,自然生活环境突然改变,初期多有不适,俗称"水土不服",经过一定时间才能逐渐适应。

(2) 病理上的相关性:自然环境除能直接影响人体生理之外,与人体疾病的发生也常常相互关联。比如,四时气候的变化,是生物生、长、化、收、藏的重要条件之一,人类在漫长的进化过程中,已经形成了一种适应性调节规律,一旦气候剧变,环境过于恶劣,超过了人体正常调节功能的限度,或者机体的调节功能失常,不能对反常的自然变化作出适应性调节时,就会发生疾病。

首先,在四时的气候变化中,每一个季节都有它不同的特点,因此,除发生一般性的疾病外,常常可以发生某些季节性的多发病,或时令性的流行病。如《素问·金匮真言论》说:"春善病鼽衄,仲夏善病胸胁,长夏善病洞泄寒中,秋善病风疟,冬善病痹厥。"这是说春天多发鼻塞或鼻出血之病;夏天多发胸胁之病;长夏多发里寒泄泻之病;秋天多发风疟之病;冬天多发痹病,多见四肢寒冷痹痛。这指出了季节不同,其发病也常不同这一特点。此外,某些慢性疾病,往往亦在气候剧变或季节交换之时发作或加重,如痹病(包括风湿性或类风湿关节炎等)、哮喘等,即是如此。

同时,昼夜晨昏的阴阳变化,对于疾病的发生发展亦有一定的影响。一般疾病,大多是白天病情较轻,夜晚较重,故《灵枢·顺气一日分为四时》说:"夫百病者,多以旦慧昼安,夕加夜甚。""朝则人气始生,病气衰,故旦慧;日中人气长,长则胜邪,故安;夕则人气始衰,邪气始生,故加;夜半人气入脏,邪气独居于身,故甚也。"所谓"人气",即指阳气而言。正因为早晨、中午、黄昏、夜半人体的阳气存在着生、长、收、藏的周期规律,因而其病情亦随之有"旦慧昼安,夕加夜甚"的变化。

此外,某些与地理环境相关的地方性疾病,更是明证。如《素问·异法方宜论》说:"南方者,天地所长养,阳之所盛处也,其地下,水土弱,雾露之所聚也。其民嗜酸而食胕(当'腐'字解),故其民皆致理而赤色,其病挛痹。"即是说南方地区,具有类似于自然界长养万物的夏季气候,是阳热旺盛之地。地势低洼,水土卑湿而柔弱,雾露多。该地区之人,喜食酸类及腐制食品,其人皮肤腠理致密而稍赤,经常发生拘挛湿痹等病证。其他如东方、西方、中央及北方地区的气候差异及生活习惯等,与地方性疾病也有密切关系。

人与自然界存在着统一的整体关系,人体的生理病理受到自然界的制约和影响,所以对待疾病要因时、因地、因人制宜,就成为中医治疗学上的重要原则。中医学在辨证论治过程中,就十分注意把握人体外在环境与内在环境的整体有机联系,从而进行有效的治疗。《素问·五常政大论》就强调"必先岁气,无伐天和",《素问·异法方宜论》说:"医之治病也,一病而治各不同,皆愈,何也……地势使然也。"就是人与自然界统一性在治疗上的体现。

3. **人与社会环境的和谐与统一** 人类是社会劳动的产物,除了有确切的自然属性之外,还因存在精神意识思维活动,创造了人类文化和文明而具有社会属性。中医学在一开始就注意到人的社会属性,重视精神意识思维活动与脏腑形体的联系,提出了"形神一体观",并将其列入自身的医学理论体系之中,成为中医系统整体思想的重要组成部分。

形神一体观,或说形神统一观,是中医学认识人与社会和谐统一规律的理论基础。形与神俱,不可分离,形即形体。神,广义是指人体生命活动外在表现的总称,包括生理性或病理性人体表现于外的生命征象;狭义是指精神意识思维活动。中医学认为有形体才有生命,有生命才能产生精神活动和具有生理功能。形体是本,神是生命活动及功用。形乃神之宅,神乃形之主。这种"形与神"两者相互依附而不可分割的关系,称之为"形与神俱"。无形则神无以附,无神则形不可活,两者相辅相成,不可分离,形神统一是生命存在的主要保证。形神相依,互为影响,说明人类精神意识的形成和变化,既不能脱离社会的物质生活和精神生活,也不能脱离形体,是互为影响的一个整体。

中医学在长期的医疗实践中,认识到社会活动对人精神意识的作用;人的精神意识对机体健康的反作用,精神活动和生理活动互相联系互为影响。如《素问·天元纪大论》说:"人有五藏化五气,以生喜怒思忧恐。"《素问·阴阳应象大论》说"怒伤肝""喜伤心""思伤脾""忧伤肺""恐伤肾"。《素问·疏五过论》说:"凡欲诊病者,必问饮食居处,暴乐暴苦,始乐后苦,皆伤精气,精气竭绝,形体毁沮。""诊有三常,必问贵贱,封君败伤,及欲侯王。故贵脱势,虽不中邪,精神内伤,身必败亡。"中医学中丰富的记载,强调了形与神俱、形神相依、形神互为影响,这是促进人与社会环境和谐统一,保证机体健康的基础。

(二) 辨证论治

辨证论治,是中医学认识疾病和治疗疾病的基本原则,也是中医学对疾病进行辨析判断和处理的一种特殊方法,故亦是中医学的基本特点之一。辨证论治的目的是分析和辨别证候,讨论和确定治疗原则和方法。因此,它关系到疾病、体征、症状和证候的相互关系。

1. 症状与体征 任何疾病的发生和发展,总是要通过一定的症状和体征等表现出来,中医学认为症状和体征是疾病表现在外的基本要素,是反映疾病或证候的组成部分。

症状,是疾病过程中的个别表象,是病者主观感觉到的自身不适、异常反应和临床表现,或某些病态改变,如头痛、发热、恶心呕吐等;体征则是客观的临床表现,是医生在诊察疾病时所发现的异常征象,如舌苔、脉象等。广义的症状包括体征。

2. 疾病与证候 疾病,是指在病因作用下机体邪正交争、阴阳失调所出现的导致生活和劳动能力失常的具有一定规律的病理全过程。具体表现为若干特定的症状、体征,以及疾病某阶段的相应证候。

证,即证候,是机体在疾病发展过程中的某一阶段的病理概括,包括病变的原因、部位、性质、病势、邪正关系,以及机体的抗病反应能力等,反映了疾病发展过程中某一阶段病理变化的状态,它比症状能更全面、更深刻、更正确地揭示疾病的本质。

病、证、症三者既有联系,又有区别。病是在一定病因作用下机体阴阳失调而发生的异常生命活动的全过程。症状仅仅是疾病外在的个别表象;证则能反映疾病过程中某一阶段多种因素综合作用下的病理本质变化,能将症状与疾病联系起来,并揭示症状与疾病之间的某些内在联系。

3. 辨证与论治 所谓辨证,就是将四诊(望、闻、问、切)所收集的资料、症状和体征,通过分析、综合,厘清疾病的原因、疾病的性质、疾病的部位,以及邪正之间的关系,概括、判断为某种性质的证,以探求其发生疾病的本质,这是辨证的内涵。所谓论治,又称施治,是根据辨证的结果,确定相应的治疗原则和方法。辨证和论治,是诊治疾病过程中相互联系不可分割的两个方面,是理论和实践相结合的体现。辨证是决定治疗的前提和依据,论治则是治疗疾病的手段和方法,也是对辨证是否正确的实际检验。所谓辨证论治,实质上就是中医学认识疾病和确定疾病治疗的过程,是指导中医临床理法方药具体运用的基本原则与基础。

4. 辨证与辨病 中医学认为,临床分析病证首先应着眼于"证"的辨别,然后才能对疾病确立治则治法,进行正确的施治。例如感冒病,症见发热、恶寒、头身疼痛,病属在表,但由于致病因素和机体反应性的不同,依据寒热程度与表现的不同,又分为风寒表证和风热表证两种证候。临床要把感冒所表现的"证"是属于风寒还是属于风热辨别清楚,才能确定是选用辛温解表方法,还是辛凉解表方法。由此可见,辨证论治区别于那种不分主次、不分阶段、一方一药对一病的方法,如见痰治痰、见血治血、见热退热、头痛医头、脚痛医脚的局部对症疗法。强调治疗疾病与证候的关系,是既辨病又辨证,并通过治疗"证"而达到治愈疾病的目的。

5. 病治异同 辨证论治作为指导临床诊治疾病的基本法则,由于它能辩证地看待病和证的关系,既看到一种病可以包括数种不同的证,又看到不同的病在其发展过程中可以出现同一种证,因此在临床进行治疗时,即可以在辨证论治的原则指导下,采取"同病异治"或"异病同治"的方法来处理。

(1) 同病异治:所谓同病异治,是指同一种疾病,由于其发病的时间、地区,以及患者机体的反应性不同,或其病情处于不同的发展阶段,所表现的证不同,因而治法亦不一样。以感冒病为例,由于其发病的季节不同,其治法也不完全相同。暑季感冒,多由感受暑湿邪气所致,故其治疗常需应用芳香化浊药物,以祛除暑湿。这与其他季节的感冒病治法,诸如辛凉解表、辛温解表等就不相同。又如在麻疹病病情发展的不同阶段,其治疗方法也各有不同,发病初期,麻疹未透,治宜发表透疹;疾病中期肺热壅盛,常须清解肺热;疾病后期则多为余热未尽,肺胃阴伤,又须以养阴清热为主。

(2) 异病同治:所谓异病同治,是指不同的疾病,在其发展过程中,由于出现了相同的病机和相同的证,因而可采用相同的方法治疗。例如久痢脱肛、阴挺(子宫脱垂)是不同的病,但如果均表现为中气下陷证候,就都可以用补气升提的方法进行治疗。

可以看出,中医治病主要不是着眼于"病"的异同,而是着眼于"证"的异同,着眼于病机的区分。因为"证"与病机是相联系的,故相同的病机病证,可用基本相同的方法进行治疗;不同的病机病证,则必须用不同的治法。中医学所谓"证同治亦同,证异治亦异",实质上是由于"证"的概念中包含着病机在内的缘故。而这种针对疾病发展过程中不同质的矛盾用不同方法去解决的法则,充分体现了辨证论治的精神实质。

6. 辨证论治与"致中和" 中医学认为,在辨证前提下,论治的基本思想是主张"致中和"的观点。《中庸》云"致中和,天地位焉,万物育焉"。其治疗法则的核心,是如《素问·至真要大论》云"谨察阴阳所在而调之"。病理上的阴阳失调,不外太过与不及,故治疗的目的就是调整其太过或不及,亦如《素问·至真要大论》所云"以平为期",使之重新建立起正常的动态平衡。因此,中医治病处处注意正反两个方面,即祛邪而不伤正,扶正而不留邪;补阳而不伤阴,滋阴而不伤阳等。其临床治疗大法,诸如扶正祛邪、补虚泻实、寒者热之、热者寒之、壮水之主、益火之源等等,无不包含着"致中和"思想,这就是中医学调节机体以恢复阴阳平衡的论治特点。辨证论治的实质,正是研究特定的证候与特定的方药之间的对应关系及其变化规律,而这种对应关系及变化规律,是经过千百年来的临床实践检验而被反复证实了的客观规律。

总之,中医学从人体与外界环境密切联系、人体本身是对立统一的有机整体出发,来观察人体对周围环境的反应状态,并透过临床征象来探究疾病的本质,从而把握住人体反应状态的主要矛盾,并运用动态平衡的理论,运用各种具体治疗手段,通过调控,使病者重新建立起新的阴阳协调的动态平衡,达到促使疾病痊愈的目的。这就是中医学理论体系中最突出的特点,即整体恒动统一的思维模式和辨证论治的精神实质。

四、中医基础理论的主要内容

中医基础理论主要是阐述中医学理论体系的结构框架的思维模式、生理、病理、病因、发病,以及疾病的防治原则等基本理论知识的课程。内容包括精气学说、阴阳五行学说、藏象、气血津液精神、经络学说、体质、病因与发病、病机学说、防治原则和养生等部分。

1. **精气学说** 即中国古代哲学气一元论,是探求宇宙本原和阐释宇宙变化的一种世界观和方法论。精或气是构成天地万物的本原,其运动变化推动和调控着宇宙万物的发生、发展和变化。中医学以此为理论基础构建了天人一体的整体观和精为生命本原、气为生命维系的精气理论,并用以阐释生命活动的规律和特点。

2. **阴阳五行学说** 阴阳、五行亦属我国古代的哲学范畴,是古代人们用以观察分析归类研究事物的一种思想方法,中医学用它来解释生命的起源,阐明人体的组织结构、生理、病理等基本特点和原理,并指导中医的临床诊断、治疗等医学实践活动。其内容着重介绍阴阳、五行的基本概念、基本内容及其在中医学中的应用。

3. **藏象** 研究人体各脏腑组织器官的生理功能、病理变化及其相互关系,以及脏腑组织器官与外界环境相互关系的学说,是中医学理论体系的核心组成部分,亦是指导临床各学科辨证论治的理论基础。其内容是从系统整体的角度阐释五脏、六腑、奇恒之腑的生理功能和相互联系。

4. **气血津液精神** 主要阐述气、血、津液、精、神的生成、作用及其相互关系,从而说明气、血、津液、精、神既是脏腑功能活动的产物,又是脏腑功能活动的物质基础,各自又有不同的生理作用。

5. **经络学说** 研究人体经络系统的生理功能、病理变化及其与脏腑相关的学说,是中医基础理论的重要组成部分。经络是沟通人体表里上下,联络脏腑组织器官,通行气血的一个完整的组织系统。其内容是阐述十二正经和奇经八脉的概念、分布、走向、交接规律及循行路线,经络的生理功能和经络学说在病理、诊断和治疗上的应用。

6. **体质** 主要阐述体质的形成、分类及其与疾病发生、发展的关系。

7. **病因与发病** 主要阐述各种致病因素的性质和致病特点,并说明疾病的发生是致病因素作用于机体,正邪斗争,正不胜邪,导致人体内外环境关系失调所致。

8. **病机** 主要阐释机体病理变化的一般规律。主要由基本病机、脏腑病机等组成,包括邪正盛衰、阴阳失调、气血失常、津液代谢失常、"内生五邪",以及脏腑经络功能失常等。

9. **防治原则** 即防病和治病的基本法则。强调预防为主,主张"治未病",对控制疾病的发生发展具有重要意义。治疗原则,主要介绍治病求本、扶正祛邪、调整阴阳,以及三因制宜等基本原则。

10. **养生** 主要介绍养生的基本原则和意义。

上述内容,是中医学理论体系的重要组成部分,它们是来源于实践又转过来可以指导医疗实践的基础理论和基本规律,因此是学习中医学临床各学科的基础,是登堂入室、探索中医学伟大宝库的阶梯。所以必须认真学习,牢固掌握。

五、学习和研究中医基础理论的思维方法

中医基础理论是学习和掌握中医理论体系各个学科的基础,应坚持以辩证唯物主义和历史唯物主义为指导,充分认识基础理论的重要性,构建理解中医学理论的思维模式,并做到理论联系实际,以加深对基础理论内涵的理解。

(一) 中医学理论的主要思维特点

在中国古代哲学思想的影响下,以中国传统文化为根基,形成了中医学独特的思维方法。整体思维、意象思维和直觉思维是中医学构建医学知识体系、认识人体健康和疾病的主要思维特点。

1. **整体思维**　整体思维是以普遍联系、相互制约的观点看待世界及一切事物的思维方式。《内经》注重整体关系的把握,既强调人体自身的完整性,又强调人与自然、社会环境密切相关。如《素问·阴阳应象大论》以整体思维为指导,建立了"四时五脏阴阳"的人体生理病理体系。

2. **意象思维**　意象思维是指运用具有感性、形象、直观特点的概念、符号表达事物的抽象意义,通过体悟,综合把握事物的意蕴、内涵、相互联系和运动变化规律的思维方法。《内经》运用取象比类法建构藏象理论,提出"五脏之象,可以类推"的观点。《内经》中的"七篇大论"以运数比类的方法说明生理病理现象,以干支之数推测六十年气候的变化规律及其与人体疾病的关系。

3. **直觉思维**　直觉思维是对于新事物、新现象、新问题及其相互关系在未经逐步分析的情况下,迅速作出敏锐而深入洞察,形成一种直接的本质理解和综合的整体判断。《素问·八正神明论》曰:"请言神,神乎神,耳不闻,目明心开而志先,慧然独悟,口弗能言,俱视独见,适若昏,昭然独明,若风吹云,故曰神。"阐述了直觉思维的特征和重要性。

(二) 中医学理论的主要思维方法

中医学在整体观念和辨证论治思想的指导下,具有独特的思维方法,主要有以下几种。

1. **演绎**　演绎,也叫推演络绎,是从一般到个别的思维方法。在中医学中,演绎法是常被用来阐释生命活动,或用作疾病的诊断和治疗的推理方法。例如对肝脏生理功能的认识,由于肝在五行中属木,木具有升发和使枝条舒展畅达的特性,所以肝同样具有升发和喜舒畅条达的生理活动特点。又如对水肿的治疗,按照五行的相克规律,土能克水。人体五脏中脾属土,通过健脾而使脾气旺盛,则能运化水湿,而使水肿消除,所以中医临床上,对于脾虚而致水肿者,常用健脾利水的方法,多能收效。故上述以五行为说理工具,进行推演络绎的方法,在中医理论阐述和临床应用上,具有一定的指导价值。

由于中医学经常直接用精气学说、阴阳学说、五行学说等哲学思想来指导或论证特殊的事物,说明人体的生理病理变化,或用以指导养生和疾病的诊疗,因而演绎法在中医学中的应用是十分广泛的。

2. **类比**　类比法,是将两个特殊的事物(或两类事物)进行比较,根据两者有一系列的共同点(属性相同),推论和证明它们在另一些特性和规律上也是相同的。在中医学中又称"援物比类",援引自然界事物中一些与人体生理相似的规律性道理,推论人体生理病理的变化及其施治方法的思维方法。《素问·示从容论》:"夫圣人之治病,循法守度,援物比类,化之冥冥。"例如中医治疗火热证,发现身体上部的热象比较明显,症见咽喉红肿疼痛、舌赤碎痛、口内生疮,大便干结时,受到炉火正旺,抽掉炉底柴薪,则火势自灭的启示,采用寒凉攻下法,大便一通,火热下行,上部热象顿消,于是将此法命名为"釜底抽薪"法。又如中医在治疗阴虚肠中津液干枯,大便秘结时,受到水能行舟的启发,采用滋阴增液,使肠中津液增多,大便通畅。清代医家吴鞠通为此创制增液汤和增液承气汤,将此法命名为"增水行舟"法。

类比是建立在比较的基础上。比较,是考查对象之间的相同与不同。《内经》中的"揆度奇恒",就是一种用比较方法进行鉴别的手段。所谓"揆度",即衡量;"奇恒"即异常和正常的意思。也就是说,对一般情况和异常情况进行比较,找出不同之处。《素问·平人气象论》云"常以不病调病人,医不病,故为病人平息以调之为法",就是医生以自己正常的呼吸节律来测知患者脉率是否异常的一种诊断方法。当然,通过比较,亦可找出事物之间相同之处,因而可以把具有某一共同点的事物归为一类,而将具有另一共同点的事物归为另一类,即所谓"方以类聚,物以群分",这也是中医学中常用的归类方法。

3. **以表知里** 以表知里,是通过观察事物的外在表现,来分析判断事物内在状况和变化的一种思维方法。

在中医学中以表知里法用得很多。例如:肺是藏于体内的内脏,呼吸是其表现在外的生理功能;咳嗽、气喘、咯血等则是肺功能异常表现于外的病理现象。中医通过对脏象的观察,就能分析和判断内脏的情况。在疾病的诊断过程中,中医也经常应用以表知里法,如望面色,由于面部皮肤下存在丰富的脉络,血在脉中运行,其色泽通过皮肤向外透出,故面色微红而滋润可知为无病之人。若面色淡白,则可知为人体血虚;面色红赤,则可知为血热;面色青紫,则可知为血瘀。《素问·阴阳应象大论》曰:"以我知彼,以表知里,以观过与不及之理,见微得过,用之不殆。"充分肯定了这一方法在中医学中运用的普遍意义。

4. **试探** 试探,即对研究对象,先作一番考查,提出初步设想,依据这种设想采取相应的措施,然后根据措施在对象身上所得到的反应,对原有设想作适当修改,以决定下一步措施的一种思维方法。用试探法审察病情,在中医诊疗实践活动中用得很多。如汉代张仲景在《伤寒论·辨阳明病脉证并治》中写道:"若不大便六七日,恐有燥屎,欲知之法,少与小承气汤,汤入腹中,转矢气者,此有燥屎也,乃可攻之。若不转矢气者,此但初头硬,后必溏,不可攻之,攻之必胀满,不能食也。"这是用小承气汤试探有无燥屎的方法。

5. **反证** 反证,是从结果来追溯和推测原因,并加以证实的一种逆向思维方法。试探与反证,这两种方法的相同之处,是它们都从结果来进行反推;不同之处,在于试探法要事先采取一定的措施,再观察结果,而反证法则不必采取措施。反证法在中医学中,也用得相当广泛。例如肾虚病人容易出现耳鸣耳聋,用补肾药后,随着肾气的充盈,耳鸣和耳聋的症状亦随之减轻,或见痊愈。由此反证,肾与耳有着密切的关系,所以中医学理论认为"肾开窍于耳"。此外,中医在临床上诊断疾病,多数是根据临床表现来追溯原因,这种方法被称为"审证求因"。

中医学是以整体观念为指导思想,在精气学说、阴阳学说、五行学说等哲学思想的基础上,运用上述各种思维方法的,这就是中医思维方法的独特之处。

此外,还应指出的是,由于中医学与现代医学是两个不同的医学理论体系,故要求在学习过程中,应切实掌握中医基础理论的特点,既要联系现代医学的科学知识,又不能简单地生搬硬套;既应分清两种医学理论体系的不同,又不能将两者对立起来,简单地对某一方加以肯定或否定,更应着重探讨此两个医学理论体系的联系点和结合点,为中医学的现代化发展奠定基础。

【知识拓展】

[1] 张光霁.辨证求因——现代医学视野之外的探求病因方法[J].南京中医药大学学报(社会科学版),2004,5(3):153-154.
[2] 李红涛,张金钟,邱明才.医学发展中的整体观念与学科综合[J].医学与哲学,2009,30(4):8-9.
[3] 秦伯未.中医入门:第二辑[M].北京:人民卫生出版社,2010.
[4] 张奇文,柳少逸,郑其国.名老中医之路[M].北京:中国中医药出版社,2010.

[5] 刘俊.从零开始学中医——中医入门十讲[M].北京:化学工业出版社,2015.
[6] 常虹,王栋,张光霁."四时"变化对《伤寒论》六经辨证及脉学体系的影响[J].浙江中医药大学学报,2015,39(6):433-435.
[7] 姜青松,王庆其.三才思想在中医整体观念的渗透[J].南京中医药大学学报(社会科学版),2016,17(1):14-15.
[8] 朱爱松,陈智慧,裴宇鹏,等.中医理论研究的回顾及发展趋势战略探讨[J].中华中医药杂志,2016,31(7):2467-2471.

第一章 精气学说

导学

精气学说是中国古代哲学中最根本、最重要的理论范畴和自然科学思想，同样也是中国古代医学家认识生命和医学问题的自然观和方法论。在中医学理论形成和发展过程中，精气学说渗透并融入中医学理论之中，成为构建中医学理论体系的核心要素。

本章主要介绍精气学说的基本概念、基本内容及其在中医学中的应用。

本章的学习重点： 精气及精气学说的基本概念、基本内容。

本章的学习要求：

(1) 掌握精气学说的本原论、运动观、中介说的理论内涵。

(2) 熟悉精气学说在中医学中的运用。

(3) 了解精气学说是中国哲学的重要理论之一，是阐释自然万物起源、发展和变化的一种宇宙观和方法论。

【名词术语】

精气　精气学说　气　气化　气机　升降出入

精气学说，是中国古代探索物质世界生成本原及其发展变化的哲学理论。是研究精气的发生、发展及其运动变化规律，用以阐释宇宙和万物的生成、发展、变化及事物间相互联系的本质和规律。其主要观点是精气为宇宙万物生成的共同物质基元，同时，精气又是宇宙万物的中介，正是由于精气的渗透和变化，才使宇宙成为一个万物相互感应、天地一统的有机整体。《淮南子·精神训》说："精气为人。"人为宇宙万物之一，亦由精气所构成。精气是充塞于宇宙中的运动不息的物质，其自身的运动变化，以及由此而产生的阴阳二气的交感升降运动，推动和促进着人体生命的起源、生长、发育、衰老、死亡等变化。

一、精气的基本涵义

精气，又称为"精"。精是指宇宙之中不断运动且亦无形可见的微粒物质。精，首见于《老子》一书，《老子·二十一章》中云："窈兮冥兮，其中有精。其精甚真，其中有信。"《管子》认为精的存在形态是"气"。《管子·内业》云："精也者，气之精者也。"可见"精"与"气"同义互释，指一切细微、精粹的物质，亦是生成宇宙万物的原始物质。故《易经》和《管子》将气直接称为精气或精，并认为宇宙万物皆由精气所构成。如《易传·系辞上》说："精气为物。"《管子·心术下》说："一气能变曰精。"可见精或精气，即是精粹的、能够运动变化的"气"。故精、精气与气所指实为一物，其内涵具有同一性。

精气，不仅是生成天地万物及人类的原始微粒物质，亦是万物运动、变化和发展的共同物质基础和客观存在。《淮南子·天文训》所说："天地之袭精为阴阳，阴阳之专精为四时，四时之散精为万物。"两汉以降，精气也专指"气"中的精粹部分，认为它是构成人体生命的本原。由于精气是存在于宇宙之中运动不息的细微物质，故精气运动直接促进和推动了宇宙万物发生、发展、变化和消亡。

二、精气学说的基本内容

（一）精气是构成宇宙万物的本原

精气学说认为，宇宙中的一切事物都是由精气所构成，万物的发生、发展、演变皆为精气自身运动的结果。所以，精气是构成天地万物包括人类的共同的原始物质。《淮南子·天文训》说："宇宙生气，气有涯垠。清阳者薄靡而为天，重浊者凝滞而为地。"精气生万物的机制在于天地之精气的交感、合和与分解，在天之阳气下降，在地之阴气上升，二气交感相错于天地之间，氤氲合和而化生万物。故《易传·咸彖》曰："天地感而万物化生。"《荀子·礼论》说："天地合而万物生，阴阳接而变化起。"同样《论衡·自然》亦云："天地合气，万物自生。"

精气的存在形式有两种，即"无形"和"有形"。所谓"无形"，即精气处于弥散而运动的状态，指其不占有固定空间、不具备稳定形态的气的存在形式，并以其弥漫、运动、转化等方式充塞于无垠的宇宙之中，此即是精气的基本存在形式。由于其用肉眼看不见，故称其为"无形"。如《正蒙·太和》说："太虚无形，气之本体。"所谓"有形"，即精气处于和合、凝聚而稳定的状态，指无形之气以聚合的方式，形成各种占有相对固定空间，具备并保持相对稳定形质特点的物体。物体存在的同时，精气亦存在于其中。以这种形式存在的精气，凝聚于一体，结构紧凑，形态稳定，相对静止，一般都可以用肉眼看清其性状或推测出其具体性状，凡此种种物质，都属于"有形"之列。因此，"聚合"亦是气的一种存在形式。故《素问·六节藏象论》说："气合而有形。"且"无形"与"有形"之间亦常处于不断的转化之中。

（二）精气是恒动不息的存在

精气是活动力很强，运行不息的精微物质。正是由于精气的运行不息，才使得由精气所构成的宇宙自然界处于不停的运动变化之中。而自然界的一切事物的纷繁变化，亦都是精气运动的反映和结果。《素问·六微旨大论》说："气之升降，天地之更用也……生已而降，降者谓天；降已而升，升者谓地。天气下降，气流于地；地气上升，气腾于天。故高下相召，升降相因，而变作矣。"由此可以看出，正是由于天地阴阳二气的升降相因，氤氲交感，相错相荡，才形成了整个宇宙天地间的各种事物的运动变化。

精气的运动具有普遍性，升降与出入是精气运动的基本形式。《素问·六微旨大论》指出："是以升降出入，无器不有。"正是由于气的升降出入运动使整个宇宙自然界充满了生机，既促进了无数新生事物的孕育、发生和分化，又遏制着许多旧事物，导致其或逐渐衰退、凋谢，或转化，或消亡。故《素问·五常政大论》说："气始而生化，气散而有形，气布而蕃育，气终而象变，其致一也。""气散而有形"是指阳气扩散而使万物得以进一步成形而生长。由此说明，自然法则中新陈代谢过程的实现，以及自然界中事物间动态平衡的维持，都是精气运动的结果。所谓"其致一也"，即如宋代张载《横渠易说·系辞上》所说："天惟运动一气，鼓万物而生。"

精气的运动取决于其本身所固有的阴阳两种力量的相互作用。如《横渠易说·系辞下》谓："太虚之气，阴阳一物也。然而有两体，健顺而已。"其所说的"两体"，即指阴阳两方面。其中，阳的力量主上升、扩散、运动、分解、排斥等；阴的力量主沉降、宁静、凝聚、合成、吸引等，于是发生相互渗透、相互推荡、此胜彼负、彼消此长等相互作用,从而导致精气以不同的方式运动,万物以不同的形式存在。所谓"健顺",即是说精气的运动在于阴阳双方运动的协调、和谐、冲和,即动态平衡,在古代哲学中则又称之为"太和"。可见,精气的运动特性及其动力,来源于它自身内在的阴阳矛盾,而并不依赖于外界力量的推动。精气分阴阳,阴阳的对立统一相互作用,是精气运动变化的根源和宇宙事物运动变化的总规律。故《素问·阴阳应象大论》说:"阴阳者,天地之道也,万物之纲纪。"精气运动的具体形式,体现为精气阴阳的对立统一运动,表现为天地、上下、升降、出入、动静、聚散及清浊的相互交感等各个方面,《内经》将其概括为"升降出入"。如《素问·六微旨大论》说:"出入废则神机化灭,升降息则气立孤危。故非出入,则无以生、长、壮、老、已;非升降,则无以升、长、化、收、藏。"

精气的运动是气化生成万物的基础。气化泛指气运动变化的自然发生过程,精气的运动是产生气化的内部机制。精气中阴阳对立互动是产生气化的内部动力,是气化过程发生和赖以进行的基础和前提,是宇宙万物发生、发展和变化的终极原因。气化过程中寓含精气的各种运动方式和不同存在方式,精气的运动正是借助于气化过程得以实现的,因而,精气的运动是永不息止的,气化过程必然是永恒的、不间断的,它们是宇宙万物发生、发展和变化的内在原因。正如《张子正蒙注》:"气化者,气之化也……一阴一阳,动静之机,品汇之节具焉。"气化的动力来自精气的内部,是精气中阴阳升降、交感、氤氲、合和、相摩、相荡的结果。因此,在自然界中,植物的生长化收藏,动物和人类的生长壮老已等变化是有形之物自身内部不断更新的过程,都是气化的结果。在气化的过程中,精气生成有形之万物,有形之万物又不断发生气化,有形之物又归于精气。万物自我更新的变化是有形之物与无形之气之间聚散、升降、出入的转换,万物共处于同一体中。

精气的出入运动和变化,使整个宇宙充满了生机,既可促使无限的新生事物的孕育、发生和发展,又可以导致无数旧事物的衰退、衰败和消亡,如此不已则维持了自然界新陈代谢的稳定与均衡。精气的运动息止,事物的存在和发展就会失去生机,生命体就会消亡。

(三) 精气是宇宙万物的中介

中介,是不同事物或同一事物内部不同因素之间相互交接联系的要素,是客观事物转化和发展的中间环节,亦是对立双方统一的环节。

精气分阴阳,以成天地,天地交感,以生万物。就天地万物而言,它们彼此之间是相对独立的物质实体。然而这些形形色色的物体共同本原于精气,它们之间并不孤立,而是紧密联系、相互作用。由于精气是生成天地万物的共同本原,无形之精气充斥于天地万物之间,它既能渗入于有形的物质实体,并能与已构成有形物体的精气进行各种形式的物质和热量的感应、交换与转化。因此,精气又是天地万物之间相互联系、相互作用和相互感应的中介物质。作为天地万物之间中介物质的精气,是通过相互感应而发生作用的。感应,即交感相应,是指事物之间的相互影响、相互作用和协同变化等效应和现象。天地阴阳二气客观存在着交感相应的自然现象和规律。如《吕氏春秋·应同》认为同类事物之间就存在着"类固相召,气同则合,声比则应"的相互感应关系。《易传·象下》亦说:"二气(天地、阴阳)感应以相与。"事物之间的相互感应是自然界普遍存在的重要现象,各种物质形态的相互影响、相互作用都是感应的结果。诸如乐器的共鸣共振、磁石的吸引、日月吸引海水而形成潮汐,以及日月、昼夜、季节气候等变化对人体生理、病理过程的影响,乃至于电波、磁场及波导等,都是属于自然感应范畴。中医学认为形由气化,气充形间,气能感物,物感则应。故以精气为中介,就使有形物体彼此之间和有形之物与无形之气之间,不论距离远近,皆能产生相互感应。故

《二程遗书·卷十五》说:"天地之间只有一个感与应而已。"

应当指出,在不同事物相互感应过程中,通过精气的中介作用,使整个自然界联结成一个整体。故《淮南子·泰族训》说:"万物有以相连,精祲(高诱注:'气之侵入者也')有以相荡也。"相互感应和普遍联系是宇宙的普遍规律,精气的阴阳两方面的相互感应则产生了事物之间的普遍联系,从而使物质世界发生着不断的运动变化。

(四)精气的存在方式是气化

气化,是指气的运动变化及其伴随的物质和能量转化的过程。在气的运动变化过程中,气的存在方式发生着不断的转化,宇宙万物在属性、形态以及表象上所呈现的一切变化,皆是气化的结果。

古人观察到自然现象中的气流运动,天地之云雨的升降、交成、氤氲,于是有了四时的推移、昼夜的交替、风雨的交作、雷电的闪鸣……大地万物不断发生、发展和消亡,从而提出精气的升降运动致使天地之气的升降、互动、氤氲交成、相摩相错,从而化生万物。因为精气的升降互动,天地之气的交感合和,宇宙间发生了纷繁复杂的各种变化,有新事物的不断涌现,又有旧事物不断消亡。《易传·系辞下》:"生生谓之易。"《庄子·至乐》:"气变而有形,形变而有生。"在气化过程中,万物有生、长、化、收、藏的变化,生命体有生、长、壮、老、已的规律,物质与能量不断发生着转移,万物从无形到有形、又从有形到无形循环往复、终而复始,推动了宇宙间的一切变化。

气化是一个自然发生的过程,气的运动是产生气化的内部机制,气中阴阳对立互动是产生气化的内部动力,是宇宙万物发生、发展和变化的终极原因。《张子正蒙注》:"气化者,气之化也。……一阴一阳,动静之机,品汇之节具焉。"气化的动力来自气的内部,是阴阳升降交感、氤氲合和、相摩相荡的结果。因此,戴震于《中庸补注》中说:"人与百物各以类滋生,皆气化之自然。"在自然界中,植物的生长化收藏,动物的生长壮老已等变化是有形之物自身内部不断更新的过程,都是气化的结果。植物动物这种自我更新的变化是有形之物与无形之气之间聚散升降出入的转换,万物共处于同一体中。

气化过程中寓含气的各种运动形式和不同存在方式,气的运动正是借助于气化过程得以实现。因而,气的运动是永不息止的,气化过程必然是永恒和连续性的,它们是宇宙万物发生、发展和变化的根本原因。

三、精气学说的应用

(一)说明生命过程的物质性和运动性

精气学说认为万物的本原是精气,生命现象的本质是精气,生命过程就是精气的运动过程。故天地自然的物质性,决定着生命过程的物质性。新生命的产生,乃是由于精气凝聚而成,同时,精气亦维持着生命活动的全过程,故精气一旦离散,则生命活动亦随之终止。因而,人之生命始于精气之聚合,终于精气之散失。故刘完素《素问病机气宜保命集·原道》说:"人受天地之气,以化生性命也。是以形者生之舍也,气者生之元也,神者生之制也。形以气充,气耗形病,神依气立,气纳神存。"阐明了生命过程的物质性。

不仅人体是由精气聚合而形成,而且人体的各种生理活动,包括人的感觉、思维、情志等精神心理活动,同样亦是由精气的运动变化而产生和推动。正是精气具有较强的运动能力,生命体内精气的升降出入,则起到了沟通内外、协调脏腑、畅达气机、推动血运、布散精微,以及排泄废物等作用,从而保证了生命活动的正常进行;通过精气的运动及其所产生的生理效应,促进着生命体的生长与发育,并使机体充满着生命活力;随着精气的由盛而衰,其运动功能逐渐衰退,所产生的生理效应亦会逐渐减弱,于是人体的生命活力逐渐衰竭。一旦精气运动停止,则可导致生命活动的终结;人的精神情志活动是内脏生理活动的产物,《素问·阴阳应象大论》说:"人有五脏化五气,以生喜、怒、悲、忧、恐。"内脏的生理活动则又依赖于精气的推动。

(二) 说明人与自然界的整体性和联系性

精气作为构成人体的基本物质,不仅构成了人体各种有形质的组织器官。而且,精气还弥散于躯体之内各组织器官之间,周流不息,无所不至。正是由于各组织器官在物质组成上的同一性和无形之精气贯通其间产生中介感应,从而使得人体各个组成部分密切相关,功能活动协调平衡,成为一个有机的统一整体。在病理反应方面,亦由于其物质组成上的同一性和无形精气的贯通维系及感应影响,所以局部病变可以影响及整体,整体病变亦可以反应于局部;本脏病变可以波及他脏,他脏病变也可以反馈影响于本脏。因此,通过调节机体内在功能活动的失调,亦可以治愈某些外在器官的病变。正是借助于精气的中介感应作用,是形成和维系人与自然的整体联系的基础之一。可以认为,正是由于对精气学说的中介理论和联系观点的深化认识,进一步构建和完善了中医学的整体观念。

人与自然界万物有着精气物质上的同一性,同时人与自然界之间还时刻进行着各种各样的物质与信息的交换。《素问·六节藏象论》说:"天食人以五气,地食人以五味。"人体通过肺鼻和皮肤腠理,实现了自然界清气与体内浊气的交换,并通过感官接受和传递着各种信息。这些交换、接受和传递等过程中起中介作用的即是在太虚中普遍存在的精气。正是通过精气的中介感应作用,人体才能感受到天地日月的各种变化,并在生理功能和病理过程中做出适应性反应。《灵枢·岁露》说:"人与天地相参也,与日月相应也。"

(三) 阐释人体生理活动的特点和规律

一般来说,广义的精气学说,主要用以揭示整个宇宙起源、发展和演化的一般规律。在精气学说建立和发展的基础上,引入精气理论则以精气之变化来阐发人体生命现象及其规律,揭示其生理功能的特征及其内在机理,发现了人体内存在精、气、血、津液等特殊生命物质,分布和存在于人体不同的部位,执行着人体不同的生理功能、滋养着不同脏腑和组织。例如具有生殖功能的肾精、贯心脉助呼吸的宗气、补益脑髓的津液等,都是机体具有不同作用的特殊生命物质。由于精、气、血、津液等执行着人体不同的特殊生理功能,因此表现出许多生命特征和现象。《灵枢·本藏》:"人之血气精神者,所以奉生而周于性命者也。"同时,体内精、气、血、津液之间,还存在相互资生、相互转化等,如精血互化、精神互藏等。

精气对人的生命活动十分重要。《类经·摄生》说:"人之有生,全赖此气。"精气运行于周身,推动和激发全身各组织器官的功能活动,并产生各种生理效应;精气又是机体热量的来源;后天的精气还有着抵御外邪入侵的作用,并具有控制液态物质,以防止其无故流失的作用。总之,诸如机体物质代谢的全过程以及所有的生理功能,都是精气运动所产生的生命现象,都是精气发挥作用或参与其间的结果,故《难经·八难》强调:"气者,人之根本也。"

精气学说对中医学认识生命与生命活动有着深刻的影响,精气的内涵是物质、热量和信息三者的统一,气化是人体生命的基本特征,精气内部两种势能相互作用是气化运动的内部动力,精气和气化运动贯穿于生命的始终。因此,精气学说成为中医基础理论形成的重要渊源之一。

【知识拓展】

[1] 刘长林.内经的哲学和中医学方法[M].北京:科学出版社,1982.
[2] 王玉兴.试论中医学的哲学基础——气一元论[J].北京中医药大学学报,1996,19(3):12-15.
[3] 卫云英.试论《管子》精气理论及其对《黄帝内经》的影响[J].中国医药学报,2003,18(2):73-76.
[4] 赵博.气一元论与《内经》气化理论形成的探讨[J].陕西中医,2007,28(1):70-73.
[5] 刘寨华,于峥,杨威.古代哲学精气学说的发展及其在《内经》精气理论构建中的作用[J].中国中医基础医学杂志,2008,14(2):87-88.
[6] 邬焜.中国古代气一元论学说中体现出的整体统一论思想[J].西安交通大学学报(社会科学版),2008,28(2):58-62.
[7] 朱迎平,谢浩范.管子全译:上下[M].贵阳:贵州人民出版社,2009.
[8] 冯友兰.中国哲学史(全二册)[M].3版.北京:中华书局,2016.

第二章 阴阳五行

导学

阴阳五行学说是在精气学说基础之上建立起来的中国古代哲学,是对立统一理论和系统整体思想的集中体现,具有辩证思维的特点。阴阳学说认为物质世界以精气为本原,事物和现象通过阴阳二气的相互交感而产生,又在阴阳二气的对立、互根、消长、转化等作用下不断地发展和变化。五行学说主要应用五行生克模式,以木火土金水五种要素的特性及其"相生""相克"关系和基本规律认识世界、解释世界,是探求宇宙自然规律的认识论和方法论。

本章主要阐释了阴阳学说的历史渊源、基本概念、基本内容及其在中医学中的应用。其次,本章还阐述了五行、相生相克、相乘相侮以及母子相及的基本涵义与基本内容。

本章的学习重点:阴阳、五行学说的基本内容。
本章的学习要求:
(1)掌握阴阳概念的内涵;五行、生克制化、五行乘侮和母子相及的基本含义、基本理论。
(2)熟悉阴阳理论的基本内容,即互藏交感、对立制约、互根互用、消长平衡、相互转化的理论内涵;五行系统归类法。
(3)了解阴阳理论对中医学建立和发展的影响以及在中医学中的应用;五行学说在中医学中的运用。

【名词术语】
阴阳　阴阳学说　交感互藏　对立制约　互根互用　消长平衡　相互转化
五行　五行学说　木曰曲直　火曰炎上　土爱稼穑　金曰从革　水曰润下
相生　相克　制化　相乘　相侮　母子相及

第一节　阴阳学说

阴阳学说,是中国传统哲学思想中极为重要的理论之一,是中国古代用以认识自然、理解自然的宇宙观和方法论,具有唯物论和辩证法的哲学理念。阴阳概念的提出最早可追溯到《周易》,是中华民族在长期的生产生活实践中逐步形成的独特思想。阴阳学说认为,宇宙的万事万物,是由于阴阳二气的相互作用而产生,也是由于阴阳二气的相互作用而不断发展、不断变化。阴阳变化是宇宙的根本规律,故《易传·系辞上》总结性提出:"一阴一阳之谓道。"成为人类探索和揭示事物运动变化及其规律的基本学说。

阴阳学说在春秋战国时期逐步形成,继而被诸子百家用来解释自然和社会现象,推行到各学科领域。战国至秦汉时期,阴阳学说被当时的医家采纳和运用,用以阐述人体生命活动的变化规律,并指导临床的诊断和对疾病的防治。如《素问·阴阳应象大论》指出:"阴阳者,天地之道也,万物之纲纪,变化之父母,生杀之本始,神明之府也。"

一、阴阳的基本概念

阴阳的基本概念,主要包括阴阳的涵义、阴阳的特性和事物阴阳属性的划分等共三个方面。

(一) 阴阳的涵义

阴阳,是指自然界相关事物和现象对立双方属性,或同一事物内部的对立要素。阴阳的最初涵义是很朴素的,表示阳光的向背,向日为阳,背日为阴。《诗经·大雅》"公刘":"相其阴阳,观其流泉。"后人借以对天地日月、昼夜寒暑、春夏秋冬,上下运动、方位左右、事物内外,动静状态等事物属性的分析、解释和概括。中国古代哲学家们进而认识到自然界中的一切现象都存在着相互对立而又相互作用的关系,就用阴阳概念来解释自然界两种对立和相互消长的两个事物或事物的两个方面,并探讨两者之间的相互关系,认为阴阳的对立和消长是事物本身所固有的属性,进而认为阴阳的对立和消长是宇宙的基本规律。《老子》说:"万物负阴而抱阳。"即万物内部有阴阳正反两种属性。因此,阴阳的基本内涵,是对自然界相互关联的某些事物以及同一事物内部对立双方属性的概括,是中国哲学的一对基本范畴。

阴阳学说作为认识自然的一种方法论,在古代被广泛应用于各学科领域。医学家们运用阴阳学说解释医学中的一切问题,从而将阴阳学说与医学理论及其医疗实践紧密结合起来,成为贯穿整个中医学理论体系的指导思想和重要的方法论,是中医学理论体系不可分割的重要组成部分。

(二) 阴阳的特性

阴阳作为解释自然界一切事物的基本概念,具有以下特性。

1. **普遍性** 阴阳交感而生宇宙万物,宇宙万物是阴阳的对立统一。随着阴阳学说的不断发展,阴阳已是上升为抽象的思维概念,不再指具体的事物,故《灵枢·阴阳系日月》说:"阴阳者,有名而无形。"阴阳的对立统一法则广泛地存在于宇宙万物之中,是事物发生、发展、变化的普遍规律。因此,天地日月、东西南北、春夏秋冬、寒暑往来、动静状态等,再到人体之脏腑、经络、气血莫不存在阴阳关系。

用阴阳来分析事物,能够概括其对立统一的两种属性。《素问·阴阳应象大论》指出:"水火者,阴阳之征兆也。""水"与"火"的对立最能表征阴阳的相反属性。因此,阴阳是划分事物基本属性的标准或依据,并以此来对事物和现象进行分析、归纳和分类,自然界中的一切事物都可以划分为阴阳两大类。

2. **规定性** 阴阳是宇宙万物普遍存在的相互对立的两种属性概括,《素问·阴阳应象大论》提出"阴静阳躁"以及"阳化气,阴成形"。在一定的时间和空间条件下,阴与阳的基本内涵是明确界定的,一般而言,凡是运动的、上升的、温热的、明亮的、干燥的、外展的、清轻的、化气的等,都属于阳;凡是静止的、下降的、寒凉的、晦暗的、湿润的、内敛的、重浊的、成形的等,都属于阴。因此,阴阳概念的基本内涵和外延表征是不可改变或替换的。在人体内部,凡是具有推动、温煦、兴奋作用的功能运动属阳,凡是具有凝聚、滋润、抑制作用的功能运动都属于阴。

3. **关联性** 关联性是指在一个统一体中阴阳双方因为对方的存在而存在。相关事物和现象,或事物内部的对立方面必须是相互依存的,相关联的事物和现象的,其性质既是对立的,又是统一的。如天为阳、地为阴;白天为阳、黑夜为阴;上为阳、下为阴;热为阳、寒为阴等。诸如此类,说明了宇宙间的任何事物,都是既对立又统一的关联存在。又如人体的气和血,同是构成人体和维持生命活动的基本物质,且能互生互化,但是,两者的形态和作用又各不相同。气具有温煦、推动的作用,故气属阳;血具有营养和濡润作用,故血属阴。水与火可以分属阴阳,可是火与血不能分属阴阳,就是因为两者不是一对相互关联的事物,亦不是统一体的对立双方。因此,不能用阴阳来区分其相对属性及其相互关系。

4. **相对性** 相对性是指事物或现象的阴阳属性是相对的和可变的,不是绝对的或不变的。阴阳是表征事物或现象的基本属性,但是,事物内部阴阳势力双方的对比变化,或因为一定的外部条件(时间、地点)变更而导致事物内部两种力量发生改变,使事物的整体属性发生改变。故《局方发挥》指出:"阴阳二字,固以对待而言,所指无定在。"所谓"对待""无定在",即是指事物阴阳属性的相对性。就人体而言,体表为阳,内脏为阴;就内脏而言,六腑属阳,五脏为阴;就五脏而言,心肺在上属阳,肝肾在下属阴;就肾中精气而言,肾精为阴,肾气属阳。由此可见,当观察事物的时空条件变化时,或事物在一个统一体中属阳,在另一个统一体中可能属阴,反之亦然。一般来讲,阴阳属性的相对性主要体现在事物和现象之间的关联、可分和转化等方面。

(三)事物阴阳属性的划分

阴阳理论阐明了宇宙间一切事物的生长、发展和消亡,都是事物阴阳两种势力不断推动和相互作用的结果。因而,阴阳也就成为最基本的也是最高级区分和概括事物的一种思维方法。一般而言,凡是静止的、内守的、下降的、寒冷的、有形的、晦暗的、抑制的都属于阴;凡是运动的、外向的、上升的、温热的、无形的、明亮的、兴奋的都属于阳。(表2-1)

表2-1 事物阴阳属性归纳

属性	空间(方位)	时间	季节	温度	湿度	重量	性状	亮度	运动状态
阳	天、上、外、左	昼	春、夏	温、热	干燥	轻	清	明亮	动、升、兴奋、亢进
阴	地、下、内、右	夜	秋、冬	凉、寒	湿润	重	浊	晦暗	静、降、抑制、衰退

二、阴阳学说的基本内容

阴阳的基本内容可概括为交感互藏、对立制约、互根互用、消长均衡、相互转化五个方面。

(一)阴阳交感互藏

交感,即交互感应。所谓阴阳交感,是指阴阳二气在运动中处于相互感应即不断地相互影响、相互作用的过程之中。

阴阳是蕴藏在事物内部、推动各种事物孕育、发展、成熟、衰退直至消亡的原动力。《荀子·礼记》:"天地合而万物生,阴阳接而变化起。"阴阳交感互动是万物化生和变化的根本内因。宋·周敦颐《太极图说》:阴阳"二气交感,化生万物"。万物的孕育和化生源于阴阳之间的交互作用。

《内经》对天地阴阳二气的交感运动有深刻的认识。如《素问·天元纪大论》说:"在天为气,在地成形,形气相感而化生万物矣。"又说:"天有阴阳,地亦有阴阳……动静相召,上下相临,阴阳相错,而变由生也。"《素问·六微旨大论》亦说:"天气下降,气流于地;地气上升,气腾于天,故高下相召,升降相因,而变作矣。"天地阴阳二气的感应交互作用乃是万物生成和变化的肇始。因此,在宇宙自然界中,天之阳气下降,地之阴气上升,阴阳二气交感,化生出万物,并形成云雾、雷电、雨露、阳光等,空气和水相互交感,生命体方得以产生。在阳光雨露的沐浴滋润下,生物得以发生、发育、成长以及衰亡。在人类,男女媾精,新的生命个体得以诞生,代代相传,人类得以繁衍。故《易传·系辞下》说:"天地氤氲,万物化醇;男女构精,万物化生。"所以,如果没有阴阳二气的交感运动,就没有自然界,就没有生命。可见,阴阳交感是一切生命活动产生的根本动力。

和合是发生阴阳交感作用的条件。阴阳二气的和合是阴阳交感得以实现的基础,阴阳交感则是阴阳二气在运动中相互感应、交错相荡、互融互化的一个过程,是阴阳之间的一种最佳状态。最佳状态的实现和维系来自阴阳二气在运动过程中的和合,即融合、均衡和协调。《老子·四十二章》说:"道生一,一生二,二生三,三生万物,万物负阴而抱阳,冲气以为和。"阴阳二气在运动中既对立又融合才可达到和谐状态,就会发生交感作用,从而产生万物。而且,天地阴阳的升降交感维系着宇宙万物的有序产生与发展变化,人体内阴阳二气的交感和合、均衡协调,则维持着生命现象的有序进程。

阴阳互藏是指相互对立的阴阳双方中的任何一方都内含有另一方,即阴中藏阳,阳中藏阴。有时亦称"阴阳互寓""阴阳互合"。自然界万物皆由天地阴阳二气氤氲聚合而化生,故宇宙自然界中的任何事物或现象则都含有阴与阳两种不同属性的成分。即事物或现象虽然属阴,但含有阳性成分;彼事物或现象虽然属阳,但亦含有阴性成分。故《类经·运气类》说:"天本阳也,然阳中有阴;地本阴也,然阴中有阳。此阴阳互藏之道。"阴阳互藏互寓是宇宙万物基本属性之一,诚如《春秋繁露·基义》所说:"物莫无合,而合各有阴阳。阳兼于阴,阴兼于阳。"宇宙万物千差万别,其形态、色泽、动静和发展趋势、运动形式等表现亦有所不同,此亦取决于万物所禀受和互含的阴阳二气的多少和差异。《朱子语类·卷九十四》亦说:"统言阴阳,只是两端,而阴中自分阴阳,阳中亦有阴阳。乾道成男,坤道成女。男虽属阳,而不可谓其无阴;女虽属阴,亦不可谓其无阳。"阴阳互藏互寓是宇宙万物互化与差异的内在机理及规律。

在自然界中,阴阳互藏和阴阳交感同时并存,两者共同维持事物的整体性。阴阳互藏是阴阳交感的根源,阴阳交感是阴阳互藏的必然结果,两者有着紧密的内在联系。正因为有了阴阳的互藏与交感两种运动,才能使宇宙万物既生化不绝,又保持各自的差异与特性。

(二)阴阳对立制约

阴阳对立是指阴阳之间相反、相斥、相争和矛盾的关系。阴阳学说认为,自然界一切相关事物和现象由于属性相反或差异,都存在着相互矛盾、相互排斥、相互冲突的对立状态,诸如上与下,左与右,天与地,动与静,出与入,升与降,昼与夜,明与暗,寒与热,水与火等等。阴阳既是对立的,又是统一的,统一是对立的结果。换言之,对立是两者之间相反的一面,统一是两者之间相成的一面。没有对立也就没有统一,没有相反,也就没有相成。阴阳两个方面的相互对立,不仅体现在它们性质和作用的相反,还主要表现于它们之间的相互制约。

阴阳制约是指阴阳相互抑制、相互约束。如《类经附翼·医易》:"动极者镇之以静,阴亢者胜之以阳。"即说明了动与静的变化,蕴含有阴与阳相互制约的关系。阴与阳相互制约的结果,取得了统一,取得了动态平衡,称之为"阴平阳秘"。如春、夏、秋、冬四季有温、热、凉、寒的气候变化,春夏之所以温热,是因为春夏阳气上升抑制了秋冬的寒凉之气;秋冬之所以寒冷,是因为秋冬阴气上升抑制了春夏温热之气的缘故。这年复一年的气候循环变化,是自然界阴阳之气相互制约的结果。只有阴与阳之间相互制约、相互消长,事物才能发展变化,自然界才能生生不息。

人的机体之所以能进行正常的生命活动,就是阴与阳对立统一、相互制约,取得动态平衡的结果。人体的阴精与阳气相互制约,才能维持阴阳平衡的生理状态。一旦阴精与阳气不能相互制约,人体阴阳制衡的生理状态遭到破坏,是疾病发生的根本原因。

(三) 阴阳互根互用

阴阳互根是指阴阳双方互为基础,其中一方的存在是以另一方的存在为前提,且双方有着相互依存、相互资生的关系,又称阴阳相成。

阴阳互根依存,表现在阴以阳的存在为前提,阳以阴的存在为前提,无阴就无所谓阳,无阳也就无所谓阴,两者同处于一个不可分离的统一体中。以方位言,上为阳,下为阴,上以下为前提而存在,而下以上为前提而存在。没有上,也就无所谓下,没有下,也就无所谓上。以温度言,寒为阴,热为阳,没有寒,就无所谓热,没有热,就无所谓寒。人体的阳气,是以阴精的存在为前提;而人体的阴精,是以阳气的存在为基础。因此,阳依存于阴,阴依存于阳,这种阴阳依存关系为"互根"。

阴阳互用是指阴阳相互资生、相互促进。如《医贯砭·阴阳论》说:"阴阳又各互为其根,阳根于阴,阴根于阳;无阳则阴无以生,无阴则阳无以化。"阴阳在互根基础上,发生着相互资生、促进、利用的互动过程。在自然界气候变化过程中,由于蒸腾地表水分化气上升为云,气温变冷云层凝结成水下降为雨,所以《素问·阴阳应象大论》:"地气上为云,天气下为雨;雨出地气,云出天气。"寒热推移,上下联动,云雨互化,正是阴阳互用的体现。

就人体而言,体现在物质之间转化、功能之间互动、脏腑之间协调等方面。就物质言,如气属阳,血属阴,气能生血、行血和统血,故气的正常,有助于血的生化和正常运行;血能载气、生气,血之充沛则又可资助气以充分发挥其生理效应。可以看出,气血之间体现了相对物质之间互根互用的阴阳关系。就功能言,阳气主兴奋、运动、发热,阴气主抑制、静守、寒凉;阳气的兴奋运动可以促进阴精的静守,阴精闭藏又为阳气的运动不断提供了能量供给。《素问·阴阳应象大论》:"阴在内,阳之守也;阳在外,阴之使也。"就脏腑之间功能的相互协调关系而言,五脏属阴,功能主藏阴精;六腑属阳,功能主水谷输泄;一动一静、一藏一泄,两者之间同样存在着资生依赖、促进互用的关系。

阴阳互根互用理论,高度地概括了机体的物质与物质之间、功能与功能之间、脏腑组织之间的相互依存、相互为用的本质特征。如果由于某些原因,阴和阳之间这种互根互用关系遭到了破坏,就会导致"孤阴不生,独阳不长",也就是说,机体的物质与物质之间、功能与功能之间、脏腑组织之间的互根互用关系失常,机体的生生不息之机也就会逐渐衰退,甚则"阴阳离决,精气乃绝"而死亡。

(四) 阴阳消长平衡

阴阳消长,是指阴与阳之间的对立制约、互根互用,并不是处于静止的和不变的状态,而是始终处于不断的运动变化之中。消,意为减少、消耗;长,意为增多、增长。阴阳消长是阴阳运动变化的形式,具体表现在此消彼长,此长彼消,此消彼亦消,此长彼亦长。正因为阴阳这种消长运动,才能促进事物不断地发展变化。

此消彼长,此长彼消,即阴消阳长,阳长阴消。阴阳相互制约,当属阴的一方消减时,就会使受制约的、属阳的一方增长;当属阳的一方增长时,就会使受制约的、属阴的一方消减。如春夏之时,自然界阴气逐渐消减,阳气逐渐增长,则气候逐渐变为温热;秋冬之时,自然界阳气逐渐消减,阴气逐渐增长,则气候逐渐变为凉寒。一日之内,气温的变化,亦是阴阳消长运动所致。平旦之时,阳气渐盛,阴气渐衰,气温逐渐增高;日中,则阳气隆盛,阴气衰减,气温最高;日西,则阳气渐衰,阴气渐盛,则气温逐渐降低;夜半,则阴气隆盛,阳气衰减,气温最低。如以人体的生理功能而言,白天阳盛,故机体的生理功能也以兴奋为主;黑夜阴盛,故机体的生理功能也以抑制为主。子夜一阳生,日中阳气隆,机体的生理功能由抑制逐渐转向兴奋,即是"阴消阳长"的过程;日中至黄昏,阳气渐衰,阴气渐盛,机体的生理功能也从兴奋逐渐转向抑制,即是"阳消阴长"的过程。所以说,人体在正常生理状态下,阴阳两个对立着的方面,不是平平静静各不相关地共处于机体的统一体中,而是处在互相制约、互相消长的动态平衡之中。即《素问·生气通天论》所谓"阴平阳秘",是阴阳在对立制约和消长中所取得的动态平衡,在人体即是生理活动的协调与平衡。

此消彼亦消,此长彼亦长。阴阳互根、互藏、相互资生,当属阴的一方消减时,对阳的资生和促进相应减弱,随之阳也消减;当属阳的一方消减时,对阴的资生和促进相应减弱,阴也随之消减。这就是此消彼消。当属阴的一方增长时,对阳资生和促进增加,阴也随之增长;当属阳的一方增长时,对阴的资生和促进增加,阴也随之增长,这就是此长彼长。

阴阳的消长平衡,符合事物的运动是绝对的,静止是相对的规律,消长是绝对的,平衡是相对的。也就是说,在绝对运动之中包含着相对的静止,在相对的静止之中又蕴藏着绝对的运动;在绝对的消长之中维持着相对的平衡,在相对的平衡之中又存在着绝对的消长。事物就是在绝对的运动和相对的静止、绝对的消长和相对的平衡之中生化不息而发生和发展的。

阴阳的消长虽然是绝对的,平衡虽然是相对的,但决不能忽视相对动态平衡的重要性和必要性。因为只有不断地消长和不断地平衡,才能推动着事物的正常发展,对人体来说也就能维持正常的生命活动。如果只有"阴消阳长"而无"阳消阴长",或只有"阳消阴长"而无"阴消阳长",即是破坏了阴阳的相对平衡,导致阴阳的消长失调,形成阴或阳的偏盛或偏衰。对人体来说,也即是病理状态。所以《素问·阴阳应象大论》说:"阴胜则阳病,阳胜则阴病。"

(五) 阴阳相互转化

阴阳转化,是指阴阳对立的双方,在一定的条件下,可以各自向其相反的方向转化,即阴可以转化为阳,阳也可以转化为阴。阴阳的相互转化,一般都出现在事物变化的"物极"阶段。如果说"阴阳消长"是一个量变过程的话,那么阴阳转化便是在量变基础上的质变。阴阳的转化,虽然也可发生突变,但大多数则有一个由量变到质变的发展过程。

阴阳对立双方相互转化的形成,是因为对立的双方在其运动中已相互倚伏着向其对立面转化的因素。如《素问·六微旨大论》说:"夫物之生从于化,物之极由乎变,变化之相薄,成败之所由也……成败倚伏生乎动,动而不已,则变作矣。"所谓"成败倚伏",即是说当新事物生成之时,已倚伏着败亡之因素;当旧事物衰亡之时,也孕育着新事物产生的因素。而成败的相互倚伏,就在于事物的运动。旧事物的发展,是"变"的过程,新事物的产生,也就是"化"的过程。故《素问·天元纪大论》曰:"物生谓之化,物极谓之变。"

但是,阴阳的转化,必须具备一定的条件。《素问·阴阳应象大论》说:"重阴必阳,重阳必阴。""寒极生热,热极生寒。"《灵枢·论疾诊尺》说:"阴主寒,阳主热。故寒甚则热,热甚则寒。故曰寒生热,热生寒。此阴阳之变也。"这里的"重""甚"或"极"就是促进转化的条件。即是说,阴寒到了"重""甚"或"极"的阶段,具备了一定的条件,就可以转化为阳热;阳热到了"重""甚"或"极"的阶段,具备了一定的条件,就可以转化为阴寒。在这里,"阴阳之变"的条件是主要的,没有一定的条件,便不能转化。当然,促使转化的条件,还有内外之分。

就生理而言,抑制和兴奋的互相转化,即是如此。在疾病的发展过程中,由阳转阴,由阴转阳的变化,亦是常常可以见到的。如某些急性温热病,由于热毒极重,大量耗伤机体元气,在持续高热的情况下,可突然出现体温下降、面色苍白、四肢厥冷、脉微欲绝等阳气暴脱的危象,这种病证变化,即属于由阳证转化为阴证。此时若抢救及时,处理得当,四肢转温,色脉转和,阳气得以恢复,病情又可出现好的转机。再如寒饮中阻之患者,本为阴证,但由于某种原因,寒饮可以化热,也就是阴证可以转化为阳证。阴阳的互相转化是有条件的,上述两个例子中,前者的热毒极重,阳气随津液外泄而亡脱,后者的寒饮郁而化热,就是促成阴阳互相转化的内部条件。可以看出,阴阳的消长(量变)和转化(质变)是事物发展变化全过程的密不可分的两个阶段,阴阳的消长是其转化的前提,而阴阳的转化,则是其消长发展的结果。

综上所述,阴和阳是事物的相对属性,因而存在着无限可分性;阴阳的对立制约、互根互用、消长平衡和相互转化,说明阴阳之间的相互关系不是孤立的、静止不变的,而是相互联系、相互调控的。阴阳对立的两个方面,必须以对方之存在为自己存在的前提,对立面的消长运动是绝对的,对立面的平衡则是相对的,对立面的消长运动在一定的条件下可以产生质的飞跃,从而形成阴阳的转化,这就是中医阴阳学说的内涵和实质。

三、阴阳学说在中医学中的应用

阴阳学说作为一种世界观和方法论,成为中医理论体系的重要组成部分,广泛应用于中医学的各个方面,用以阴阳说明人体的组织结构、生理、病理,并指导对疾病的诊断、预防和治疗。

(一) 说明人体的组织结构

人的形体是一个内外上下相互联系的整体,可划分为阴阳两个部分,《素问·宝命全形论》指出:"人生有形,不离阴阳。"

1. **部位的阴阳** 人体的部位总体而言,外属阳,内属阴;上属阳,下属阴;后属阳,前属阴。具体而言,体内属阴,体表属阳;肢体外侧属阳,肢体内侧属阴。脐以上属阳,脐以下属阴。背部属阳,胸腹属阴。

2. **脏腑的阴阳** 总体而言,六腑属阳,五脏属阴。五脏之中又可分阴阳,心、肺属阳,肝、脾、肾属阴。《素问·金匮真言论》指出:"言人身之藏府中阴阳,则藏者为阴,府者为阳。肝、心、脾、肺、肾五藏皆为阴,胆、胃、大肠、小肠、膀胱、三焦六府皆为阳……故背为阳,阳中之阳,心也;背为阳,阳中之阴,肺也。腹为阴,阴中之阴,肾也;腹为阴,阴中之阳,肝也;腹为阴,阴中之至阴,脾也。"每个脏腑之内又可分阴阳,如心阴、心阳;肾阴、肾阳;胃阴、胃阳,等等。

3. **气血津液精的阴阳** 气、血、津、液、精,是构成人体和维持人体生命活动的基本物质。其阴阳的划分,无形之气属阳,有形之血、津、液、精属阴。气具有温煦、推动等生理作用;血、津、液、精具有滋养、濡润等作用。但津、液又可分阴阳,质清稀而薄的津属阳;质稠厚而浊的液属阴。

4. **经络的阴阳** 属于五脏而络于六腑的经脉为阴经;属于六腑络于五脏的经脉为阳经。阳经多循行于人体的头面、背部和肢体的外侧;阴经多循行于人体的胸腹和肢体的内侧。根据阴阳的多少,经脉又可分为太阳经脉、少阳经脉、阳明经脉、太阴经脉、少阴经脉、厥阴经脉。

人体组织结构的阴阳属性划分,只是相对的,不是绝对的。如五脏属阴,但心、肺为阳脏,肝、脾、肾为阴脏。背部属阳,胸腹属阴,但相对而言,胸部为阳,而腹部为阴,等等。

总之,人体组织结构的上下、内外、表里、前后各部分之间,以及内在脏器之间,无不包含着阴阳的对立统一。

(二) 说明人体的生理功能

对于人体的生理功能,中医学也是用阴阳学说来加以概括说明的,认为人体的正常生命活动,是阴阳两个方面保持着对立统一协调关系的结果。如以功能活动与脏器组织相对而言,则功能活动属于阳,脏器组织属于阴。人体的生理活动是以物质代谢为基础的,没有物质的代谢就无以产生生理功能。而生理活动的结果,又不断促进着物质的新陈代谢。故人体功能活动与脏器组织的关系,是阴阳相互依存、相互为用的关系。如果阴阳不能相互依存为用而分离,人的生命活动也就终止。所以《素问·生气通天论》说:"阴平阳秘,精神乃治;阴阳离决,精气乃绝。"

(三) 说明人体的病理变化

阴阳学说用来说明病理变化,认为疾病的发生,是阴阳失去相对平衡,出现偏盛或偏衰的结果。疾病的发生发展关系到正邪两个方面。人体的正气与致病之邪气,以及它们相互作用、互相斗争的情况,都可以用阴阳来概括说明。邪气有阴邪、阳邪之分,正气也有阴精与阳气之不同。阳邪致病,可使阳偏盛而阴伤,因而出现热证;阴邪致病,则使阴偏盛而阳伤,因而出现寒证。阳气虚不能制阴,则出现阳虚阴盛的虚寒证;阴液亏耗不能制阳,则出现阴虚阳亢的虚热证。尽管疾病的病理变化复杂多变,但均可以用"阴阳失调""阴胜则寒,阳胜则热;阳虚则寒,阴虚则热"等来概括,这是中医病理学总纲。

此外,机体的阴阳任何一方虚损到一定程度,常可导致对方的不足,即"阳损及阴""阴损及阳",以致最后"阴阳两虚"。如某些慢性病在发展过程中,由于阳气虚弱而累及阴精的化生不足,或由于阴精亏损而累及阳气的生化无源,都是临床常见的病理变化。

另外,人体由于阴阳失调而出现的病理表现,还可以在一定的条件下,各自向其相反的方面转化,即阳证可以转化为阴证,阴证可以转化为阳证。

(四) 指导疾病的诊断

由于疾病的发生、发展和变化的内在原因是阴阳失调,所以任何疾病,尽管其临床表现错综复杂,千变万化,但都可用阴或阳来加以概括辨析。故《素问·阴阳应象大论》说:"善诊者,察色按脉,先别阴阳。"

在辨证方面,有阴、阳、表、里、寒、热、虚、实八纲之分,但八纲中又以阴阳作为总纲,表、实、热属阳,里、虚、寒属阴。故八纲辨证就是以阴阳作为总纲的辨证方法。所以,在临床辨证过程中,首先要分清阴阳,才能抓住疾病的本质。辨析阴阳,大则可以区分整个病证是属阴证,或属阳证,小则可分析四诊中一个具体脉症。

色泽分阴阳:从色泽的明暗,可以辨别病情的阴阳属性。色泽鲜明为病在阳分,色泽晦暗为病在阴分。

声息分阴阳:观察呼吸气息的动态,听其发出的声音,可以区别病情的阴阳属性。语声高亢洪亮,多言而躁动者,多属实、属热,多为阳证;语声低微无力,少言而沉静者,多属虚、属寒,多为阴证。呼吸微弱,多属阴证;呼吸有力,声高气粗,多属于阳证。

脉象分阴阳:以部位分,则寸为阳,尺为阴;以至数分,则数者为阳,迟者为阴;以形态分,则浮大洪滑为阳,沉小细涩为阴。

总之,无论望、闻、问、切四诊,都应以分别阴阳为首务,更应依据阴阳的属性特征,在辨证过程中准确地区分阴阳,从而把握病证的本质属性,方能诊治无误。所以张景岳《景岳全书·传忠录》说:"凡诊病施治,必须先审阴阳,乃为医道之纲领,阴阳无谬,治焉有差? 医道虽繁,而可以一言蔽之者,曰阴阳而已。故证有阴阳,脉有阴阳,药有阴阳……设能明彻阴阳,则医理虽玄,思过半矣。"

(五) 指导疾病的防治

由于疾病发生、发展的根本原因是阴阳失调,因此,调整阴阳,补其不足,泻其有余,恢复阴阳的相对平衡,就是治疗的基本原则。故《素问·至真要大论》曰:"谨察阴阳所在而调之,以平为期。"阴阳学说用以指导疾病的治疗,一是确定治疗原则,二是归纳药物的性能。

1. 确定治疗原则　主要表现在如下几个方面。

阴阳偏胜的治疗原则:阴阳偏胜,即阴或阳的过盛有余,为有余病证。由于阳胜则阴病,阳胜则热,阳热盛易于损耗阴液。阴胜则阳病,阴胜则寒,阴寒盛易于损伤阳气。故在调整阴阳的偏胜时,应注意有无相应的阴或阳偏衰的情况存在。若阴或阳偏胜而其相对的一方并未构成虚损时,即可采用"损其有余"的方法。若其相对一方有所偏衰时,则当兼顾其不足,配合以扶阳或益阴之法。阳胜则热属实热证,宜用寒凉药以制其阳,治热以寒,即"热者寒之"。阴胜则寒属寒实证,宜用温热药以制其阴,治寒以热,即"寒者热之"。因两者均为实证,所以称这种治疗原则为"损其有余",即"实则泻之"。

阴阳偏衰的治疗原则:阴阳偏衰,即阴或阳的虚损不足,或为阴虚,或为阳虚。阴虚不能制阳而致阳亢者,属虚热证,一般不能用寒凉药直折其热,须用"壮水之主,以制阳光"的方法,即用滋阴壮水之法,以抑制阳亢火盛,《内经》称这种治疗原则为"阳病治阴"。若阳虚不能制阴而导致阴盛者,属虚寒证,更不宜用辛温发散药以散阴寒,须用"益火之源,以消阴翳"的方法,即用扶阳益火之法,以消退阴寒,《内经》称这种治疗原则为"阴病治阳"。

此外,对阴阳偏衰的治疗,张景岳根据阴阳互根的原理,还提出了"阴中求阳,阳中求阴"的治法,《景岳全书·新方八阵》说:"善补阳者,必于阴中求阳,则阳得阴助而生化无穷;善补阴者,必于阳中求阴,则阴得阳升而源泉不竭。"即是指在用补阳药时,须兼用补阴药;在用补阴药时,须兼用补阳药,以发挥其互根互用的生化作用。

总之,治疗的基本原则,是泻其有余,补其不足。阳盛者泻热,阴盛者祛寒;阳虚者扶阳,阴虚者补阴,以使阴阳偏胜偏衰的病理表现复归于平衡协调的正常状态。

2. 归纳药物的性能　阴阳用于疾病的治疗,不仅用以确立治疗原则,而且也用来概括药物的性味功能,作为指导临床用药的依据。临床诊治,不但要有正确的诊断和恰当的治疗方法,同时还必须熟练地掌握药物的性能,以根据治疗方法,选用适宜药物,遣药组方,才能收到良好的疗效。

药物的性能,一般地说,主要依据其气(性)、味和升降浮沉来决定,而药物的气、味和升降浮沉,又均可用阴阳来归纳说明。

药性:主要指寒、热、温、凉四种药性,又称"四气"。其中寒凉属阴(凉次于寒),温热属阳(温次于热)。能减轻或消除热证的药物,大多属于寒性或凉性,如黄芩、栀子等。反之,能减轻或消除寒证的药物,一般属于温性或热性,如附子、干姜之类。

五味:即指辛、甘、酸、苦、咸五味。有些药物具有淡味或涩味,所以实际上不止五种,但是习惯上仍然称为五味。其中辛、甘、淡属阳,酸、苦、咸属阴。故《素问·至真要大论》说:"辛甘发散为阳,酸苦涌泄为阴,咸味涌泄为阴,淡味渗泄为阳。"

升降浮沉:升是上升,降是下降,浮为发散,沉为收敛和泻利二便等。大抵具有升阳发表、祛风、散寒、涌吐、开窍等功效的药物,多上行向外,其性多升浮,升浮者为阳;而具有泻下、清热、利尿、重镇安神、潜阳息风、消导积滞、降逆、收敛等功效的药物,多下行向内,其性皆沉降,沉降者为阴。

总之,治疗疾病,就是根据病证的阴阳偏胜偏衰情况,确定治疗原则。再结合药物性味的阴阳属性,选择相应的药物,以纠正由疾病引起的阴阳失调状态,从而达到治愈疾病的目的。

第二节　五行学说

五行学说是研究木、火、土、金、水五行的内涵、特性和生克规律,并以五行特性为依据归纳多种事物和现象,以生克制化规律阐释宇宙万物之间相互关系的中国哲学的重要理论。五行理论主张,宇宙间的一切事物都是由木、火、土、金、水五种基本元素所构成;自然界各种事物和现象的发生、发展和变化,就是五行不断运动和相互作用的结果,天地万物的运动变化规律都受到五行生克制化法则的统一调节和控制;对事物之间的相互联系与影响,采用五行架构的方式进行阐述。中医学理论体系在其形成和发展过程中,受到五行理论的深刻影响。中医学在阐释人与自然的关系、人体自身的整体性和系统性、人体内部多系统之间的相互联系,以及在临床诊断、立法、用药、针灸施治时,无不受到五行理论的指导。五行理论在其应用发展过程中,逐渐与医学理论和实践融为一体,成为中医学理论体系的重要组成部分。正如《灵枢·阴阳二十五人》说:"天地之间,六合之内,不离于五,人亦应之。"

一、五行的基本涵义

五行是指木、火、土、金、水五种基本元素及其运动规律。《韵会》:"五行,运于天地间,未尝停息,故名。""五行"一词首见于《尚书·洪范》,其言"我闻在昔,鲧堙洪水,汩陈其五行"。《尚书·大传》又云:"水火者,百姓之所饮食也;金木者,百姓之所兴作也;土者,万物之所资生,是为人用。"《左传·襄公二十七年》言:"天生五材,民并用之,废一不可。"由此可见,在中国古代将木、火、土、金、水看作是自然界最常见、人类生活不可缺少的五种基本的物质,并称之为"五材"。在自然事物的发展变化中,这五种物质各有特性,它们之间的运动变化也有一定规律,从而产生了哲学上的五行概念。如《尚书·洪范》曰:"五行:一曰水,二曰火,三曰木,四曰金,五曰土。水曰润下,火曰炎上,木曰曲直,金曰从革,土爰稼穑。润下作咸,炎上作苦,曲直作酸,从革作辛,稼穑作甘。"孔颖达注云:"谓之五行者,若在天则五气流行,在地则世所行用也。"《孔子家语·卷五》"五帝":"天有五行,水、火、金、木、土,分时化育,以成万物。"可见,五行已经由"五材"实现了由实体到抽象的升华,成为构成事物的五种基本元素和功能属性,归纳万物万象规律性变化的依据。其中,"五"即指木、火、土、金、水构成宇宙本原的五类基本元素特性的概括;"行"即流动、变化。因此,五行的概念,虽然来自木、火、土、金、水,但实际上已超越了木、火、土、金、水具体物质的本身,而具有其广泛的哲学涵义;成为分析各种事物的五行属性和研究事物之间相互联系的基本法则,正如《素问·天元纪大论》所说:"夫五运阴阳者,天地之道也。"

古代哲学家们运用五行概念,去认识自然界、解释自然界的运动变化规律,逐渐形成了五行学说。五行学说根据五行的特性,并采用取象比类、推演归纳的方法,将自然界一切事物和现象分为五类,用五行相生相克的理论,阐释自然界万事万物的发生、发展、变化的内在规律。五行学说被引入到医学领域,作为中医学的一种思维方法,说明人体的生理、病理,指导对疾病的诊断和防治,具有重要的意义。

二、五行学说的基本内容

五行学说的基本内容,包括对五行特性的认识,归类的原则,五行的相生、相克、制化、相乘、相侮和母子相及等方面。

(一) 五行特性

随着五行学说的发展和运用的不断深入,五行已经从具体的对象性事物上升为理性的五种基本元素,其方法论的作用日益加强和突出,逐渐演变成一种既定的思维模式和理论框架。五行特性被抽象出来,并以此为依据,采用取象比类和演绎推理的方法,将无限多的自然事物或现象,总结、归纳,分别归属于五行系统。因此,五行已成为具有一定属性或功能的某种事物和现象的符号。五行的特性也成为分析、归纳各种事物和现象的属性及研究各类事物内部相互联系的依据。《尚书·洪范》:"五行:一曰水,二曰火,三曰木,四曰金,五曰土。水曰润下,火曰炎上,木曰曲直,金曰从革,土爰稼穑。"《尚书·洪范》对五行特性的经典阐述已成为认识五行内涵、特性的重要依据。

1. **木曰曲直**　曲,弯曲,卷缩;直,伸展,伸直之意。木,原意是指木本植物在生长过程中,枝干具有能伸、能曲、扩展、条达等特性。故凡具有生长、升发、伸展、屈曲、舒畅等性质和作用趋势的事物和现象,都具有木的属性。

2. **火曰炎上**　炎,炎热;上,上升。火具有燃烧、炎热、升腾、向上等特性。故凡具有炎热、温暖、明亮、上升、升散的性质或作用趋势的事物和现象,都归属于火。

3. **土爰稼穑**　"爰"通假"曰";稼,播种;穑,收获。《诗经·魏风》"伐檀":"不稼不穑。"毛亨传:"种之曰稼,敛之曰穑。"农作物的播种和收获,都是以土为基础,因此,土具有孕育生机、长养万物的特性。故凡具有生化、长养、承载、受纳等性质或作用趋势的事物和现象,都归属于土。

4. **金曰从革**　从,顺应,变应;革,杀戮,戕害、革除。《史记·秦始皇本纪》:"黔首安宁,不用兵革。"通过冶炼与加工,金属可发生各种变化。金具有变应、肃杀、沉降等特性,故凡具有肃杀、收敛、沉降等性质或作用趋势的事物和现象,都归属于金。

5. **水曰润下**　润,滋润;下,向下,低流。水自然向下流动,具有滋润万物、沉静寒冷等特性。故凡具有滋润、趋下、寒凉、闭藏等性质或作用趋势的事物和现象,都归属于水。

哲人在全面、综合地直观认识基础上,通过对事物形象的识别、比类、抽象等,发现五行特性是事物和现象内部本质及普遍规律。五行学说中的木、火、土、金、水已成为对自然事物及现象的共性和特质的深刻认识与高度概括。

(二) 五行归类

五行学说以五行的属性和规律为依据,运用取象比类、归纳推理和演绎推理等逻辑方法,将自然界各种具有相同、相似或相关的事物和现象,分别纳入木、火、土、金、水五行系统之中,进行摹拟、比附、推理和判断,从而形成了人类认识自然和生命的五行系统理论。

1. **取象比类**　取象比类就是从事物的形态、性质、作用中,找出能反映其本质的征象,并与五行各自的抽象属性相比较,根据两者的相同或相似的程度,推理和判断认识对象的五行属性。以方位配五行为例,由于日出东方,与木的升发特性相似,故归属于木;南方炎热,与火的炎上特性相似,故归属于火;日落西方,与金性肃降相似,故归属于金;北方寒冷,与水的寒凉凝重相同,故归属于水。

2. 类比推理　类比推理是由个别前提到个别结论,或由特殊前提得出特殊结论的思维过程。是根据已知事物所有的属性和特征,推导出未知事物在某些方面也具有的类似属性和特征的判断过程。以五行配五脏为例,肝气升发而归属于木;心阳温煦而归属于火;脾主运化而归属于土;肺清肃下降而归属于金。通过类比推理,人们从五行属性的认识推移到对五脏六腑的认识。所以,类比推理是借助于已知的认知推进到新的认知领域的过程,成为五行归类的重要手段。

3. 演绎推理　演绎推理是指由一般性的前提推导出个别或特殊结论的思维过程。在五行理论中,把已知的五行属性作为推理的一般性前提,根据五脏与五行的对应关系和五脏与五腑、五体、五志、五脉等联系,从而推导出肝属于木,肝又主筋和开窍于目,则胆、筋、目、泪、怒等归属于木;心属于火,则小肠、脉、舌、汗、喜等归属于火;脾属于土,则胃、口、肉、涎、思等归属于土;肺属于金,则大肠、鼻、皮肤、涕、悲等归属于金;肾属于水,则膀胱、耳、骨、二阴、唾、恐等归属于水。

此外,五行学说还认为属于同一五行属性的事物,都存在着相关的联系。如《素问·阴阳应象大论》所说:"东方生风,风生木,木生酸,酸生肝,肝生筋……"即是说方位的东和自然界的风、木,以及酸味的物质都与肝相关。由此可见,五行学说也是用以说明人与自然环境对应统一的基础。现将自然界和人体的五行属性归类列表如表2-2。

表2-2　五行归类表

自然界(外环境)							五行	人体(内环境)					
五音	五味	五色	五化	五气	五方	五季		五藏	五腑	五官	五体	五志	五液	五脉
角	酸	青	生	风	东	春	木	肝	胆	目	筋	怒	泪	弦
徵	苦	赤	长	暑	南	夏	火	心	小肠	舌	脉	喜	汗	洪
宫	甘	黄	化	湿	中	长夏	土	脾	胃	口	肉	思	涎	缓
商	辛	白	收	燥	西	秋	金	肺	大肠	鼻	皮	悲	涕	浮
羽	咸	黑	藏	寒	北	冬	水	肾	膀胱	耳	骨	恐	唾	沉

可以看出,事物以五行的特性来分析、归类和推理,就把自然界千变万化的事物,归结为木、火、土、金、水五行系统。对人体来说,也即是将人体的各种组织和功能,归结为以五脏为中心的五个生理、病理系统。由此构成了一个联系人体内环境和自然界外环境的整体系统结构模式,成为人与自然、社会、人文环境互动统一的基础,体现了五行系统理论的整体性和科学性。

(三) 生克制化

五行的相生和相克代表着自然界相关事物和现象之间的正常状态;五行制化胜复是相生和相克之间并存的调节机制,以维持自然界相关事物和现象之间的协调平衡状态;五行相乘相侮和母子相及代表五行关系失常时,自然界事物和现象之间失去平衡的异常状态。五行理论利用五行之间相生相克的关系,以探索和揭示事物之间的相互联系和相互协调的整体性和统一性;用五行相乘相侮来解释和阐明事物之间的失衡现象以及重建平衡的机制。因此,具有很强的理论指导意义。

1. 五行相生　相生,即资生、助长、促进之意。五行相生是指五行之间有序的递相资生、助长、促进的作用。五行相生的次序是:木生火,火生土,土生金,金生水,水生木。在五行相生的关系中,任何一行都存在着"生我"者和"我生"者的双向关系,《难经》称为"母子"关系。"生我"者为我之

"母","我生"者为我之"子"。以木为例,"生我"者是水,水为木之"母";"我生"者是火,火为木之"子"。余次类推。

2. **五行相克** 克,克制、制胜、制约之意。五行相克是指五行之间有序的克制、抑制和制衡的作用。五行相克的次序是:木克土,土克水,水克火,火克金,金克木。在五行相克的关系中,任何一行都同时并存着"克我"和"我克"的双向作用,《内经》称为"所不胜"和"所胜"的关系。"克我"者是我的"所不胜","我克"者是我的"所胜"。以木为例,"克我"者是金,金是木的"所不胜","我克"者是土,土是木"所胜"。余仿此类推。(图2-1)

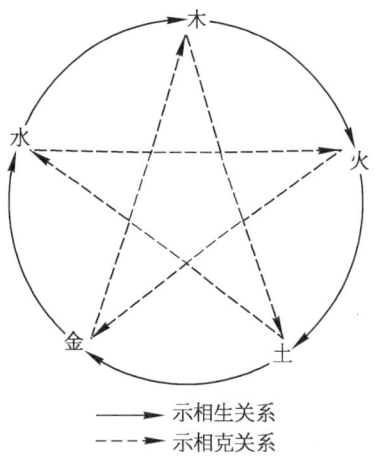

图2-1 五行生克规律示意图

相生与相克是不可分割的两个方面。没有生,就没有事物的发生和成长;没有克,就不能维持其正常协调关系下的变化和发展。只有依次相生,依次相克,如环无端,才能生化不息,并维持事物之间的动态平衡。故《类经图翼》说:"造化之机,不可无生,亦不可无制。无生则发育无由,无制则亢而为害。"从而说明,五行系统结构的各部分都不是孤立的,而是密切相关的,每一个要素的变化,都必然影响到其他要素产生相应的变化。同时,又受着五行系统结构整体的制约、调节和影响。

3. **五行制化** 五行制化是指在五行系统结构中,相生与相克作用的并存与互动所产生的调节和控制作用。在五行系统结构中,任何两行之间的关系都不可能是单向的,是双向互动的多路径调节与反馈机制。因此,五行制化调节方式是相生与相克同时发生、反馈与调控同时进行的互动双向的有效机制。以火为例,在正常情况下,火受到水的制约,火虽然没有直接作用于水,但是火能生土而土有克制水的作用,从而使水对火的克制不致过分而造成火的偏衰。同时,火还受到木的资助,因此,火又通过生土,以加强土对水的克制,削弱水对木的资生,从而使木对火的促进不会过分,以保证火不会发生偏亢。其他四行,依次类推。

所谓"制则生化",即是说木能制土,火才能生化;火能制金,土才能生化;土能制水,金才能生化;金能制木,水才能生化;水能制火,木才能生化。也就是说,母气能制己所胜,则子气方能得母气之滋养而起生化作用。故《素问·五藏生成》说:"心……其主肾也。肺……其主心也。肝……其主肺也。脾……其主肝也。肾……其主脾也。"这里所说的"主",即指生化之主,实际上即是相克制约之意,因其"克中有生""制则生化",所以称其为"主"。正如《黄帝内经素问集注》所说:"心主火,而制于肾水,是肾乃心脏生化之主。"正是这种五行整体制化调节的自我调控效应,才保证了五行系统结构在正常情况下的生化运动,并保持着整体的协调与平衡。对于自然界来说,是维持正常的生态平衡;对于人体来说,则是维持生理上的动态平衡,从而保证着生理功能的正常进行。

在五行制化关系中,每一行都存在着"生我者""我生者"和"克我者""我克者"的关系。以木为例示意如图2-2。

五行相生相克形成的制化过程,也就是事物相互消长的过程。在此过程中,经常出现的不平衡的消长情况,其本身就是再一次相生、相克的调节,这样就会重复出现再一次的协调平衡。在不平衡之中求得平衡,而平衡又立刻被新的不平衡所替代的循环运动,推动着事物不断地发展。对人体来说,即是推动着机体气化活动的正常运行。

4. **五行胜复** 五行胜复是指五行系统结构在反常的情况下,即在局部出现较大不平衡的情况

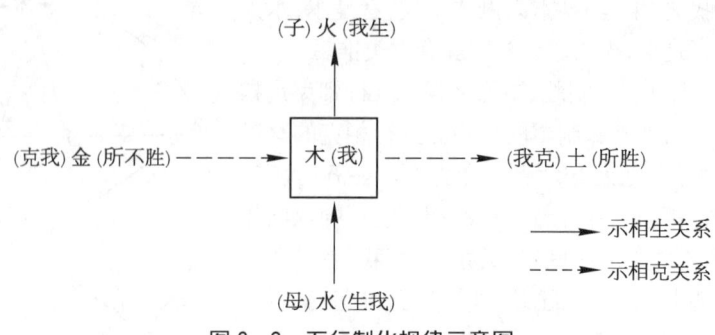

图 2-2 五行制化规律示意图

下,通过相克关系而产生的一种大循环的调节作用。可使一时性偏盛偏衰的五行系统结构,经过调节,由不平衡而再次恢复其平衡。

《素问·至真要大论》说:"胜至则复……复已而胜,不复则害。"所谓"胜",指"胜气",即是指因为某行之气太过所引起的对"己所胜"的过度克制。而"胜气"的一旦出现,则势必招致一种相反的力量将其压抑下去,此种力量即所谓"复气"。故《素问·至真要大论》又说:"有胜之气,其必来复也。"而且胜气重,复气也重,胜气轻,复气也轻。可以看出,在五行胜复调节的过程中,亦包含着反作用的复气与作用的胜气,在数量上对等。仍以火为例:如火气太过,作为胜气则过分克金,而使金气偏衰,金衰不能制木,则木气偏胜而加剧克土,土气受制则减弱克水之力,于是水便旺盛起来,从而把太过的火气克伐下去,使其恢复正常。若火气不足,则将受到水的过分克制,使火衰不能制金,引发金气偏胜,金气胜则加强抑木,使木衰无以制土,则必将引发土气胜以制水,从而使水衰则制火力量减弱,即可使不足之火气相应得到逐渐恢复,以维持其正常状态。

五行胜复的形成,是五行系统结构受到外界因素影响较大时,局部出现较大不平衡的状态,所产生的自我调控,以维持其系统结构整体相对平衡的机制。就自然界来说,是对寒热温凉较大气候变化的自我调整,这与日月的运行及宇宙规律有关。就人体来说,则是指因感受外界气候变化或喜怒哀乐刺激所引起的脏腑一时性偏盛偏衰,经过自我调节而亦能恢复其生理活动的正常。

但是,如果单纯有"胜"而无"复",也就是说,当五行之中的任何一行出现有余(太过),而无另一行的相应制约时,则胜复调节失控,五行系统结构的协调关系就会被破坏,而且盛者愈盛,衰者愈衰,就会出现紊乱的反常状态,在人体则为发病。故《素问·六微旨大论》说:"害则败乱,生化大病。"即是指某一行之气亢盛无制而为损害之因,则可使生化之机紊乱败坏,从而产生严重疾病。

(四) 相乘相侮

1. **五行相乘** 乘,恃强凌弱,克制太过之意。五行中的相乘,是指五行中某"一行"对被克的"一行"克制太过,从而引起一系列的异常相克反应。引起相乘的原因,主要有两个方面:一是五行中的某"一行"本身过于强盛,因而造成对被克制"一行"的克伐太过,导致被克的"一行"虚弱,从而引起五行之间的生克制化异常。例如:木过于强盛,则克土太过,造成土的不足,即称为"木亢乘土"。二是五行中的某"一行"本身虚弱,因而导致"克我""一行"的相克就显得相对的增强,从而使其本身更加衰弱。例如:木本不过于强盛,其克制土的力量也仍在正常范围,但由于土本身的不足,因而形成了木克土的力量相对增强,使土更加不足,即称为"土虚木乘"。

2. 五行相侮 侮,欺侮。五行相侮是指由于五行中的某"一行"过于强盛,对原本"克我"的"一行"进行反向克制,即反侮,也称"反克"。反向克制是五行系统内部失去协调和平衡的严重表现。引起相侮的原因有二:一是被克一行的亢极,失去制约,反向欺侮克我者。例如:木本受金克,但在木过于强盛时,不仅不受金的克制,反而对金进行反克,称作"木亢侮金"。二是克我者本身衰弱,被克者因其衰而反侮之。例如:金本克木,若金气虚衰,则木因金衰而反侮金,即"金虚木侮"。

相乘和相侮都是异常的相克现象,两者之间既有区别又有联系。相乘是按照五行相克次序发生的过强克制,从而形成五行系统内部相克作用和关系的异常。相侮是与五行相克次序发生相反方向的克制现象,造成了五行系统相克制衡的破坏。两者之间的关系是在发生相乘时,也可同时发生相侮;发生相侮时,也可以同时发生相乘。木过于强盛时,既可以乘土,也可以侮金;金虚弱时,既可以遭受木的反侮,也可以受到火乘。正如《素问·五运行大论》所说:"气有余,则制己所胜而侮所不胜;其不及,则己所不胜,侮而乘之,己所胜,轻而侮之。"这就是对五行相乘与相侮及其相互关系的说明。(图2-3)

因此,五行中任何一行出现"太过"或"不及"时,都可能对其他四行产生"相乘"或"相侮"或相及等异常作用。以土的太过为例,如图2-4。

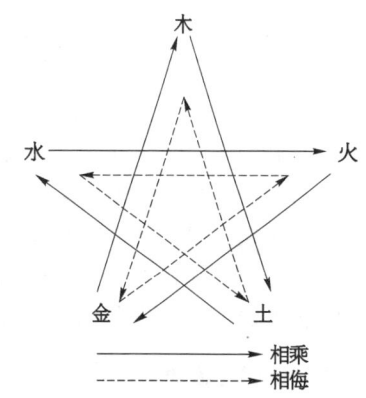

图2-3 五行相乘相侮规律示意图

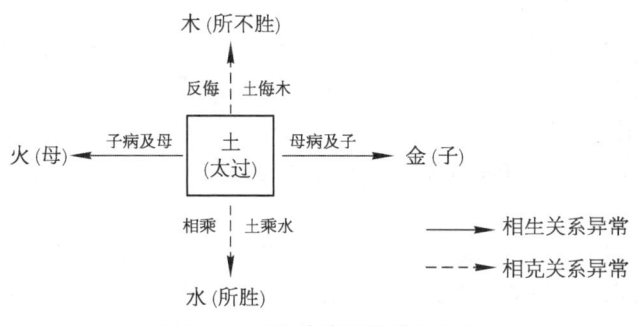

图2-4 五行生克制化失调图例

(五) 母子相及

在五行相生关系中,存在相互依赖资生、助长的母子关系。凡"生我"者为母,"我生"者为子。在异常状态下,母子递进资生关系成为疾病传化的途径,即称母子相及。母子相及包括母病及子和子病及母两种情形。

母病及子,是指五行中某一行异常,累及其子行,导致母子两行都异常。母病及子一般是在母行虚弱的情况下,引起子行亦不足,导致母子两行皆不足。如水为母,木为子,水不足则不能生木,导致母子俱虚,水竭木枯。

子病及母是指五行中某一行异常波及其母行,导致子母两行都异常。子行太过,引起母行亦亢盛,导致子母两行皆亢盛。如火为子,木为母,火旺引起木亢,导致木火俱亢这种情况称之为"子病犯母";子行不足,累及母行,引起母行亦不足,导致子母两行俱不足,如木为子,水为母,木不足引起水亏,导致木水俱虚,这种情况称之为"子盗母气"。

三、五行学说在中医学中的应用

五行学说作为中国古代重要的哲学理念和思想工具,它所包含的科学逻辑思维方式,渗透到中医学的方方面面,并且成为中医学理论体系中重要的组成部分。中医学应用五行理论就是用事物属性的五行分类方法及其生克乘侮的变化规律,具体地解释人体生理、病理现象,并用以判断疾病的预后,指导疾病的治疗和防治。

(一) 划分解剖结构系统

结构是物质系统存在的基本方式和特征,是系统内部要素之间相互依存、相互作用和相互联系的物质基础,从而使系统具有整体性、功能性和协调性。在古代人体解剖学发展的基础上,藏象学说引入五行理论,以五行为纲,将人体脏腑器官划分为五脏(心、肝、脾、肺、肾)、六腑(胃、胆、小肠、大肠、膀胱)、五官(目、舌、口、鼻、耳)、五体(筋、脉、肉、皮、骨)以及五志(怒、喜、思、悲、恐)等,外应五时(春、夏、长夏、秋、冬)、五方(东、南、中、西、北)、五气(风、火、湿、燥、寒)等,构建了五脏生命系统,即肝系统(木)、心系统(火)、脾系统(土)、肺系统(金)和肾系统(水)。目的是揭示人体脏腑器官的五行属性、特征和生理功能联系,从而在五行系统动态的变化中,阐明脏腑器官之间的相互联系、相互协调、相互制约的生克制化规律,发现疾病发生发展的机制和演变规律。

(二) 说明人体的生理功能与特性

运用五行学说说明人体的生理功能,体现在说明五脏的生理特点,构建天人合一的五脏系统,阐述五脏之间的生理联系等方面。

1. 确立天人合一的五脏系统 运用五行学说,构建了以五脏为中心、内外联系的天人合一的五脏系统。把人体与外界环境四时、五气,以及饮食五味等相联系为一个整体。这种天人合一的五脏系统,体现了天人相应的整体观念,说明人体与外在环境之间相互联系的统一性。

2. 说明五脏的生理功能与相互关系 按照五行的特性,将五脏分别归属五行,并说明其生理功能和相互关系。

五行学说将人体的内脏分别归属于五行,以五行的特性来说明五脏的生理功能特点。如肝喜条达,有疏泄的功能,木有升发的特性,故肝属"木";心阳有温煦的作用,火有阳热的特性,故心属"火";脾为生化之源,土有生化万物的特性,故以脾属"土";肺气主肃降,金有清肃、收敛的特性,故以肺属"金";肾有主水、藏精的功能,水有润下的特性,故以肾属"水"。

五行学说还用以说明人体脏腑组织之间生理功能的内在联系。一是五脏相生关系,如肾(水)藏精以养肝,肝(木)藏血以济心,心(火)阳可以温脾,脾(土)化生水谷精微以充肺,肺(金)清肃下行以助肾水,这就是五脏相互资生的生理关系。二是五脏相克关系,如肺(金)气清肃下降,可以抑制肝阳的上亢;肝(木)气的条达,可以疏泄脾土的壅郁;脾(土)气的运化,可以制约肾水的泛滥;肾(水)阴的滋润上济,可以抑制心火的亢逆;心(火)的阳热,可以制约肺金清肃的太过,这就是五脏相互制约克制的生理关系。三是五脏的制化关系,即五脏的每一脏都具有我生、生我、我克、克我的生理关系,生中有克,克中有生,生可克的太过,克可防生的太过,相互制约,因此,能维持五脏之间的正常生理功能。如木克土,火生土,肝气疏泄,助脾气之运化,以防脾气之壅滞;心阳温暖脾气,一方面可保持脾气的运化正常,另一方面可防止肝的克制太过,免致脾气耗散,临床上肝郁脾虚证就是脾胃虚弱、肝气郁滞克土太过所致。金克木,水生木,肺气肃降,以防肝气升发太过;肾精滋养肝阴,一方面可保持肝之阴血充足,另一方面,可防止肺克之太过。临床上,肝之阴血不足的肝阳上亢证,多是肾水不能涵养肝木所致;肝郁血虚证,多由肝之阴血不足,肺克太过而致肝气升发不能而郁滞所致。五脏之间生理上的相互制约,其机制就在于五行的生克制化。

五脏功能虽然各有所司,但作为人的整体,五脏之间必然存在着生理上的内在联系。中医学运用五行学说,阐释了五脏之间的主要联系。具体反映在五脏相生五脏相克和五脏制化协调等方面。

(三) 说明人体的病理变化

运用五行学说阐明人体病理变化,可以揭示脏腑病的发病和脏腑病的传变规律。

1. 阐释脏腑的发病规律 按照五脏配五行的理论,五脏外应五时,肝应春时,心应夏时,肺应秋时,肾应冬时,脾应长夏。五时六气发生变化,产生六淫之邪气,侵犯脏腑而发病。一般而言,在五时中,脏腑发病以主时之脏首先受邪发病为基本规律。如春时,风邪易入肝而致肝病;夏时,暑邪易入心而致心病;秋时,燥邪易入肺而致肺病;冬时,寒邪易入肾而致肾病;长夏,湿邪易入脾而致脾病。

五时之气,有太过、不及的变化,因此,脏腑受病的规律也就不同。时令已至而其气未至,此为不及,所胜之脏妄行而反侮,所不胜之脏乘袭而发病,生我之脏亦受其累。夏时心气当旺,心的所胜之脏是肺,所不胜之脏是肾,生我之脏是肝。如时已入夏,但气候不热,甚至骤寒,故此时,心、肺、肾、肝发病的可能性较大。时令未至而其气已至,此为太过,侮其所不胜之脏,乘其所胜之脏,累及我生之脏。春时肝气当旺,肝的所不胜之脏是肺,所胜之脏是脾,我生之脏是心。如立春前后,气候应当始温,反大热,故此时,肝、肺、脾、心发病的可能性较大。临床上脏腑的发病,并非完全如此,但与时气的太过不及的变化确实有着密切的关系。

2. 说明脏腑疾病的传变规律 五行学说也可用以说明在病理情况下,脏腑间的互相影响和传变,即一脏腑发病,可影响他脏腑功能,导致他脏腑亦发病,这就是脏腑疾病的传变。如肝病可以传脾,是木乘土;脾病可以影响肝,是土侮木;肝脾同病,互相影响,即木郁土虚或土壅木郁;肝病可以影响心,为母病及子;肝病影响及肺,为木侮金;肝病影响及肾,为子病及母。其他脏器的病变也是如此,都可以用五行生克乘侮的关系说明它们在病理上的相互影响和传变。

脏腑疾病按五行关系传变,有一定的规律,且影响疾病的预后。《素问·玉机真藏论》指出:"五藏受气于其所生,传之于其所胜,气舍于其所生,死于其所不胜。病之且死,必先传行至其所不胜,病乃死。"但是,由于五脏六腑的生理特性各异,生理功能上相互联系,故脏腑之间的病理变化是十分复杂的。脏腑疾病按五行规律传变只是其中之一个方面,且不是所有的脏腑病都按五行规律传变。临床上切不可"按图索骥"。影响脏腑病传变的因素很多,如脏腑之气的虚实、病邪的性质、治疗用药等,都可决定或影响疾病的传变途径和传变方向。一般而言,邪实之脏腑,其病邪则易传他脏,而正虚之脏腑,则易受他脏病邪的传变。如后世医家张仲景总结了伤寒"六经"传变的规律,叶天士提出了温病"卫气营血"传变规律,病类不同,其传变规律不同。有些疾病不传或没有传变规律,如《素问·玉机真藏论》指出:"然其卒发者,不必治于传,或其传化不以次。"临床上不可一概而论。

(四) 判断疾病的预后

疾病的发展趋势,有吉、凶、逆、顺的区别。人体内脏功能活动及其相互关系的异常变化,都可以从人的面色、声音、口味、脉象等方面反映出来。因而,临床上可以运用五行生克的理论,从患者面色、声音、口味、脉象的变化以诊断疾病。正如《难经·六十一难》所说:"望而知之者,望见其五色,以知其病。闻而知之者,闻其五音,以别其病。问而知之者,问其所欲五味,以知其病起所在也。切脉而知之者,诊其寸口,视其虚实,以知其病,病在何脏腑也。"而五脏与五色、五音、五味以及相关脉象的变化,在五行分类归属上有着一定的联系,所以,在临床诊断疾病时,就可综合望、闻、问、切四诊所得的材料,运用五行生克的理论,来推断病情。

病色与病脉之间的关系。一般而言,脏腑病证出现本脏之色、本脏之脉,此为疾病的色脉相符,表示病情较轻,如肝病见青色、弦脉;若出现色脉相生,表示疾病虽重,但病势为顺,预后良好,如肝病色青,见沉脉,脉沉属水,色青属木,水生木,色脉相生,病有生机,预后良;或出现色脉相克,表示疾病严重,病势为逆,预后不良,如肝病色青,见浮脉,浮脉属金,色青属木,金克木,色脉相克,病势发展少有生机,预后不良。余此类推。《医宗金鉴·四诊心法要决》指出:"色脉相合,已见其色,不得其脉,得克则死,得生则生。"

病色与其在面部反映的分部关系。各脏腑的病色反映在面部都有一定的部位,本脏之色见于本脏之位,是色部相符,表示病情较轻。如鼻头属脾的分部,脾病鼻头见黄色,为色、部相符,表示脾病较轻。若病变的色部不符,有两种情况,一是色部相生,表示病证为顺,如脾病鼻头见白色,白属金,土生金,色部相生,脾病为顺;二是色部相克,表示病证为逆,如脾病鼻头见青,青属木,木克土,色部相克,脾病为甚、为逆,但不是死证。余此类推。《灵枢·五色》指出:"五色之见也,各出其色部。部骨陷者,必不免于病矣。其色部乘袭者,虽病甚,不死矣。""色部乘袭"就是色部相克,表示病情较重。

脉象与季节的关系。在疾病过程中,脉象的变化与时节相应,表示病证为顺;病脉与时节不相应,称为"脉不应时",病证为逆。《素问·藏气法时论》指出:"五行者,金木水火土也,更贵更贱,以知死生,以决成败,而定五藏之气、间甚之期也。"一般而言,春时病现弦脉,夏时病现洪脉,秋时病现浮脉,冬时病现沉脉,为脉应四时,病的预后较好;若春病脉现浮,夏病脉现沉,秋病脉现弱,皆为脉反四时,病证预后不良。正如《素问·玉机真藏论》所述:"脉从四时,谓之可治……脉逆四时,为不可治……所谓逆四时者,春得肺脉,夏得肾脉,秋得心脉,冬得脾脉,其至皆悬绝沉涩者,命曰逆。四时未有藏形,于春夏而脉沉涩,秋冬而脉浮大,名曰逆四时也。"

(五) 指导疾病的诊断

五行理论指导疾病的诊断,主要运用五行归类的方法,将病变的脏、腑、体、窍与病证表现的脉、色、味、声、形、舌等,进行联系,来确定病证的诊断。首先是将四诊得来的资料,运用五行理论,进行归类分析,从而作出证候判断。如《难经·六十一难》指出:"望而知之者,望见其五色,以知其病。闻而知之者,闻其五音,以别其病。问而知之者,问其所欲五味,以知其病所起所在也。切而知之者,诊其寸口,视其虚实,以知其病,病在何藏腑也。"

(六) 指导疾病的防治

临床上,运用五行理论,在预防疾病的传变、确立治疗原则和治疗方法等方面有着重要的指导意义。

1. **预防疾病的传变** 五行理论在预防疾病传变中的运用,主要是针对脏腑病证的传变而言。脏腑病证传变有多种形式,按五行生克乘侮规律传变,是其形式之一。如肝病传脾,脾病传肾,肾病传心,心病传肺,肺病传肝,此为相生传变;脾病传肝,肝病传肺,肺病传心,心病传肾,肾病传脾,此乃相侮传变。临床诊治疾病时,要仔细分析疾病的发展趋势,以阻断病势的传变。如肝病之实证,有传脾之趋势,此时,虽无脾病的症状,可在治疗肝病的同时强健脾胃,脾气充实,则疾病不传,且易于痊愈。如《难经·七十七难》所言:"见肝之病,则知肝当传之于脾,故先实其脾气,无令得受肝之邪。"所谓"实脾",即健脾、调补脾气之意。这种病在本脏,治在他脏的原则,充分体现了中医治疗学中的整体观念。

脏腑病证传与不传,有两个条件,一是邪气亢盛,二是脏气不足,而关键是脏气不足,脏气旺盛则不受邪,病则不传。在预防病传的治疗时,当详加辨证,以免犯"虚虚实实"之戒。故《金匮要略》又指出:"见肝之病,知肝传脾,当先实脾,四季脾旺不受邪,即勿补之。"即是此意。

总之,在临床工作中,我们既要掌握疾病在其发展过程中的传变规律,并根据其生克乘侮规律及早控制其传变,防患于未然。又要根据其具体病情而进行辨证论治,因此不能把五行的某些关系当作刻板的公式而机械地运用,应当具体问题具体分析,灵活对待。

2. 确立治则和治法 根据五行相生和相克规律,确定相应的治疗原则和治疗方法。

(1) 根据相生规律确定的治则治法,多用于母病及子或子病犯母的证候。《难经·六十六难》说:"虚则补其母,实则泻其子。"故其基本治疗原则,即是补母或泻子。

补母治则:主要适用于母子关系失调的虚证。如肾阴不足,不能滋养肝木,而致肝阴不足,肝阳亢逆者,称为水不生木或水不涵木病证,其治疗原则为不直接治肝,而侧重补肾之虚。肾为肝母,肾水可以生肝木,故补益肾水,即可以生肝木,滋补肾阴即可以涵敛肝阳。脾土为母,肺金为子,土能生金,故可以用补脾益肺的方法进行治疗,此即"虚则补其母"的含义。

泻子治则:主要适用于母子关系失调的实证。如肝火炽盛,有升无降,出现肝病实证时,则肝木是母,心火是子,其治疗即可采用泻心法,因为泻心火则有助于泻肝火。此即"实则泻其子"的含义。

此外,运用相生规律来进行治疗,除母病及子或子病犯母可采用补母或泻子进行治疗外,若系单纯的子病虚证除补虚外,亦可运用母子关系,兼顾补其母以加强其相生力量,从而有助于子脏虚证之恢复。

根据五行相生规律而确立的治疗方法,临床常用者,主要有如下几种。

滋水涵木法:即通过滋补肾阴以养肝阴,从而达到涵敛肝阳的治疗方法,又称滋肾养肝法、滋补肝肾法或乙癸同源法。主要适用于肾阴亏损而致肝阴不足,甚则肝阳偏亢之证。临床可见头目眩晕,眼干目涩,耳鸣颧红,口干,五心烦热,腰膝酸软,男子遗精,女子月经不调,舌红少苔,脉细弦而数等症。

金水相生法:是滋补肺肾阴虚的一种治疗方法,又称补肺滋肾法、滋养肺肾法。主要适用于肺虚不能输布津液以滋肾,或肾阴不足,精气不能上荣于肺,以致肺肾阴虚病证。临床可见咳嗽气逆,干咳或咳血,音哑,骨蒸潮热,盗汗,遗精,腰酸腿软,身体消瘦,口干舌红少苔,脉细数等症。

培土生金法:是指补脾益气而达到补益肺气的方法,又称补养脾肺法。主要适用于脾虚胃弱不能滋养肺气而致肺脾虚弱之证。临床可见久咳不已,痰多清稀或痰少而黏,食欲减退,大便溏薄,四肢乏力,舌淡脉弱等症。

益火补土法:火,在此是指命门之火,而非心火。益火,是指补益命门之火,也就是补益肾阳,故又称温肾健脾法,是温肾阳以补脾阳的治疗方法。主要用于肾阳衰微而致脾阳不振的病证。临床可见畏寒肢冷,腰膝冷痛,腹泻,完谷不化,或五更泄泻,舌淡胖边有齿印,苔白滑,脉沉无力等症。

(2) 根据五行相克规律确定的治则治法,主要用于脏腑疾病出现相乘或相侮的证候,其基本治疗原则主要是抑强与扶弱。目的在于制伏其强盛,从而使弱者易于恢复;扶助其不足,从而使制约关系恢复正常。此外,在必要的时候,亦可在其强盛之一方尚未发生相乘传变时,利用其相克规律,预先加强其被克者的力量,从而防止病情的发展。

抑强治则：主要用于相克太过或反克所致的相乘或相侮病证。抑制强盛的一方，则被克制的一方易于恢复正常。如肝气横逆犯胃或乘脾，出现肝胃不和或肝脾不和病证，称之为木旺乘土，治应疏肝、平肝方法为主；若系脾胃壅滞，影响及肝，从而导致肝气失于条达疏泄者，则可成土壅木郁之证，是为相侮（反克）病证，其治疗则当以运脾和胃为主。总之，抑制其强，则被克者之功能自然易于恢复。

扶弱治则：主要用于相克力量不及或因虚被乘、被侮所产生的病证。如肝木虚不能克制脾土，导致脾胃失健，称为"木不疏土"，治宜补肝和肝为主，兼顾健脾为法。又如肾水不足，反为心火所侮，出现水火不交证，治疗上补肾水为主，兼降心火。总之，扶助其弱，则有助于恢复其相互制约关系的协调。

根据五行相克规律确定的治法，临床常用的有抑木扶土法、培土制水法、佐金平木法、泻南补北法。

抑木扶土法：又称疏肝健脾法、调理肝脾法，是以疏肝、健脾、和胃来治疗肝脾不调或肝气犯胃病证的治疗方法。主要用于木旺乘土或土虚木乘之证。具体应用时，对木旺乘土之证，以抑木为主，扶土为辅；对土虚木乘之证，以扶土为主，抑木为辅。

培土制水法：又称敦土利水法，是通过温运脾肾之阳，或健脾温肾方法，用以治疗水湿停聚病证的一种方法，又称健脾温肾利水法。主要适用于脾肾阳虚，水湿泛滥而致的水肿胀满证候。

佐金平木法：又称滋肺清肝法，是滋肺阴清肝火以治疗肝火犯肺病证的治法。主要用于肺阴不足，肝火上逆犯肺之证。若因肝火太盛，耗伤肺阴的肝火犯肺之证，又当清肝火为主，兼以滋肺降气。

泻南补北法：又称泻火补水法、滋阴降火法，是泻心火补肾水以治疗心肾不交病证的方法。主要用于肾阴不足，心火偏旺，水火不济，心肾不交之证。具体应用时，以心火偏亢为主，不能下交于肾的证候，治疗宜泻心火为主；以肾水亏虚为主，不能上奉于心的证候，治疗宜滋肾水为主。

应当指出，肾为水火之脏，肾阴虚亦能使相火偏亢或妄动，从而出现性功能亢奋，可见梦遗、耳鸣、喉痛、咽干等症。此属肾脏本身之阴阳偏盛、偏衰，不能与五脏相互关系之水不制火混为一谈。

(3) 五志相胜法：五志相胜法，是指运用情志的相互制约关系来调整情志治疗疾病的方法。主要适用情志失调的病证，属于精神疗法。在生理上人的情志生于五脏，五脏之间有着生克关系，所以情志之间也存在着这种关系；在病理上情志异常和内脏密切相关。因此，根据五行、五脏之间的生克规律和五藏与五志的关系，可以用"五志相胜法"来治疗疾病。

悲为肺志，属金；怒为肝志，属木。金能克木，故悲能胜怒。

恐为肾志，属水；喜为心志，属火。水能克火，故恐能胜喜。

怒为肝志，属木；思为脾志，属土。木能克土，故怒能胜思。

喜为心志，属火；忧为肺志，属金。火能克金，故喜能胜忧。

思为脾志，属土；恐为肾志，属水。土能克水，故思能胜恐。

3. 指导针灸取穴　针灸疗法中，手足十二经脉的"五输穴"配五行，井属木，荥属火，输属土，经属金，合属水。针灸治疗时，根据病证，按五行生克规律选穴施治。如肝虚之证，据"虚则补其母"的治则，取肾经合穴（水穴）阴谷，或取本经的合穴（水穴）曲泉进行治疗。肝实之证，据"实则泻其子"的治则，取心经荥穴（火穴）少府，或取本经荥穴（火穴）行间进行治疗。

运用五行生克规律指导治疗，在临床上有其一定的意义，但是并非所有的疾病都适用，要根据具体情况灵活运用。

【知识拓展】

[1] 刘长林.内经的哲学和中医学方法[M].北京:科学出版社,1982.
[2] 刘燕池.五行学说的制化和胜复[J].中医杂志,1985(10):65-68.
[3] 刘长林.中国系统思维[M].北京:中国社会科学出版社,1990.
[4] 雷顺群,王淑珍.历代医家对阴阳学说的实践与发展[J].北京中医药大学学报,2002,25(3):10-13.
[5] 邢玉瑞.阴阳学说研究中的几个问题[J].中国中医基础医学杂志,2004,10(1):9-10.
[6] 张灿玾.《内经》五行学说解析[J].山西中医学院学报,2004,5(3):6-11.
[7] 祝世讷.对阴阳学说的五点新认识[J].山东中医药大学学报,2016,40(6):491-494+537.
[8] 冯友兰.中国哲学史(全二册)[M].3版.北京:中华书局,2016.

第三章 藏 象

导学

运用中医"象"思维,以系统整体观为理论指导,通过"有诸内必形诸外""司外揣内"等思维方法,系统地观察研究了"活体"状态下内在生理和病理的变化规律及其人体本身、人与自然、人与社会的整体联系,实现了在认识上的从实体到功能的转变,形成了"天人合一"的"四时五脏阴阳""五神藏"理论,建立了以五脏为中心的藏象系统,进而全面阐述了人体的生理和病理现象。

本章从藏象的基本概念、形成特点及脏腑的生理功能、特性和生理联系等方面,阐释了中医学特有的以五脏为中心的生理整体功能系统的基础理论知识。

本章的学习重点:藏象的基本概念、脏腑的分类依据;各脏腑的生理功能、生理特性和生理联系,以及各脏腑之间的相互关系。

本章的学习要求:

(1)掌握藏象的基本概念,脏腑的生理功能、生理特性和生理联系的基本内容,以及脏腑之间相互联系的基本特点和规律。

(2)了解藏象学说的形成和特点。

【名词术语】

藏象 藏象学说 五脏 六腑 奇恒之腑 五体 五官 七窍 心主血脉 心主藏神 肺主气 肺朝百脉 通调水道 肺主治节 肺主宣发 肺主肃降 脾主运化 脾主统血 脾主升清 肝主疏泄 肝主藏血 肾主藏精 肾主水 肾主纳气 七冲门 小肠主液 大肠主津 三焦气化 上焦如雾 中焦如沤 下焦如渎 心肾相交 肝肾同源

第一节 藏象及藏象学说

一、藏象及藏象学说的基本概念

"藏象"一词,首见于《素问·六节藏象论》。藏,指藏于体内的脏腑组织器官;象,指机体内部脏腑组织器官表现于外的各种征象。所谓藏象,即指藏于体内的脏腑组织器官及其表现于外的生理、病理现象。故张景岳在《类经·藏象类》中说:"象,形象也。脏居于内,形见于外,故曰藏象。"唐代医家王冰亦说:"象,谓所见于外,可阅者也。"由此可见,藏象既包括藏于体内的脏器,又包括其表现于外的生理、病理现象,是以象定藏所建立的概念。

藏象学说,即是通过对人体生理、病理现象的观察,研究人体脏腑系统生理功能、病理变化及其相互关系的学说。藏象学说认为,人体各脏腑虽然深藏于体内,难以进行直观观察,但内在脏腑通过经络与体表的组织器官相互联系,内脏的变化可通过与之相应的体表组织器官反应于外,表现各种征象。正如朱丹溪所说:"欲知其内者,当以观乎外,诊于外者,斯以知其内,盖有诸内者,必形诸外。"因此,通过观察分析外在之象,以判断内在之脏的功能特性,这是中医藏象学说认识人体脏腑功能的独特之处,也是其核心内容之一。

二、藏象学说形成的基础

藏象学说的形成,是历代医家在长期的临床实践基础上,逐渐形成发展起来的。在《内经》中,藏象学说就形成了比较完整、系统的理论。其理论和认识来源,主要包括以下三个方面。

1. **早期的解剖实践** 早在远古时期,人们通过宰杀猎物及解剖战死者的尸体,对动物及人体内部器官进行了早期的观察。随着医药活动的开展,人们迫切需要了解人体内部器官的部位与形态。在《内经》时代,中医学研究的内容中就有了人体解剖知识的相关记载。如《灵枢·经水》说:"若夫八尺之士,皮肉在此,外可度量切循而得之,其死可解剖而视之。其藏之坚脆,府之大小,谷之多少,脉之长短,血之清浊,气之多少,十二经之多血少气,与其少血多气,与其皆多血气,与其皆少血气,皆有大数。"在《灵枢·肠胃》中,还详细地描述了胃肠的形状、容量、位置、长度等,其中记载的食道与肠的长度之比,与现代解剖学相差无几。《难经》中对很多脏腑的部位形态,也都有比较详细的记载。宋代的《欧希范五脏图》及杨介的《存真图》等,均是解剖学方面的专著。明代医家张景岳在《类经图翼》中,对人体内脏也进行了形象的描述;而清代医家王清任,为了正确地描述脏腑的形态结构,亲临刑场进行观察,潜心研究数十年,著《医林改错》一书,以冀纠正前人在脏腑形态结构方面的某些错误认识。可以看出,正是这些古代的解剖学知识,奠定了藏象的形态学基础。

2. **长期对人体生理、病理现象的观察** 中医学藏象概念的形成,还来源于对人体脏腑生理活动和病理变化的观察与总结。古人在长期的生活和医疗实践中,细致地观察了人体的各种生理、病理现象,并联系当时的解剖知识,对人体脏腑器官的形态结构、功能活动及其相互关系有了进一步的认识。如通过解剖观察,发现心位于胸中并与脉管相连,血液在经脉中的流动依赖于心脏搏动,如果心跳停止,则血液不再流动,神志亦即丧失,从而形成了"心主血脉""心主神志"的理论。再如感冒,由于皮肤汗孔开合失调而见无汗,常与鼻塞、咽喉疼痛、咳嗽、呼吸不利等症并见,发现皮毛、鼻、喉、肺之间有着密切的关系。经过长期的观察与验证,逐渐形成了"肺主呼吸""肺合皮毛""肺开窍于鼻""喉为肺之门户"等理论。

3. **反复医疗实践的验证** 古人在长期与疾病做斗争的过程中,观察到某些病理现象与相应的脏腑之间存在着一定的关系,而调整某些脏腑的功能,又往往可使病理现象消失。因此分析这些病理现象与疗效的对应关系,即可反证机体某些脏腑的生理功能。如进食某些动物的肝脏或从治肝入手,可治疗某些眼疾,因而得知肝与目之间存在着内在联系,形成了"肝主目"的理论。又如发现某些补肾药可以加速骨折的愈合,从此认识到肾的精气有促进骨骼生长的作用,得出"肾主骨"之理论等。

应当指出,中医藏象学说中"藏象"概念的形成,虽有一定的古代解剖学知识为基础,但其发展,则主要运用了"有诸内,必形诸外"的观察研究方法,其观察分析总结的结果,必然是大大地超越了人体解剖学的脏腑范围,从而形成了独特的生理、病理的理论体系。藏象学说中的脏腑名称,虽与现代人体解剖学的脏器名称相同,但其生理、病理的涵义却不完全相同。藏象学说中一个脏腑的生理功能,可能包含着现代解剖生理学中数个脏器的生理功能;而现代解剖生理学中的一个脏器的生理功能,亦可能分散在藏象学说的某几个脏腑的生理功能之中。这是因为藏象学说中的脏腑,不单纯是一个解剖学的概念,更重要的是概括了人体某一系统的生理和病理学概念,所以中医学对脏腑常以"藏象"论之。

三、藏象学说的主要特点

藏象学说在其形成和发展过程中,形成了鲜明的特点,主要有两大方面。

(一) 独特的脏腑器官内涵

中医藏象学说的脏腑器官具有独特的内涵。藏象,包括藏于体内的脏器及其表现于外的生理、病理现象。它是根据"有诸内,必形诸外"的观察方法,以象定藏所建立的概念。因此,中医藏象学说之中的脏腑不仅指某个形态学的器官,更是一种理论模式,其蕴涵的相互联系和调节规律已经超越了形态学,并贯穿于生理、病理、诊断、治疗的各个方面。它依据观察分析人体脏腑以及其他组织器官的功能,归纳其相应组织的外在反映及精神情志与五脏的对应关系,构成了以形脏为基础的五脏生理活动系统整体的概念,成为中医学最具特色的理论学说之一。具体表现在以下几个方面。

1. **脏腑分属阴阳,表里相互络属,形成系统整体的基础** 脏为阴属里,腑为阳属表,如心与小肠、肺与大肠、脾与胃、肝与胆、肾与膀胱,以及心包与三焦,脏腑一阴一阳互为表里络属,构成了人体系统整体的基础。脏腑依据其经络的相互络属,循行路线的阴阳相对,在生理功能上紧密联系。

2. **五脏与形体诸窍相连形成系统整体的组织结构** 形体,一般是指人的整个躯体;在藏象学说中有时特指皮、肉、筋、脉、骨,简称为"五体"。官窍,即五官九窍。官,指人体有特定功能的器官,通常指口、目、鼻、舌、耳,也称"五官"。窍,即孔窍,是人体内部脏腑与外界相通应的门户,包括口、两只眼睛、两个耳孔、两个鼻孔称为"七窍",加上前阴和后阴,则又称为"九窍"。藏象学说的整体观认为,五脏各有外候,与形体诸窍之间,既有整体的联系,又有特定的相关性。一脏虽与多体多窍相连,但又与特定的体窍直接相通,由此形成了心系统、肺系统、脾系统、肝系统、肾系统五大功能、组织结构系统。如心,其华在面,其充在血脉,开窍于舌;肺,其华在毛,其充在皮,开窍于鼻;脾,其华在唇四白,其充在肌,开窍于口;肝,其华在爪,其充在筋,开窍于目;肾,其华在发,其充在骨,开窍于耳及二阴。

3. **五脏的生理活动与精神情志密切相关,形神一体是系统整体形成的重要环节** 在藏象学说中,人的精神情志和意识思维活动分属于五脏,如《素问·宣明五气》所载:"心藏神、肺藏魄、肝藏魂、脾藏意、肾藏志。"《素问·天元纪大论》说:"人有五藏化五气,以生喜怒思忧恐。"同时认为五脏生理功能正常是精神情志和意识思维活动的基础,然而精神情志和意识思维活动的变化,亦势必能反作用于五脏,影响五脏的生理功能,这就是藏象学说中的形神一体观。形神一体说明人体的组织结构与精神意识思维也是一个整体,相互之间有序相关,是系统整体形成的重要环节。

(二) 以五脏为中心的整体观念

以五脏为中心的整体观念,认为人体是以五脏为核心,在内联络着六腑、奇恒之腑以及各形体诸窍,在外则通过"天人相应"与自然界构成系统联系的有机整体。在五脏中又以心作为最高主宰,形成了内外一体的系统整体。

在系统整体中的心、肝、脾、肺、肾五脏,分别与六腑、五官、五华、五体、五液、五志等有机相连,同时五脏还与自然界的阴阳五行五时相通应。如肝属木,为阴中之少阳,以应春气;心属火,为阳中之太阳,以应夏气;脾属土,为至阴之脏,通应于长夏;肺属金,为阳中之少阴,以应秋气;肾属水,为阴中之太阴,以应冬气。通过五脏与时令季节通应来沟通机体内外环境之间的联系,以维系其相对的平衡协调。由此组成了以形体组织为基础,与自然时气相通应的五大功能活动系统。以五脏为中心所构成的心系统、肺系统、脾系统、肝系统、肾系统,是与天地相通的整体系统,每个系统之间相互联系、相互制约,维持着生命整体功能活动的协调平衡。因此,以五脏为中心的系统整体观也是中医藏象学说的主要特点。

四、脏腑的分类与区别

(一) 脏腑的分类

脏腑是人体内脏的总称,脏,古作臟,又作藏,是指藏于体内的脏腑组织器官。腑,古作府,有府库之意,腑多为中空性器官,与水谷的贮藏、传化有关,其状类府。藏象学说以脏腑为基础,根据脏腑所在部位和形态结构的不同、生理功能的区别,将人体脏腑系统分为五脏、六腑和奇恒之腑三类。五脏,即心、肺、脾、肝、肾的合称;六腑,即胆、胃、大肠、小肠、三焦、膀胱的总称;奇恒之腑,即脑、髓、骨、脉、胆、女子胞的总称,形态似脏,功能类腑,故称奇恒之腑。

(二) 脏腑的主要生理功能特点

1. **五脏共同的生理功能特点** 一是化生和贮藏精气,满而不实,藏而不泻。中医学认为,人体的各种精微物质,如精气血津液等由五脏之气所化生,并贮藏于五脏。这些精微物质应经常保持盈满而不能过度耗散,故称满而不实,藏而不泻。如《素问·五脏别论》说:"所谓五藏者,藏精气而不泻也,故满而不能实。"二是藏神,有"五神脏"之称。神魂意志魄等精神活动与五脏精气密切相关,五脏精气是人体精神活动的物质基础。如《灵枢·本脏》曰:"五脏者,所以藏精神血气魂魄者也。"《素问·宣明五气》说:"心藏神,肺藏魄,肝藏魂,脾藏意,肾藏志,是谓五脏所藏。"

2. **六腑共同的生理功能特点** 是主受盛和传化水谷,实而不满,泻而不藏。中医学认为,六腑因其形态中空,故能受纳、消化饮食物,精微物质被机体吸收后,其糟粕经六腑的传导作用,排泄出体外,称为泻而不藏。《素问·五脏别论》说:"六腑者,传化物而不藏,故实而不能满也。"这里的"实而不能满"是指六腑在进食后充满水谷,但应及时传化,虚实交替。

3. **奇恒之腑共同的生理功能特点** 奇恒之腑虽然形态上多为中空而类似于六腑,但其功能特点多为贮藏人体精气而与六腑有别,故称为"奇恒之腑"。奇恒之腑的生理功能特点为"藏而不泻",与五脏类似。

(三) 脏腑的主要区别

1. **五脏与六腑的区别** 主要有以下几方面。

(1) 生理功能特点不同。五脏主贮藏精气,藏而不泻,满而不能实;六腑主传化水谷,泻而不藏,实而不能满。

(2) 与神志活动关联程度不同。五脏藏神,神志活动归属于五脏;而六腑中除胆外,一般与神志活动没有直接关系。

(3) 形态有异。五脏多为实质性器官,故贮藏精气;六腑多为中空性器官,故传化水谷。

此外，藏象学说是以五脏为中心，六腑配属于五脏，中医在论述脏腑生理功能及病理变化时，多详于脏而略于腑。

2. 奇恒之腑与五脏六腑的区别

(1) 奇恒之腑与六腑的区别：奇恒之腑与六腑虽在形态多为中空器官，有相似之处，但功能特点却显著不同。奇恒之腑多贮藏人体阴精，藏而不泻，六腑却受盛水谷，传化糟粕。

(2) 奇恒之腑与五脏的区别：奇恒之腑功能特点是藏而不泻，与五脏相似。但两者亦有区别，五脏多为实质性器官，而奇恒之腑多为中空器官；五脏藏神，奇恒之腑除脑、胆外，多与神志活动无直接关系。

藏象学说，是研究藏象的基本概念，各脏腑的形态结构、生理功能、病理变化及其相互关系的理论；是中医理论体系的核心部分，对养生延寿、防病、治病具有重要的指导意义。

第二节 五　脏

五脏，是心、肺、脾、肝、肾的合称。五脏的共同生理功能是化生和贮藏精气，神志活动也归属于五脏。中医藏象学说是以五脏为中心，通过其在内联络六腑及其他组织器官，在外应自然界四时阴阳，构成人体内部以及人体与自然界的系统联系。

一、心

心为五脏之一，位于胸腔偏左，横膈之上，肺之下，外有心包络裹护，内有孔窍相通。心的主要生理功能为主血脉与主藏神，心与六腑中的小肠互为表里。其在液为汗，在体合脉，在窍为舌，其华在面，在志为喜；主通明、主阳气，在五行中属火，与自然界夏气相互通应，为"阳中之阳"。

(一) 生理功能

1. 主血脉　主，有主持、管理之意。血，指血液，是人体重要的营养物质。脉，指经脉，为气血运行的通路，中医又称为"血府"。所谓心主血脉，指心主持全身液的血和脉管，推动血液循行于脉中的功能，包含了心主血和心主脉两个方面。

(1) 心主血：指心气能推动和调节血液的运行和生成，以输送营养物质于全身脏腑形体官窍。心主血，首先体现在心脏正常搏动以推动血液输布全身，发挥血的濡养作用。心脏的正常搏动，主要依赖于心气。心气充沛，心脏搏动有力，推动和调节血液正常地输布，营养全身，而呈现面色红润光泽。故《素问·五脏生成》说："诸血者，皆属于心。"王冰注云："肝藏血，心行之。"另外，心有生血作用，指饮食水谷经脾胃之气的运化，化生水谷精微，水谷之精再转化为营养物质入脉，经心气化赤为血，如《血证论》所言："火者，心之所主，化生为血液以濡养周身。"《黄帝内经素问直解·五脏生成》谓："心为君主，奉心化赤，故诸血者皆属于心。"若心气不足，必然造成血脉空虚或血行不畅，见到面色无华，甚则气滞血瘀而面色暗滞，唇舌青紫等表现。可见，心有总司一身血液的运行和生成的作用。

(2) 心主脉：指心气能推动和调节心脏的搏动和脉道的通利，使血流通畅，营养物质输送于全身脏腑形体官窍。

《素问·阴阳应象大论》谓"心之合脉也",心脏位于胸中,有经脉与之相连。心、脉形成一个密闭循环的运行系统,心脏不停地跳动,通过经脉把血液输送到各脏腑组织器官,发挥营养和滋润作用,以维持人体正常的生命活动。

心脏有规律地跳动,与心脏相通的脉管亦随之产生有规律的搏动,称之为"脉搏"。在人体的某些部位,可以直接触及脉搏的跳动,例如在颈侧部(人迎脉)、腕部(寸口脉)、足背部(趺阳脉)均可触及脉动。心脏的搏动,还可在左乳下触及,中医将此部位称之为"虚里"。

心主血又主脉。《素问·痿论》说:"心主身之血脉。"《素问·六节藏象论》说:"心者,其充在血脉。"即是针对心、脉、血所构成的血液循环相对独立的系统而言,此系统的功能正常,有赖于心气推动心脏的正常搏动。在生理情况下,人的心气强健,心动有力,推动血液运行的功能正常,气血运行通畅,全身脏腑的功能活动正常,表现为面色红润而光泽,脉搏节律均匀,和缓有力,舌淡红润而有泽,胸部舒畅。因此心主血脉的功能正常,是以心气强健、血液充盈、脉道通利为基本条件。如果心主血脉的功能失常,既可表现为心气不足,推动血液运行的功能减弱,见心慌心悸、面色无华、脉虚无力;甚者血液瘀阻,见心悸、心前区憋闷疼痛、面色灰暗、口唇青紫、脉搏节律不齐等。若心气不足,心血亏虚,脉道不充,表现为心悸、面色口唇苍白、脉细无力等。

2. **心藏神** 又称心主神明或心主神志,是心主宰人体生命活动和进行精神意识思维活动的功能。

(1) 神的概念:中医学中,神的基本含义有二,即广义的神和狭义的神。广义的神是指人体生命活动的外在表现,是对人体生命活动的高度概括,可通过人的眼神、表情、语言、动作等反映于外,又称为"神气";狭义的神是指人的精神、意识和思维活动。

(2) 心主神志的理论依据:西医学认为,人的精神、意识和思维活动,是大脑的生理功能,即大脑对外界客观事物的反映,而中医学把神志活动归属于心,其理论依据主要为:

一是整体观念。中医学认为,人体的各种生理功能包括神志活动,统属于五脏,是脏腑功能的重要组成部分。《素问·宣明五气论》说:"心藏神,肺藏魄,肝藏魂,脾藏意,肾藏志。"并认为人的情志活动以五脏精气作为物质基础,如《素问·天元纪大论》说:"人有五脏化五气,以生喜怒思忧恐。"

二是心为神志活动产生的场所。人的神志活动虽然归属于五脏,但与心的关系最为密切。这是因为心为君主之官,神明之府,是精神活动产生和依附的主要脏器。故《灵枢·本神》说:"所以任物者,谓之心。"任,是接受、担任之意。即接受外界客观事物的信息并作出反应的是心。《灵枢·邪客》亦说:"心者,五脏六腑之大主也,精神之所舍也。"更加明确指出心是产生神志活动的场所。

三是血液为神志活动的物质基础,《素问·八正神明论》说:"血气者,人之神。"心主血脉,血液在脉管中循环运行,输送营养而到达于周身,正因为心有主血脉的生理功能,所以才具有主神志的作用,这亦是心主神志的重要理论依据。故《灵枢·本神》说:"心藏脉,脉舍神。"《灵枢·营卫生会》亦说:"血者,神气也。"因此,心主血脉的功能异常,亦必然会影响神志活动的改变。

此外,心主神志还受古代文化的影响,认为思、虑、怒、恐等,都属于心。古人之所以把心称为"五脏六腑之大主",是与心主神志的功能分不开的。明代医家张景岳在《类经·疾病类》中指出:"心为五脏六腑之大主,而总统魂魄,并赅意志,故忧动于心则肺应,思动于心则脾应,怒动于心则肝应,恐动于心则肾应,此所以五志唯心所使也。"又说:"情志之伤,虽五脏各有所属,然求其所由,则无不从心而发。"可见,人的精神意识思维活动,虽可分属于五脏,但主要归属于心,因此,心主神志的功能正常,则精神振作,神志清晰,思维敏捷,对外界信息的反应灵敏。反之,如果心主神志的功能异常,可出现精神意识思维活动的异常。如心血虚,血不养心,可见心悸、健忘、失眠、多梦;痰迷心窍,可见神昏、痴呆、举止失常;痰火扰心,则见躁狂等。

心主血脉和心主藏神两者密切相关。血液是精神活动的物质基础,精神活动能调节和影响血液循环,二者相互影响。如心血不足,则心神失养,出现心悸、失眠等;而心神不安,则引起血行不畅,例如精神高度紧张可出现面白无华。

(二) 生理特性

1. 主通明　心属火,火见光明,烛照万物。通是相通、相应,明是光明。心主通明,其特性主要体现在:一是明显可见。心之华见于面,不仅心主血脉上荣于面而面色红润光泽,而且心神外露于面,使人表情繁多,仪态万千。二是心生智慧,明察宇宙万物。心藏神,神生智慧,便产生了认识客观事物的能力,人之眼、耳、鼻、舌、身,皆内通于心,而能感知万物。心不仅通过五官感知万物,而且心神生智慧,又具有一种超常的观察能力,可以直接认知事物的内在本质。心之所以具有这种明照能力,正是基于心主通明的特性。三是心为"五脏六腑之大主"。人体各个脏腑器官之所以能相互协调,维持人体的各种功能活动,主要由神明之心来调控。《素问·灵兰秘典论》谓:"心者,君主之官也。"又说:"主明则下安,以此养生则寿,殁世不殆,以为天下则大昌。主不明则十二官危,使道闭塞而不通,形乃大伤,以此养生则殃。"

2. 心为阳藏而主阳气　心位于胸中,居膈上而近于背,在五行属火,与夏季阳热之气相应,故为阳脏。《素问·六节藏象论》说:"心为阳中之太阳。"这里的太阳即指大阳。在生理上,心脏必须保持强大的阳气,才能使心搏动而温运血脉,振奋精神,温煦周身。凡水谷精微的腐熟运化以及水液代谢的调节,心阳均起着重要作用。如果心的阳气衰减可致血脉瘀滞、神识衰弱、水谷运化障碍及水液代谢失常等。所以古代有些医学家把心比做人身中的太阳。

3. 心与夏气相通应　人与自然界是一个紧密联系的统一整体,五脏分别与自然界的四时阴阳相联系,心与夏气相通应,是与心为阳脏而主阳气的特性相一致的。夏季阳气旺盛,由于同气相求,故心的阳气在夏季亦最为旺盛。了解心的这一特性,对推测疾病的发展变化有一定的意义。一般来说,心脏疾患,特别是心阳虚衰的患者,其病情往往在夏季缓解。而心阴不足之人,病情可能加重。

(三) 生理联系

1. 在志为喜,藏神　是指心的生理功能与精神情志活动的"喜"有关。人体对外界信息所引起的情志变化,是由五脏精气所化生,把喜、怒、思、悲、恐等五种情志活动,分属于五脏,称作五志。《素问·天元纪大论》说:"人有五藏化五气,以生喜怒思忧恐。"

《素问·阴阳应象大论》亦说:"在脏为心……在志为喜。"即是说五志之中,喜为心志。喜乐愉悦,对人体属于良性的刺激,有益于心主血脉等生理功能,所以《素问·举痛论》说:"喜则气和志达,营卫通利。"若喜乐过度,则又可使心神受伤神志涣散而不能集中或内守。故《灵枢·本神》又说:"喜乐者,神惮散而不藏。"

应当指出,由于心为神明之主,除喜能伤心外,五志过极均能损伤心神,出现神志病变。如《灵枢·邪气脏腑病形》说"愁忧恐惧则伤心",《素问·本病论》亦说"忧愁思虑则伤心"。

2. 在液为汗　汗液,是人体津液经过阳气的蒸化,从汗孔排出的液体。所以《素问·阴阳别论》说:"阳加于阴谓之汗。"《温病条辨》亦说:"汗也者,合阳气阴精蒸化而出者也。"同时汗液的排泄还有赖于卫气对腠理的开合作用。腠理开,则汗出;腠理闭则无汗。由于汗为津液所化生,血与津液又同出一源。均为水谷精气所化生,心主血,因此又有"血汗同源""汗为心之液"的说法。如心气虚损,可见自汗;心的阳气暴脱,则可见大汗淋漓等。反之,汗出过多,也可损伤心脏阳气。

3. **在窍为舌** 心开窍于舌,是指舌为心之外候,又称"舌为心之苗"。舌的主要功能是主司味觉,表达语言。所以《灵枢·忧恚无言》说:"舌者,音声之机也。"心的经脉上通于舌,故《灵枢·经脉》说:"手少阴之别……循经入心中,系舌本。"舌的功能要靠心之精气充养才能维持,故《灵枢·脉度》说:"心气通于舌,心和则舌能知五味矣。"心开窍于舌,是古代医家通过长期对人体生理、病理现象的观察而得出的理论。舌的功能正常,有赖于心主血脉和心主神志的生理功能。如心的生理功能异常,则可导致味觉的改变和语言表达的障碍。同时,由于舌面无表皮覆盖,血管又极其丰富,因此从舌质的色泽即可直接察知气血的运行情况,并判断心的功能活动状态。一般来说,心的功能正常,则舌体红活荣润,柔软灵活,味觉灵敏语言流利。若心有病变,则可以从舌上反映出来。如心的阳气不足,可见舌质淡白胖嫩;心的阴血不足,则舌质红浅瘦瘪;心火上炎见舌红,甚则生疮;若心血瘀阻,见舌质暗紫,或有瘀斑;舌主发声,而言为心声。心主神志的功能异常,还可见舌卷、舌强、语謇或失语等症。

4. **在体合脉** 脉,即经脉、血脉。在体合脉,是指全身的血脉统属于心,心脏不停地搏动,推动血液在经脉内循行,维持人体的生命活动,故脉与心脏的联系最为密切,即心主血脉。

5. **其华在面** 指心的生理功能正常与否,可以反映于面部的色泽变化。华,是荣华、光彩之意。中医学认为,五脏精气的盛衰,均可以显现于与之相通应的某些体表组织器官上,称为五华。观察五华的改变,对诊察内脏疾患具有一定意义。心主血脉,人体面部的血脉分布比较丰富,《灵枢·邪气脏腑病形》说:"十二经脉,三百六十五络,其血气皆上于面而走空窍。"因此,心脏气血的盛衰可从面部的颜色与光泽上反映于外,故称心"其华在面"。《素问·五脏生成》说:"心之合脉也,其荣色也。"

附:心包络

心包络,简称心包,是指裹护在心脏外面的包膜。心包为心脏的外围组织,对心脏具有保护作用。关于心包的形态与部位,《医学正传》说:"心包络,实乃裹心之包膜也,包于心外,故曰心包络也。"在经络学说中,手厥阴经属于心包络,与手少阳三焦经相为表里,故心包络亦称之为脏。中医理论受我国古代文化的影响,认为心为君主之官,不能受邪。如果邪气侵及心脏,即由心包代心受邪。如《灵枢·邪客》说:"心者,五脏六腑之大主也,精神之所舍也。其藏坚固,邪弗能容也,容之则心伤,心伤则神去,神去则死矣。故诸邪之在于心者,皆在于心之包络。"《内经》这一说法,在温病学说中得到了进一步发挥,把外感热病发展过程中所出现的高热、神昏、谵语等神志异常的病理变化,称为"热入心包"。

二、肺

肺位于胸腔之内,膈膜之上,左右各一,上连气道,并通过口鼻与外界直接相通。肺在五脏中位置最高,居于诸脏之上,故有"华盖"之称。肺的主要生理功能是:主气司呼吸,朝百脉,通调水道。肺与六腑中的大肠相为表里。其在液为涕,在体为皮,在窍为鼻,其华在毛,在志为忧。肺为娇脏,肺主宣降,喜润恶燥,以降为顺,在五行中属金,与自然界秋气相互通应,为阳中之阴。

(一)生理功能

1. **主气,司呼吸** 主,即主持,管理之意。气,是构成人体和维持人体生命活动的基本物质。

肺主气,是肺能主持、调节各脏腑经络之气,肺主气指肺主呼吸之气和一身之气的功能。

(1) 主呼吸之气:肺为呼吸器官,为体内外气体交换的重要场所。通过肺的呼吸,呼出体内的浊气,吸入自然界的清气。肺不断地呼浊吸清,吐故纳新,完成体内外气体的正常交换,并促进气的生成,调节气的升降出入运动,从而维持着人体的新陈代谢和生命活动。《素问·阴阳应象大论》说:"天气通于肺。"肺主呼吸之气功能正常,则呼吸调畅,气体得以正常交换。肺主呼吸之气失常,肺气不利,则可见咳嗽、气喘等症。

当然,呼吸的吐故纳新由肺所主,但呼吸的深度与肾相关,这部分内容将在以后"肾主纳气"功能中进行介绍。

(2) 主一身之气:肺不但主呼吸之气,而且还主一身之气,《素问·五脏生成》说:"诸气者,皆属于肺。"肺主一身之气的功能主要体现在以下两个方面。

一是气的生成。肺参与全身之气的生成,特别是宗气的生成。宗气的生成来源主要有两个方面:一是肺吸入的自然界的清气,一是脾胃运化的饮食物中的水谷精微之气。清气和谷气结合生成宗气。宗气生成后聚积于胸中,其运行上至喉咙,下蓄丹田,贯注于心肺之脉。其主要功能是出喉咙助肺以司呼吸,贯注于心脉助心以行气血,为人体各种功能活动的动力。由于人体的各种功能活动都与宗气有关,而宗气的生成又依赖于肺的呼吸功能,所以说肺是通过参与宗气的生成起到主一身之气的作用。

二是气机的调节。气机,泛指气的升、降、出、入运动。人体之气处在不断地运动变化之中,其基本形式为升降出入。气的升降出入运动推动着人的呼吸,促进着脾胃的运化,维持着人的整个生命活动。肺对气的升降出入运动起着十分重要的调节作用,如肺的呼吸运动,呼气的过程是气的升、出过程,而吸气的过程是气的入、降过程。肺有节律的一呼一吸,调节着气的升降出入运动。

肺主一身之气的功能失常可影响到宗气的生成和气的运动,从而出现相应的病理变化。如清气吸入不足,宗气生成减少,助肺呼吸的功能减退可见咳喘无力、自汗气短;助心行血的功能减退可导致心血瘀阻而见心前区憋闷、刺痛等。

肺主呼吸之气与肺主一身之气有着内在联系。肺主一身之气的功能取决于肺主呼吸的功能。因为只有肺主呼吸的功能正常,清气才得以正常摄入,宗气生成,气机调畅。若肺的呼吸功能失常,气体交换受阻,势必影响到全身之气的生成和运行。反之,肺主一身之气功能失常,宗气不足,也可导致肺的呼吸功能障碍和减退。

2. **朝百脉** 肺朝百脉的理论源于《内经》,如《素问·经脉别论》说:"食气入胃,浊气归心,淫精于脉,脉气流经,经气归于肺,肺朝百脉,输精于皮毛……"朝,有朝会、聚会的意思。肺朝百脉,指全身的气血均通过经脉朝会于肺,肺助心行血于周身血脉的功能。其生理意义有以下两个方面:一是进行气体交换。因全身的气血均通过经脉汇聚于肺部,通过肺的呼吸,呼出浊气,吸入清气,清气又随着血液流布全身,维持人体的生命活动。二是助心行血。血液的运行要靠气的推动,肺朝百脉,将肺气散布于血液之中,可以辅佐心脏,推动血液的运行。若肺气虚损,清气吸入减少,宗气生成不足,助心行血功能减退,可导致心血瘀阻而见心前区憋闷刺痛等症。

3. **通调水道** 通,疏通;调,调节。水道,是水液运行和排泄的道路。肺主通调水道,是指肺气疏通、调节水液代谢通道的功能。肺主通调水道的功能,主要体现:一是通过肺的宣发,将水液布散于皮毛和周身,滋养皮肤、孔窍。代谢后的水液通过呼气与卫气调节汗孔的开合,以汗的形式排出体外。二是通过肺的肃降,将上焦水液向下布散,滋润五脏六腑;代谢后的水液经肾的气化作用生成尿液,经膀胱排泄出体外。此外,肺的肃降,能推动大肠的传导,通过粪便也可带走部分水液。

由于肺位于人体的上焦,肺的宣发肃降功能对水液代谢具有重要的疏通调节作用,故有"肺为水之上源""肺主行水"之说。如肺的宣发或肃降功能失常,水道失于通调,水液代谢障碍,即可见尿少、颜面和周身水肿等症。

正是基于上述肺通过调控全身气、血、津液而治理调节全身生理活动的功能作用,故称肺主治节。治节,治理调节。正如《素问·灵兰秘典论》说:"肺者,相傅之官,治节出焉。"肺主治节的生理作用主要体现在四个方面:一是治理和调节呼吸运动,使呼吸节律均匀,平稳深沉,有利于气体交换。二是治理和调节全身气机,通过肺的宣降和呼吸功能,以协调人体气机的升降出入运动。三是治理和调节气血之运行,肺生成的宗气,贯心脉以行气血,辅助心脏推动和调节血液的运行。四是治理和调节水液代谢,肺为水之上源,肺主行水,肺气的宣发与肃降,治理和调节津液的输布、运行和排泄,对人体的水液代谢具有重要的调节作用。可见,肺主治节,是对肺生理功能的高度概括。

(二) 生理特性

1. 肺为娇脏 娇,即娇嫩之意。由于肺叶娇嫩,不耐寒热,故易受邪侵。肺为清虚之体,外合皮毛,开窍于鼻,与天气直接相通,故六淫等外邪侵袭机体,无论从口鼻,还是从皮毛而入,均易犯肺而致病;且肺居高位,为华盖而覆盖诸脏,又为百脉之所朝,凡其他脏腑的病变,易上及于肺。所以,无论外感,还是内伤或是他脏病变,多侵袭或累及于肺而为病,故称之为"娇脏"。临床上治疗肺系疾病,也常常遵循"治上焦如羽,非轻不举"的原则,用药以轻清、宣散为要。

2. 肺主宣降 宣即宣发,宣通与布散;降即肃降,清肃、下降。肺主宣发,具有排出浊气,宣散卫气,敷布津液和气血的功能,指肺气具有向上、向外升宣布散的运动特性;肺主肃降,具有吸入清气,下输津液,清洁肺脏,下降气机的功能,指肺气具有向下向内清肃通降的运动特性。肺的所有生理功能都是通过肺气的宣降运动来实现的。

(1) 肺主宣发

1) 宣发卫气,调节腠理之开合:卫气,为水谷精气中慓悍之气所化生,卫气具有抵御外邪、温养肌肤、主司汗孔开合的作用。卫气要靠肺的宣发作用才能布散于皮毛周身,发挥其正常的功能。倘若卫气不宣,则皮毛失于温养、润泽出现憔悴枯槁不泽。汗孔开合失度,卫外功能降低而见自汗出,易感外邪等病理表现。

2) 宣散水谷精微和津液:通过肺的宣布和发散,将脾胃运化来的水谷精微及津液布散于周身,滋养脏腑,润泽皮毛,如《灵枢·决气》所说"上焦开发,宣五谷味,熏肤,充身,泽毛,若雾露之溉,是谓气""上焦开发",即指肺的宣发功能。同时,肺气还通过调节汗孔开合而排泄汗液,以参与津液代谢。若津液布散不利而停留于局部,停于肺则为痰饮,停于肌肤可以出现颜面周身水肿等症。

3) 排出浊气,完成气体交换:人体新陈代谢中产生的浊气依靠肺的宣发作用,通过呼吸道排出体外,以完成气体的交换。如若体内浊气不能及时排出,导致呼吸不利常表现为胸闷咳喘、呼吸困难。

(2) 肺主肃降

1) 吸入自然界的清气:通过肺的肃降作用,把自然界的清气吸入体内并同时向下布散,由肾气摄纳之,保持呼吸的平稳和深沉,使体内外气体得以充分的交换。清气不得下行反而上逆,导致肺气不降,呼吸异常,可见胸闷、咳喘、呼吸急促表浅。

2) 向下布散水谷精微和津液:摄入到人体内的水谷精微和津液,通过肺的肃降向下、向内布散,使五脏六腑得到濡养,发挥正常的功能活动。与此同时,将浊液下输到肾和膀胱生成尿液排出到体外。肃降作用还有利于大肠传导糟粕。倘若肺气不降,水液输布障碍,停留于局部,可见小便不利、痰饮水肿。表里相及,大肠传导障碍,则见大便困难,甚或闭结不通。

3）肃清呼吸道：肺为清虚之体,肺内充满气体,不容异物,通过肺的肃降,可肃清呼吸道的痰浊等异物,保持呼吸的通畅。肺内异物不得肃清,见咳嗽、吐痰、呼吸不畅。

3. **肺气以降为顺** 肺位于胸腔,在五脏六腑中居位最高,以覆诸脏,称之为华盖。肺居阳位,其气通天,天气下行,才能天地交合,化生万物。天人相应,肺以降为顺,肺气顺则五脏六腑之气亦顺,故有"肺为脏之长"之说。肺为阳中之阴脏,通于秋气,其性收敛下降,可制约心阳,防其亢烈,使心肾相交。肺气主降,肝气主升,升降相因,互制互用,气机回环。且肺气降,则一身气血津液上升至肺,必归于升已而降,与下焦肾气之降已而升遥相呼应,构成气血津液升降相因的循行模式。

4. **肺喜润恶燥** 肺为清虚之体,性喜清润而恶燥。在病理上,燥邪易灼伤肺津,日久还可化火耗阴,肺失滋润,致肃降无权。故肺有喜润而恶燥的特性。

5. **肺与秋气相应** 肺气通于秋,《素问·阴阳应象大论》说："西方生燥,燥生金,金生辛,辛生肺……"燥为秋令主气,内应于肺。病理上,燥邪易伤肺津,引起口鼻干燥、干咳少痰、痰少而黏的肺燥病变。

（三）生理联系

1. **在志为忧,藏魄** 以五志分属五脏,肺志为忧;以七情配属五脏,则为悲,悲忧同属于肺。悲忧,虽属不良性情志刺激,但在一般情况下,并不都导致人体发病,只有在过度悲伤的情况下,才能成为致病因素,使肺气不断地消耗。故《素问·举痛论》说："悲则气消……悲则心系急,肺布叶举,而上焦不通,营卫不散,热气在中,故气消矣。"由于肺主气,所以悲忧易伤肺气。反之,在肺虚时,人体对外来非良性刺激的耐受性下降,也易产生悲忧的情绪变化。

肺藏魄,"魄"是与生俱来的、本能性的、较低级的精神活动,如新生儿啼哭、吮吸、非条件反射动作和四肢运动,以及耳听、目视、冷热痛痒等感觉。魄的活动以精气为物质基础。《灵枢·本神》说："并精而出入者谓之魄。""肺藏气,气舍魄。"人体冷热痛痒等由皮肤感之,而肺主皮毛。啼哭,声音由肺所司。本能反应、动作与宗气推动有关,故言肺藏魄。

2. **在液为涕** 涕,为鼻腔黏膜分泌的一种黏液,具有润泽鼻窍的功能,并能防御外邪,有利于肺的呼吸。《素问·宣明五气》说："五脏化五液……肺为涕。"在正常情况下,涕液可润泽鼻窍而不外流。如风寒犯肺,则鼻流清涕;风热犯肺,鼻流黄稠涕;燥邪伤肺,则鼻窍干而无涕或少涕。

3. **在窍为鼻** 鼻与喉相通而连于肺,鼻、喉皆是呼吸道的重要部分,肺通过鼻窍与外界直接相通。鼻的主要生理功能,一是通气功能,鼻、喉本身即是呼吸道的一部分,其通畅与否,直接关系呼吸的进行;二是嗅觉功能,可分辨各种气味。中医学认为,鼻的通气和嗅觉功能均需依赖于肺气的濡养作用,如《灵枢·脉度》说："肺气通于鼻,肺和则鼻能知香臭矣。"喉上通于鼻,司气息出入而行呼吸,为肺之门户。肺主气,声由气发,故声音的强弱与清晰度与肺功能关系密切。当肺功能失常,常引发鼻与喉的病变,可见鼻塞、流涕、喷嚏、喉痒、喉痛、音哑或失音等。而外邪侵袭,也常从口鼻而入,引发肺的病变。

4. **在体合皮** 皮,指皮肤,是一身之表,具有防御外邪,调节津液代谢,调节体温和辅助呼吸的作用。肺对皮肤的作用主要有两方面：一是肺气宣发,宣散卫气于体表,以利于卫气温分肉,充皮肤,肥腠理,司开合及防御外邪的作用;二是肺气宣发,将津液和水谷精微向上向外布散与全身皮肤,使之红润光泽。

5. 其华在毛 毛,指毫毛。肺对毫毛的作用主要体现于肺气宣发,将脾胃运化的精微物质输送到毫毛,以营养之,使其光泽黑亮。又由于习惯上,往往将皮毛并称,《内经》又将皮毛的汗孔叫做"玄府"或"气门"。所以,临床上皮毛受邪,常常内合于肺,治疗外感表证,宜解表与宣肺并用。

三、脾

脾位于人体中焦,横膈之下的腹腔内。脾的主要生理功能为主运化,主统血,主升清。脾与六腑中的胃相表里。其在液为涎,在体合肌肉,在窍为口,其华在唇,在志为思,藏意;脾以升为健,喜燥恶湿,在五行中属土,与自然界的长夏相通应,为"阴中之至阴"。

(一) 生理功能

1. 主运化 "运"即运输、转输,《内经》中也用"散""传"等字以描述;"化",是变化,包括对饮食的消化,使之变成精微物质,并将这些精微物质逐渐地转化为人体的气血津液,是饮食物在体内代谢的主宰。脾主运化,是运化水谷和运化水液的总称。

(1) 运化水谷:水谷,泛指各种饮食物。运化水谷,指脾对饮食物的消化、吸收、布散、转化等作用,即对饮食物的消化吸收、精微物质的转运输布及其转化为气血津液等一系列生命过程。人体必须依赖于脾的运化,才能把饮食水谷转化成可以被人体利用的精微物质。同样,靠脾的转输,才能将这些精微物质输送到各脏腑组织器官,使其发挥正常的生理功能。如《素问·经脉别论》所说"食气入胃,散精于肝……浊气归心,淫精于脉,饮入于胃,游溢精气,上输于脾,脾气散精,上归于肺"等,说明饮食物中营养物质的吸收,全赖于脾的转输才能布达于全身。脾气通过两种方式转输精微:一是上输心肺以化生气血,二是直接向四周布散到其他脏腑、四肢百骸。所以《素问·玉机真藏论》称"脾为孤脏,中央土以灌四傍",而脾的这种生理功能,也是《素问·厥论》所说的:"脾主为胃行其津液者也。"

中医学认为,脾运化水谷的功能,全赖于脾气,只有在脾气强健的情况下,即脾气健运,水谷精微才得以正常的消化吸收,为化生精、气、血、津液提供足够的养料,从而使人体脏腑、经络、四肢百骸,以及皮毛筋肉等得到充分的营养,维持正常的生理功能。若脾气虚损,脾失健运,运化水谷的功能减退,则机体的消化、吸收功能障碍,则可出现腹胀、便溏、食欲不振,甚则面黄肌瘦、倦怠乏力等病变。或因气血生化不足、正气虚损而变生他病。如《脾胃论·脾胃盛衰论》所说:"百病皆有脾胃衰而生也。"

由于人出生后,全赖于脾胃运化的水谷精微以化生的气血来维持生命活动,所以中医有"脾胃为后天之本""气血生化之源"之说。如《医宗必读·肾为先天之本脾为后天之本》说:"一有此身,必资谷气。谷入于胃,洒陈于六腑而气至,和调于五脏而血生,而人资之以为生者,故曰后天之本在脾。"

(2) 运化水液:指脾对水液的吸收、转输和布散功能。功能包括两个方面:一是摄入到人体内的水液,需经过脾的运化转输,气化成津液,通过心肺而到达周身脏腑组织器官,发挥其濡养、滋润作用;二是代谢后的水液,亦要经过脾转输而至肺、肾,通过肺、肾的气化作用,化为汗、尿等排出体外,以维持人体水液代谢的协调平衡。由于脾位于人体中焦,故在水液代谢中起着重要的枢纽作用。因此,只有脾气强健,则运化水液的功能才能正常发挥,方能防止水液在体内停滞,亦就防止了痰饮等病理产物的产生。如果脾气虚,运化水液功能减退,则水液代谢障碍,多余的水液停滞于局部,即可产生痰饮、湿浊、水肿等病变。由于很多水湿停聚的病变均为脾的功能失常而引起,故《素问·至真要大论》说:"诸湿肿满,皆属于脾。"这就是脾生湿、脾为生痰之源和脾虚水肿的发生机制。

2. **主统血** 统是统摄、控制。脾主统血是指脾气统摄或控制血液使之运行于脉中的功能。包括两个方面：一是脾气固摄血液，令其在脉管内运行，而不溢出脉外。二是指脾通过运化水谷精微化生血液的功能。中医学认为，血液的正常运行除了靠心气的推动，也赖于脾气的统摄。脾的统血功能为血液的运行提供了控制力和约束力，使血液循经而行不致溢出脉外，防止其出血以维持正常的血液循环。《难经·四十二难》说："脾裹血。"即指脾气有裹护血液，防止外溢的意思。又如沈自南《金匮要略注·卷十二》说："五脏六腑之血，全赖脾之统摄。"脾气健旺，生血充盈；脾气统摄，血液才得以正常运行而不溢出脉外。若脾气虚损，统血功能失常，称为脾不统血，临床上可见尿血、便血、崩漏、肌衄等。脾不统血的出血特点是颜色浅淡，质地清稀，多发生在人体下部或皮下，常伴有脾气虚的症状，如倦怠乏力、面色无华等，中医往往采用"补脾摄血"的方药来治疗。

3. **主升清** 升，即上升；清，指精微物质。脾主升清，指脾气上输精微于心肺而化生气血和维持内脏位置相对稳定的功能。

脾主升清的作用主要表现为：一是将精微上输心肺、头目，以化生气血，滋养清窍，营养周身。如果脾不升清，精微失于上输，气血生成不足，则清窍失于滋养，可见面色无华、头目眩晕；清阳不升，水谷并走大肠，则见腹胀、泄泻等症，故《素问·阴阳应象大论》说："清气在下，则生飧泄。"二是维持内脏位置的相对稳定。脾气上升，对内脏起着升托作用，使其稳定在相应位置。这是因为人体内脏位置的恒定需要筋肉的牵拉和固定，而这些筋肉需赖脾运化水谷精微的充养才能强健有力。如果脾气虚损而下陷，其升托作用减退，易致下坠感或内脏下垂，如胃下垂、肾下垂、子宫脱垂、直肠脱垂等症，此称之为"脾气下陷"或"中气下陷"。

（二）生理特性

1. **脾宜升则健** 脾气主升，是指脾的气机运动特点是以上升为主。人体五脏的气机各有升降，心肺在上，在上者其气宜降；肝肾在下，在下者其气宜升；脾胃居中，脾气宜升，胃气宜降，为气机升降之枢纽。五脏之气升降互为相因，相互制约，维持人体气机升降出入的整体协调。脾能升清，则运化水谷精微的功能正常，气血生化有源。故说："脾宜升则健。"（《临证指南医案·卷二》）

2. **脾喜燥恶湿** 脾胃在五行中属土，根据阴阳属性分类，脾为太阴湿土之脏，胃为阳明燥土之腑。脾喜燥恶湿，胃喜润恶燥。脾主运化水液，以调节体内水液代谢的平衡。脾虚不运则易生湿，而湿邪过多又最易困脾。如《临证指南医案》说："湿喜归脾者，与其同气相感故也。"故称脾"喜燥恶湿"。"燥"代表着脾主运化水液正常，人体内没有多余水液停积的生理状态；"湿"则反映着脾运化水液功能失常，水湿停聚于内的病理状态。

3. **脾与长夏相应** 长夏，即农历六月，相当于"夏三月"的最后一月，其时气候多雨而潮湿。顺应长夏之生化、炎热潮湿的特点，脾气旺于长夏，是因脾为太阴湿土之脏，同气相求。长夏之湿虽主生化，而湿气太过，易困其脾，故湿证在长夏仍易多发。长夏季节用药，往往加入藿香、佩兰等芳香醒脾燥湿之品。另外，脾气应于长夏，还因长夏之季，天阳下迫，地气上蒸，湿为热蒸，则酝酿生化。故春生夏长，秋收冬藏，皆以长夏之化为中心。四时若无长夏之化，则草木虽繁茂而果实不成，秋既无收，冬亦无藏。中医学借以说明人体四脏皆赖脾所养，脾虽不主时但又旺于四时。若无脾土生化之功，则虽饮食日进，而气血不化，四脏皆失滋养。

（三）生理联系

1. **在志为思、藏意** 思为思考、思虑之义，在《内经》中，"思"却属两个不同范畴的概念。一属于认知范畴,如《灵枢·本神》:"因志而存变谓之思。"属思维意识活动,为实现某种志愿而反复研究、思考,为心主导下的精神活动,因此往往与心并提,如:"思则心有所存"(《素问·举痛论》),"净神不乱思"(《素问·刺法论》),"心欲实令少思"(《素问·刺法论》),"心怵惕思虑则伤神"(《灵枢·本神》),"忧思伤心"(《灵枢·百病始生》)。一属于情感范畴,归情绪变化,脾"在志为思",与其他情绪如喜怒忧恐并提,即指情感之思,如《素问·天元纪大论》记载:"人有五藏化五气,以生喜怒思忧恐。"正常思考对机体的生理活动并无不良的影响,但思虑过度则能影响机体的生理活动,致气滞或气结。临床中可见过思易致脾胃呆滞,运化失常,而表现出现脘腹胀闷、食欲不振、头目眩晕等症。

意,是精神活动的一种表现形式,指意识、回忆或未成定见的思维。脾藏意体现了脾运化水谷,化生营气,以营养"意"的生理状态,即"脾藏营、营舍意"。因此脾能否藏意,与脾气盛衰,气血充足与否的关系密切。若脾气虚,失于运化,气血不足,易引起健忘、注意力不集中、思维迟钝及智力下降等表现。

2. 在液为涎　涎为口津中较清稀的部分,有保护口腔黏膜、润泽口腔的作用。在进食时分泌较多,有助于食物的吞咽和帮助消化的生理功能。《素问·宣明五气》说:"五脏化液……脾为涎。"原因有二:一则涎是人体津液之一,脾为胃行其津液,其津液源于水谷,而布散全身,津液随脾脉上行,泌于口者为涎,脾为涎的生化之源。二则涎为脾所制,正常情况下,涎源源不断分泌于口腔,进食时分泌较多,但不溢于口外,非进食时分泌减少,这种分泌有度的生理状态依赖脾气的固摄与调节,故有涎出于脾而溢于胃的说法。若脾胃虚寒,则可导致冷涎上泛,或流涎等现象。

3. 在窍为口　口,为消化食物的第一道关口,其生理功能是摄纳水谷,辨五味,泌津液,磨谷食,并参与言语活动。《素问·阴阳应象大论》说:"脾主口……在窍于口。"只有脾气强健,则饮食、口味才能正常,如《灵枢·脉度》说:"脾气通于口,脾和则口能知五谷矣。"如果脾失健运,则不仅可见食欲不振,还可见到口味异常,如口淡无味、口腻、口甜等症。

4. 在体合肉　《素问·痿论》说:"脾主身之肌肉。"因人体的四肢、肌肉,均需脾胃运化水谷精微的充养。只有脾气健运,气血生化有源,周身肌肉才能得到水谷精微的充养,从而保持肌肉丰满,健壮有力。故《素问集注·五脏生成》说:"脾主运化水谷之精,以生养肌肉,故主肌肉。"若脾失健运,气血化源不足,肌肉失养,则可致肌肉瘦削无力,甚至痿软不用。反之,肌肉运动对脾的功能亦有影响。如肌肉适当运动可促进气血运行,有利于脾的运化,使食欲增加。若肌肉有疾,复加外邪,则易传之于脾,如《素问·痹论》说:"肌痹不已,复感于邪,内舍于脾。"

5. 其华在唇四白　口唇内通肌肉,表附黏膜,口唇的色泽,能反映全身气血的盛衰与脾的运化功能。若脾气健运,气血生化有源,口唇红润而光泽。《素问·五脏生成》说:"脾之合肉也,其荣唇也。"若脾失健运,气血生化无源,则见口唇色淡无华,甚则萎黄不泽。

四、肝

肝位于横膈之下,腹腔之右上方,右胁之内。肝的主要生理功能为主疏泄与主藏血。肝与六腑中的胆互为表里,其在液为泪,在窍为目,在体合筋,其华在爪甲,在志为怒,藏魂;肝体阴而用阳,肝为刚脏,主升发、喜条达而恶抑郁,在五行中属木与自然界春气相互通应,为阴中之少阳。

(一)生理功能

1. 主疏泄　疏,即疏通;泄,即发泄、升发。肝主疏泄,指肝脏维持全身气机疏通畅达的功能,具有疏通、宣泄、条达、升发气机的生理作用。"疏泄"一词,首见于《素问·五常政大论》说:"发生之纪,是谓启陈,土疏泄,苍气达。"是指肝气的畅达,有利于脾土的疏通。元代医家朱丹溪在《格致余论·阳有余阴不足论》中明确指出:"司疏泄者,肝也;主闭藏者,肾也。"历代医家采用类比的方法,用木性升发、柔和来阐述肝脏的升发、条达、疏通、宣泄的生理功能。并概括出肝为刚脏,性喜条达而恶抑郁的生理特性。肝主疏泄,是指肝对全身阴阳气血的重要调节作用,具体表现在以下几个方面。

(1) 调畅气机:气机,指气的升降出入运动。肝通过疏泄,调节着气的升降出入有序运动,是肝主疏泄中最核心的作用体现,它直接影响其他四方面功能的正常发挥。人体的各种生理功能,如呼吸运动、饮食物消化、水液代谢、血液运行、生殖活动等,都依赖于气的推动,受肝疏泄功能的调节,以维持有序、协调的状态。因此,肝的疏泄功能,对于全身各脏腑组织的气机升降出入之间的平衡协调起着重要的调节作用。肝的疏泄功能正常,则气机调畅,经络通利,气血和调,各脏腑组织器官的活动也就正常协调。肝的疏泄功能失常,则可导致气机失调而出现相应的病理变化。一是肝的疏泄功能太过,气升发过亢,肝气上逆而见面红目赤,头胀头痛,急躁易怒;甚者血随气逆而见呕血,昏厥等。如《素问·生气通天论》说:"阳气者,大怒则形气绝,而血菀于上,使人薄厥。"临床中多用平肝泻火的方药进行治疗。二是肝的疏泄功能不及,气升发不足,肝气郁结,气血不畅而见胸胁、两乳胀满不适,甚或疼痛等症,临床以疏肝理气的方药予以治疗。

(2) 维持血液运行和调节津液代谢:人体血液的运行和水液的输布代谢,依赖于气的升降出入运动而完成。气行则血行,气滞则血瘀;气行则水行,气滞则水停。而肝的疏泄,通过调畅气机,以促进血液的运行及水液的代谢。肝的疏泄功能正常,气机调畅,则血与津液运行通利。若肝失疏泄,气机阻滞,则可导致瘀血及水湿痰饮的产生,表现为癥积、肿块,或妇女的经行不畅、痛经、闭经,或水肿、痰核、腹水等。

(3) 促进脾胃消化:饮食物的消化吸收,主要依赖于脾胃的运化功能,但脾胃之间的纳运升降运动是否协调,又依赖于肝疏泄功能的调节。肝对脾胃运化功能的影响主要表现为:

一是促进脾胃的升降。纳入的饮食物,经胃的腐熟作用,形成的食糜通过胃气下降至小肠,小肠分别清浊,进一步消化吸收。而水谷精微通过脾的升清作用,上输于心肺,化生气血,使之运行周身。脾升胃降的气机运动,则受肝气疏泄功能的调节。肝的疏泄功能正常,人体气机调畅,脾升清胃降浊才能协调有序,饮食物方能正常的消化吸收及输布。若肝的疏泄失常,影响到脾的运化与升清功能,在上可见头目眩晕、两胁胀闷;在下可见腹胀、腹泻等,中医称之为"肝脾不和"。影响到胃的受纳与腐熟功能,在上表现为呕逆、嗳气、纳呆,在中为脘腹胀满疼痛;在下可见便秘,中医称之为"肝气犯胃"。肝失疏泄对脾胃功能的影响,以五行学说来阐释,又称为"木旺乘土"。故《血证论》说:"木之性主于疏泄,食气入胃,全赖肝木之气以疏泄之,而水谷乃化。设肝之清阳不升,则不能疏泄水谷,渗泄中满之症,在所不免。"

二是分泌胆汁,以助消化。胆附于肝,胆汁为肝之余气积聚而成。胆汁在进食时排入肠中,以助饮食物的腐熟消化。胆汁的分泌与排泄,受肝疏泄功能的调节。只有肝的疏泄功能正常,胆汁才得以正常的分泌和排泄,以助脾胃的运化功能,促进饮食物的消化与吸收。如果肝气郁结、疏泄功能失常,则胆汁生成排泄障碍,表现为胁肋胀满疼痛、口苦、纳食不化等症。若胆汁逆流入于血脉,外溢于皮肤,则可见黄疸病证。

(4) 调畅情志:情志,是人对外界客观事物刺激所产生的喜、怒、忧、思、悲、恐、惊等情感变化,与肝的疏泄功能密切相关。因情志活动,以气血为物质基础,而肝的疏泄,能调畅气机,促进气血的运行,故能调畅情志。此外,肝在志为怒,怒属不良性情志因素。当肝失疏泄,气血不和则可致情志失调,主要表现为:一是肝的疏泄功能太过,肝气亢逆,临床可见头胀头痛,急躁易怒等。二是疏泄功能减退,气血不畅,肝气郁结,临床可见抑郁寡欢,多疑善虑等症状。

(5) 促进和调节生殖功能:肝的主疏泄可影响到人的生殖功能,主要表现为以下两点。其一是女子胞月经的排泄和胎儿的孕育,以气血为物质基础,而肝主疏泄,调畅气机,能促进气血的运行;同时,肝又贮藏血液,调节血量,为女子胞输送气血以维持其正常的生理功能。正是因为肝与女子胞的功能极其密切,故称"女子以肝为先天"。肝的疏泄功能失常,则可导致女子胞的功能障碍。如肝失疏泄,气血不畅,则致女子月经不调,或痛经等。其二是可影响到男子的生殖功能,男子精气排泄依赖于肝疏泄功能的调节,肝的疏泄功能太过,扰动精室,可见遗精、早泄等症;若肝的疏泄不及,肝气郁结则易致精液排泄不畅,郁滞于精道,导致精瘀之证。

2. 主藏血　肝主藏血,指肝有贮藏血液和调节血量的功能。人体的血液由脾胃运化的水谷精微所化生。血液生成后,一部分被各脏腑组织器官直接利用,另一部分则流入到肝脏贮藏起来。人体各脏腑组织器官的血流量,常随人的功能状态及外环境的影响而发生改变。如体力劳动时则四肢血液的分布量较多,脑力劳动时则大脑的血流量增加,进食时胃肠道的所需的血液增多。人体血量的这种分布,既保证了处于运动中的脏腑组织器官得到充足的血液供应,又防止处于相对抑制的脏腑器官消耗过量的血液,而肝对血量的分配具有重要的调节功能。当人体某一部位活动量增加,血液需求量亦增加时,肝脏即将贮藏的血液适时排放到相应部位,保证这些脏腑组织器官有充足的血液供应。而当人体活动量减少,血液量需求也相应减少时,一部分血液又流回于肝脏而贮藏之,肝是通过自身的藏血功能来调节全身的血量分布。如《素问·五脏生成》说:"故人卧血归于肝。"唐代医家王冰注释说:"肝藏血,心行之,人动则血运于诸经,人静则血归于肝脏。"

由于肝具有藏血功能,为经血之源,故与冲脉并称"血海"。各个组织器官得到了肝血的滋养才能发挥正常的生理功能。所以《素问·五脏生成》说:"肝受血而能视,足受血而能步,掌受血而能握,指受血而能摄。"另外,肝藏血的功能对防止出血、制约和涵养肝阳及妇女月经的调节也有重要意义。肝藏血的功能失常,若肝血虚少,则脏腑组织器官失养,血不养目可见眼花、干涩、夜盲;血不养筋,则见筋脉拘急、麻木、屈伸不利,甚或抽搐;血海空虚,可表现为妇女月经量少,甚或闭经。肝藏血不固,则见出血,如呕血、衄血、妇女月经量多或崩漏等。

肝调节血量,以贮藏血液为前提,以主疏泄为动力支持。只有充足的血量贮备,才能有效地进行调节。但是,将贮藏于肝内之血输布于外周的作用,实际上是肝的疏泄功能在血液运行方面的表现。所以《血证论》说:"以肝属木,木气冲和调达,不致遏郁,则血脉通畅。"即在肝气冲和调达的情况下,贮存于肝内的血液才能向外周布散。因此,肝气调节血量的功能,须在藏血与疏泄功能之间协调平衡的情况下,才能正常发挥作用。如果肝气升泄太过或藏血功能减退,都可导致各种出血病证;若肝气疏泄不及,肝气郁结,则可致气滞血瘀病证。

(二) 生理特性

1. **肝体阴而用阳**　体,指肝的本体;用,指肝的功能特性。肝为刚脏,以血为体,以气为用。肝为藏血之脏,血属阴,故肝体为阴;肝主疏泄,性喜条达,内寄相火,主升主动,故肝用为阳。肝体阴柔,其用阳刚,阴阳和调,刚柔相济。

肝"体阴"的意义,其一,肝与肾同居下焦,故属阴;其二,肝藏血,血属阴。肝为刚脏,非柔润而不和调,必赖阴血之滋养方能发挥其正常的生理作用。

肝"用阳"的意义,其一,在生理功能方面,肝主疏泄,其气主升主动,性喜条达,内寄相火,其性属阳;其二,在病理变化方面,肝阳易亢,肝风易动而形成肝阳上亢、肝风内动,临床表现为眩晕、肢麻、震颤、抽搐等症状。

气为阳,血为阴;阳主动,阴主静。称肝"体阴而用阳",实际上揭示了肝在生理功能及病理变化上的主要特征。

2. **肝为刚脏**　刚,指刚强、躁急之意。古人把肝喻为将军之官,是指肝内寄相火,其性刚烈,具有易亢、易逆、好动的特点。肝主藏血,血属阴,其体阴柔;肝主疏泄,其用阳刚。刚柔相济,阴阳和调,则肝的功能正常。此外,肝之阴血赖肾之阴精以涵养,方能充盈,故肝之体阴常不足,而其用阳常易亢。所以在病理上肝气易逆,肝阳易亢,化火生风。常见眩晕,头胀头痛,甚抽搐、震颤的病证特点。

3. **肝性喜条达而恶抑郁**　条达,即调畅、通达和舒展之意;抑郁,即抑制、遏止和郁滞之意。肝属木气,应自然界春生之气,宜保持柔和、舒畅、升发、条达,既不抑郁也不亢奋的冲和之象,才能维持肝的疏泄功能正常。暴怒可致肝气亢奋,出现面红目赤、头胀头痛、心烦易怒等症,思虑抑郁则可致肝气郁结,出现郁郁寡欢、多疑善虑,甚或悲伤欲哭等。

4. **肝与春气相应**　人与天地相参,五脏与自然界四时阴阳相通应,则肝应春气。《素问·四气调神大论》说:"春三月,此谓发陈,天地俱生,万物以荣。"春为四季之始,阳气始发,内孕生升之机,生气和则五化皆平。春气内应于肝,气候温暖多风,有利于肝气的升发、调畅,故肝主升发。肝气升发能激发诸脏,诸脏之气生升有由,化育既施则气血冲和,五脏安定而生机不息。肝对气机的影响主要表现为升动、宣通作用。此外,肝主升发尚有升举阳气、调畅气机的作用。人体生命活动的正常进行有赖气机升降出入运动的推动和激发。《素问·六微旨大论》曰:"故非出入,则无以生长壮老已,非升降,则无以生长化收藏。"肝升肺降,气的升降出入运动才能协调平衡,脏腑经络之气始能调畅而不病;若肝气不升则易郁滞而为病。肝应春生之气,气机升动,气随时行,激发诸脏,以化生生之机。故春季肝病之人易得时势之助,旧病复发或病情加重。如春季风气太盛,也可对肝功能产生不利的影响。

(三) 生理联系

1. **在志为怒,藏魂**　怒是人们受到外界刺激时的一种情绪反应,属不良性的情志刺激。一定程度的发泄利于肝气疏泄,对人体是无害的。一方面疏泄太过,大怒可以伤肝,导致疏泄失常,肝气亢奋,血随气涌,表现为面红目赤,心烦易怒,甚则吐血、衄血、卒然昏倒、不省人事。另一方面疏泄不及,肝失疏泄,也可致情志失常,表现为情绪不稳,郁怒或心烦易怒。故《素问·举痛论》说:"怒则气逆,甚则呕血及飧泄,故气上矣。"《素问·脏气法时论》亦说:"肝病者……令人善怒。"所以说,肝"在志为怒"。

"魂"指一些非本能性的心理活动,如《白虎通》中把感情、情志活动归为魂的功能,张景岳把梦幻想象等视作魂之用。魂乃神之变,是神所派生的,故《灵枢·本神》所说:"随神往来者,谓之魂。"《类经》注云:"魂之为言,如梦寐恍惚,变幻游行之境,皆是也。"魂与神一样,皆是以血为其主要物质基础,心主血,故藏神;肝藏血,故藏魂。所以《灵枢·本神》又说:"肝藏血,血舍魂。"肝的藏血功能正常,则魂有所舍。若肝血不足,则魂不守舍,则可见惊骇多梦、卧寐不安、梦游、梦呓等。

2. **在液为泪**　泪为两目分泌的液体,具有润泽和保护眼目的功能。故《素问·宣明五气》说:"五脏化液……肝为泪。"在正常情况下,泪液的分泌,是濡润目窍不外溢,但在异物侵入目中时,则泪液即可大量分泌,起到清洁眼睛和排除异物的作用。在病理情况下,肝功能失常则可见泪液的分泌异常。如肝的阴血不足,见两目干涩;如肝经风热,见两目红赤,羞光流泪;如肝经湿热,则可见目眵增多、迎风流泪等症。

3. **在窍为目**　目,即眼睛,又称为"精明",具有视物的功能。《素问·脉要精微论》说:"夫精明者,所以视万物,别白黑,审短长。"肝的经脉上连于目系,目的视觉功能,有赖于肝气的疏泄和肝血之荣养,故说:"肝开窍于目。"《灵枢·脉度》亦说:"肝气通于目,肝和则目能辨五色矣。"若肝之阴血不足,见两目干涩,视物昏花或夜盲;肝火上炎,则见两目红肿热痛;肝阴虚而阳亢,可见头目眩晕;肝风内动,则见目睛上吊等。

应当指出,不但肝开窍于目,五脏六腑之精气皆上贯注于目。因此,目与五脏六腑均有其内在的联系,故观察眼睛的变化,即可了解全身功能的盛衰。临床上,望眼神成为中医望诊的重要组成部分。如《灵枢·大惑论》说:"五脏六腑之精气,皆上注于目而为之精。精之窠为眼,骨之精为瞳子,筋之精为黑眼,血之精为络,其窠气之精为白眼,肌肉之精为约束,裹撷筋骨血气之精而与脉并为系,上属于脑,后出于项中。"后世医家据此理论提出了"五轮"学说,即风轮为黑睛;血轮为两眦血络;肉轮为上下眼皮;气轮为白睛;水轮为瞳孔。五轮学说是中医眼科学的理论基础,对眼科疾患的辨证论治具有重要的指导意义。

4. **在体为筋**　筋,即筋膜、肌腱。筋膜附着于骨而聚于关节,是连结关节肌肉、主司运动的组织。《素问·五脏生成》说:"诸筋者,皆属于节。"筋和肌肉的收缩和弛张,即能支配肢体、关节运动的屈伸与转侧。筋膜有赖于肝血的充分滋养,才能强健有力,活动自如。所以《素问·痿论》说:"肝主身之筋膜。"《灵枢·九针》说:"肝主筋。"《素问·六节藏象论》又称肝为"罢极之本",是说肢体关节运动的能量来源,有赖于肝血的濡养。如果肝血虚少,血不养筋,则见肢体麻木,屈伸不利,甚则拘挛震颤;若热邪侵袭人体,燔灼肝经,劫夺肝阴,筋膜失养,则表现为四肢抽搐,颈项强直,角弓反张等动风之象。故《素问·至真要大论》说:"诸风掉眩,皆属于肝。"

5. **其华在爪**　爪,即爪甲,包括指甲和趾甲。爪乃筋之延伸到体外的部分,故称"爪为筋之余"。爪甲的荣枯,可反映肝血的盛衰。《素问·五脏生成》说:"肝之合筋也,其荣爪也。"肝血充足,爪甲坚韧明亮,红润光泽。若肝的阴血不足,爪甲失养,则爪甲脆薄,颜色枯槁,甚则变形脆裂。

五、肾

肾位于人体腹腔腰部,脊柱两旁,左右各一。肾的主要生理功能为主藏精,促进生长、发育与生殖,主水,主纳气。肾与六腑中的膀胱相为表里。其在液为唾,在体为骨,在窍为耳及二阴,其华在发,在志为恐,藏志。肾为封藏之本、水火之宅,其恶燥,在五行中属水与自然界冬气相互通应,为"阴中之阴"。

(一) 生理功能

1. **肾藏精,主生长发育和生殖**　藏精,是肾的主要生理功能,指肾贮存、封藏人体之精。如《素问·六节藏象论》说:"肾者主蛰,封藏之本,精之处也。"《素问·上古天真论》也说:"肾者主水,受五脏六腑之精而藏之。"

(1) 精的概念、组成及功能:精,是精微、精华之意,是指构成人体和维持人体生长发育及各种功能活动的基本物质。肾所藏的精,包括"先天之精"和"后天之精"两部分。

先天之精来源于父母,是禀受于父母的生殖之精。它与生俱来,是构成胚胎发育的原始物质。

人出生后,这种精藏于肾,成为繁衍下一代的物质基础。所以有人又将先天之精称为"生殖之精"。

后天之精来源于脾胃,是胎儿出生以后,通过脾胃的运化功能从饮食物摄取来的精微物质。它是维持人体脏腑组织器官功能的物质基础,具有滋养脏腑的功能,故有人又称之为"脏腑之精"。正如《素问·上古天真论》所说:"肾者主水,受五脏六腑之精而藏之。"

"先天之精"与"后天之精"虽然来源与功能有异,但均同归于肾,两者之间存在着相互依存、相互为用的关系。"先天之精"的存在以及所产生的激发、推动作用,为"后天之精"的摄取提供了物质基础和前提条件,而"后天之精"又不断地充养"先天之精",使之经常保持充盛而不枯竭,保持长久的活力。它们之间的这种关系,可概括为"先天生后天,后天养先天"。

(2) 肾中精气的盛衰决定着人体的生长、发育和生殖。

肾主生长发育:人的整个生长、发育过程,均和肾中精气的盛衰存在着极为密切的内在联系。人从幼年开始,肾中精气逐渐充盛,生长发育迅速,出现了齿更发长的生理变化。到了青壮年,肾中精气更加强盛,不仅具备了生殖能力,而且肌肉满壮,筋骨劲强,处于人生中身体最强壮的时期。进入老年,肾中精气开始衰减,人的形体逐渐衰老,不仅生殖功能丧失,而且发鬓斑白,耳聋目花,形体皆极。

可以看出,整个人体生命活动的生、长、壮、老、已之全过程,即是肾中精气由弱到强,由盛转衰直到消亡的过程。正如《素问·上古天真论》说:"女子七岁肾气盛,齿更发长;二七而天癸至,任脉通,太冲脉盛,月事以时下,故有子;三七肾气平均,故真牙生而长极;四七筋骨坚,发长极,身体盛壮;五七阳明脉衰,面始焦,发始堕;六七三阳脉衰于上,面皆焦,发始白;七七任脉虚,太冲脉衰少,天癸竭,地道不通,故形坏而无子也。丈夫八岁肾气实,发长齿更;二八肾气盛,天癸至,精气溢泻,阴阳和,故能有子;三八肾气平均,筋骨劲强,故真牙生而长极;四八筋骨隆盛,肌肉满壮;五八肾气衰,发堕齿槁;六八阳气衰竭于上,面焦,发鬓颁白;七八肝气衰,筋不能动,天癸竭,精少,肾藏衰,形体皆极;八八则齿发去。"

肾主生殖:生殖,即生育繁殖。生殖与肾的关系极为密切,肾中精气是构成胚胎发育的原始物质,又是促进生殖功能成熟的物质基础。人从幼年开始,肾中精气逐渐充盛,到了青春期(男子"二八",女子"二七"),肾中精气进一步充盛,体内产生了一种称为"天癸"的物质,这时人的生殖器官已发育成熟,男子出现排精,女子月事以时下,从而具备了生殖能力并维持到一定的年龄。从中年进入老年,肾中精气逐渐衰竭,"天癸"这种物质也逐渐减少而消失,生殖能力即逐渐地丧失。所谓"天癸",是指肾中精气充盛到一定程度所产生的一种具有促进人体生殖功能成熟,并维持人体生殖功能的物质。如果肾中精气虚衰,必然会影响人体的生长、发育和生殖,产生相应的病理变化。

此外,因精血同源,精血相互化生,如《诸病源候论》说:"肾藏精,精者,血之所成也。"故肾精充盛与血液充盈也密切相关。

2. 主水和气化　肾主水,指肾主持和调节人体水液代谢的功能,主要是肾中精气的气化功能,对于体内津液的输布和排泄,维持体内津液代谢的平衡起着极为重要的调节作用。故《素问·逆调论》说:"肾者水脏,主津液。"

人体的津液代谢是一个复杂的生理过程,要通过肺、脾、肾、肝、胃、三焦、膀胱等脏腑的协同作用才能完成。在正常生理情况下,津液的代谢是通过胃的摄入,脾的运化和转输,肺的宣散和肃降,肾的蒸腾气化,以三焦为通调而输送到全身。代谢后的水液,则化为汗液、尿液等排出体外。"肾主水"主要体现在两个方面:一是肾的气化作用对全身津液代谢的促进作用。进入到人体内的水液,必须在阳气的蒸化下,化生津液而输布于周身,滋润濡养各脏腑组织器官。代谢后的水液,经气化以化为汗、尿等排泄出体外。中医学认为肾藏精,化生元气,为气化之基,阴阳之根,故肾的气化在津液代谢中起着主宰作用,即肺、脾、膀胱及三焦等对水液的代谢均依赖于肾的气化。二是肾升清降浊,司膀胱的开合。一部分津液经肺气肃降而下达于肾,其中浊中之清,经肾的蒸腾气化而重归于肺,输布周身,其浊中之浊,则下输膀胱,化成尿液,排出于体外。

因此,肾主水的功能失常,可致水液代谢障碍,形成痰饮、水肿;或肾的升清降浊,司膀胱开合的功能失调,则表现为小便不利,甚或癃闭;若肾失固摄,膀胱失约,则见尿频、小便清长量多、遗尿,甚至尿失禁等。

3. **主纳气** 纳,即收纳、摄纳之意。肾主纳气,是指肾摄纳肺吸入的清气而维持正常呼吸的功能,可防止呼吸表浅。人体的呼吸虽然由肺来主司,但中医认为呼吸功能的正常与否还与肾密切相关。具体表现为,由肺吸入的清气必须下达到肾,由肾来摄纳,这样才能保持呼吸运动的平稳和深沉,控制呼吸的频率,保证呼吸的深度,从而保证体内外气体得以充分交换,维持人体的新陈代谢。实际上肾主纳气是肾的封藏作用在呼吸运动中的具体体现。《难经·四难》说:"呼出心与肺,吸入肾与肝。"《类证治裁·喘证》亦说:"肺为气之主,肾为气之根,肺主出气,肾主纳气,阴阳相交,呼吸乃和。"

肾的纳气功能,在呼吸运动中起着重要作用。因此,肾的纳气功能正常,则呼吸均匀和调。如果肾的纳气功能减退,摄纳无权,则肺气上浮而不能下行,即可出现呼吸表浅、动则气喘、呼多吸少、呼吸困难等症,此证称为"肾不纳气"。

肾生理功能的发挥均以肾藏精为基础,肾主生长、发育、生殖,肾主水以及肾主纳气的作用均是肾藏精的生理效应,是肾精所化肾气以及肾阴、肾阳作用的具体体现。由于肾藏精,为一身之本,因此,肾气、肾阴、肾阳就成为一身之气、一身之阴、一身之阳的根本。肾阴对机体各个脏腑组织器官起着滋养、濡润作用,所谓"五脏之阴,非此不能滋",故也称之为"元阴""真阴""真水""命门之水";肾阳对机体各个脏腑组织器官起着推动、温煦作用,所谓"五脏之阳,非此不能发",故也称之为"元阳""真阳""真火""命门之火"。肾阴和肾阳,两者之间相互制约,相互依存,相互为用,从而维持着各脏阴阳的相对平衡。

(二) 生理特性

1. **肾为封藏之本** 肾的封藏、固摄作用,可以防止精、气、血、津液的过量排泄与亡失。《素问·六节藏象论》说:"肾者主蛰,封藏之本。"同时,还可以维持呼吸运动的平稳和深沉。若肾的封藏、固摄功能失常,则表现为男子遗精,女子带下过多、滑胎;或表现为尿频、小便清长、遗尿、尿失禁;或表现为大便滑脱不禁;或表现为呼多吸少、动则喘甚等病理变化。此外,肾的封藏与肝的疏泄具有相反相成的关系,肝的疏泄可防止精气的排泄不畅或壅滞不通,肾的封藏作用可防止精气的过度丢失。

2. **肾为水火之宅** 肾为五脏六腑之本,主一身阴阳,为水火之宅,寓真阴(命门之水)而含真阳(命门之火)。五脏六腑之阴,非肾阴不能滋养;五脏六腑之阳,非肾阳不能温煦。肾阴,为人体阴液之根本,谓之命门之水;肾阳,为人体阳气之根本,谓之命门之火,肾阴与肾阳,同居肾中,两者相互制约,相互依存,相互为用,共同维持着人体生理上的动态平衡。故称肾为水火之宅。

3. **肾恶燥** 《素问·宣明五气》曰:"五脏所恶……肾恶燥。"肾之所以恶燥,因为肾为水脏,主藏阴精,司津液之气化,喜精充盈满之态,恶精少阴亏之势;且燥邪易伤津液,久则肾精耗损,阴精不足,而发阴虚内燥之变,甚则骨髓枯竭,所以说肾恶燥。

4. 肾与冬气相应 肾的生理功能与自然界冬季的阴阳变化相通应,冬季天寒地冻,万物蛰伏,有利于肾的封藏。肾借沉潜之势,闭藏精气,培本固元,以待春生之机,助气化之功。《素问·金匮真言论》曰:"夫精者,身之本也,故藏于精者,春不病温。"因此,冬季更应注意保肾固精、防止肾中精气的过度耗泄。

(三) 生理联系

1. 在志为恐,藏志 肾在志为恐。恐是人们对事物惧怕的一种精神状态。惊与恐相似,但惊为不自知,事出突然而受惊吓;恐为自知,俗称胆怯。惊与恐,对机体的生理活动,是一种不良性刺激。惊恐虽然属肾,但与心主神志密切相关。心藏神,神伤则心怯而恐。故《素问·举痛论》说:"恐则气下,惊则气乱。"即是说明惊恐的刺激,对机体气机的运行可产生不良的影响。"恐则气下",是指人在恐惧状态中,上焦之气闭塞不畅,可使气迫于下焦,则下焦产生胀满,甚则遗尿。"惊则气乱",是指机体正常的生理活动,可因惊慌而产生一时性的紊乱,出现心神不定,手足无措等现象。故《素问·举痛论》说:"惊则心无所倚,神无所归,虑无所定,故气乱矣。"

志,指意志和经验的存记,即"意之所存谓之志"(《灵枢·本神》),杨上善注:"志,亦神之用也,所忆之意,有所专存,谓之志也。"(《太素》)志是记忆的保持,也指心理活动的指向和集中,如唐容川说:"志者,专意而不移也。"其以精为产生基础,由肾所主,即"肾藏精,精舍志"。故老年期肾气衰就会出现健忘;病理上的健忘亦多与肾气不足有关。

2. 在窍为耳和二阴 耳为听觉器官,主司听觉,能分辨各种声音。耳的听觉功能与肾中精气盛衰有密切关系。只有肾精充足,耳有所养,才能维持正常的听力,故《灵枢·脉度》说:"肾气通于耳,肾和则耳能闻五音矣。"如果肾之精气不足,髓海空虚,不能充养于耳,则可见耳鸣、听力减退,甚或耳聋等。

除肾之外,耳与心、肝、胆等脏腑亦有较密切的联系。如《素问·金匮真言论》说:"南方赤色,入通于心,开窍于耳。"若精神紧张或压力过大,心不主神明,可致耳鸣或耳聋。肝胆经脉也与耳相通,若肝胆不利或肝胆湿热,均可循经上扰于耳,出现耳暴鸣、暴聋,甚至耳道肿痛流脓等。

二阴,包括前阴和后阴。前阴具有排尿及生殖功能,尿液的生成与排泄虽由膀胱所主,但要依赖于肾的气化功能才能完成。肾主水,司膀胱的开合,故排尿与肾关系十分密切。肾的气化功能失常,则可见排尿困难、癃闭;而肾气不固,则可见尿频、遗尿、尿失禁。肾藏精,主人体的生长发育与生殖。肾的功能失常,可导致生殖功能障碍,男子见精少、遗精、阳痿;女子见月事不调、不孕等。后阴,即肛门,其功能是排泄糟粕。粪便的排泄,本为大肠传导功能,但亦与肾的功能相关。如《景岳全书·泄泻篇》说:"盖肾为胃关,开窍于二阴,所以二便之开闭,皆肾脏之所主。"

3. 在液为唾 唾为口腔中分泌的一种液体,有润泽口腔、助食物搅拌及滋养肾精的功能。《难经·三十四难》说:"肾液为唾。"唾为肾精所化,咽而不吐,有滋养肾中精气的作用。若多唾或久唾,则易耗伤肾中精气。所以,古代养生家以舌抵上腭,待津唾满口后,咽之以养肾精,称此法为"饮玉浆"。

4. 在体为骨 骨为干,是人体的支架,具有支撑、保护人体,主司运动的生理功能。肾在体为骨,又称"肾主骨",是指骨的生长发育与肾精关系密切,即骨的生长状况可以反映肾精充盛与否。因肾藏精,精能生髓。髓又分为骨髓、脊髓和脑髓等,其中骨髓可充养骨骼,脑髓则充养大脑。由于肾精与髓的密切关系,所以中医学又有"肾主骨生髓"之说。

若肾精充盛,骨髓得到化生,骨髓充足,骨骼得养,则骨髓坚劲有力,耐久立而强劳作。如果肾精不足,骨髓空虚,骨骼失养,在小儿可见生长发育迟缓,骨软无力,出现"五迟""五软"病理表现。

在成人可因骨质疏松痿软,而见腰膝酸软,甚则足痿不能行走,中医称之为"骨痿",老年则因髓减骨枯,还易发生骨折。

齿与骨同出一源,亦由肾精所充养,故称"齿为骨之余",正如《杂病源流犀烛·口齿唇舌病源流》所言:"齿者,肾之标,骨之本也。"因此,牙齿的生长与脱落,与肾中精气的盛衰密切相关。肾中精气充沛,则牙齿坚固而不易脱落;肾中精气不足,则牙齿易于松动,甚则早期脱落。

由于肾精生髓,髓聚为脑,称"脑为髓之海",脑髓依赖于肾精的充养。肾精充足,髓海满盈,则思维敏捷、耳聪目明、精神饱满。肾精亏虚,则髓海不足,脑失所养,在小儿可见智力低下,甚则痴呆,在成人则见思维缓慢、记忆衰减、耳聋目花等病理表现。

5. **其华在发** 发,即头发。肾其华在发,是指肾精能生血,血能生发。发的营养虽来源于血,但生机根于肾,故有"发为血之余"之说。人在幼年,肾气逐渐充盈,齿更发长;青壮年,肾气强盛头发浓密乌黑而有光泽;进入中年至老年,肾气逐渐衰减,头发花白脱落,失去光泽。所以《素问·五脏生成》说:"肾之合骨也,其荣发也。"故肾中精气不足,常见头发生长迟缓、早白、脱落的病理表现。

附:命门

命门一词,首见于《内经》,原意是指眼睛。如《灵枢·根结》说:"命门者,目也。"从《难经》开始,命门被赋予新的含义。如《难经·三十六难》说:"肾两者,非皆肾也,其左者为肾,右者为命门。命门者,诸精神之所舍,原气之所系也,男子以藏精,女子以系胞。"《难经》以后,命门受到了某些医家的重视并进行了深入的研究和阐述,形成了命门学说。历代医家对命门的部位、形态及功能,提出了各自的见解。

1. **右肾为命门说** 此说始于《难经》,认为肾有两枚,左右各一,而左者为肾,右者为命门。如《难经·三十九难》说:"其左为肾,右为命门,命门者,谓精神之所舍也。男子以藏精,女子以系胞,其气与肾通。"这段论述具有三方面的意思:其一,明确指出了命门的部位,右肾即为命门。其二,指出了命门的功能及重要性,功能为男子以藏精,女子以系胞与人体生殖功能关系极为密切。命门的功能极其重要,为精神之所舍,是人体生命的根本,是繁衍和维持人体生命的门户,故称之为命门。其三,指肾与命门相通,两者虽有左右之分,但关系极为密切。

2. **两肾俱为命门说** 元代医家滑寿虽认同左肾右命门,但同时亦认为两肾俱为命门。他说:"命门,其气与肾通,是肾之两者,其实则一尔。"至明代虞抟明确提出了"两肾总号命门",他在《医学正传·医学或问》中说:"夫两肾固为元之根本,性命之所关,虽为水脏,而实有相火寓乎其中,象水中之龙火,因其动而发也,愚意当以两肾总号命门。"明代著名医家张景岳虽将命门释为在女子则为产门,在男子则为精关,但亦认为"两肾皆属命门"。他在《类经附翼·求正录·三焦包络命门辨》中说:"肾两者,坎外之偶也;命门一者,坎中之奇也。一以统两,两以包一。是命门总主乎两肾,而两肾皆属于命门。故命门者,为水火之府,为阴阳之宅,为精气之海,为死生之窦。"张景岳在坚持"命门总主乎两肾,而两肾皆属于命门"观点的同时,还批评了《难经》的左为肾右为命门说。他说:"《难经》述《灵》《素》而作,为诸家之最先,固其颇有谬误,遂起后世之惑,二千年来,无敢违背,而后世之疑,莫可解救,此外并无左右肾之分,亦无右肾为命门之说。"

3. **两肾之间为命门说** 倡此说者,当首推明代医家赵献可。他在《医贯·内经十二官论》中说:"命门在人身之中,对脐附脊骨。自上数下,则为十四椎,自下数上,则为七椎。《内经》曰'七节之旁,中有小心',此处两肾所寄,左边一肾属阴水,右边一肾属阳水,各开一寸五分,中间是命门所居之宫。"他认为命门的部位是在两肾之间。关于命门的功能,他说:"命门为十二经之主,肾无此,则无以作强,而伎巧不出矣;膀胱无此,则三焦之气不化,而水道不行矣;脾胃无此,则不能蒸腐水谷,而五味不出矣;肝胆无此,则将军无决断,而谋虑不出矣;大小肠无此,则变化不行,而二便闭矣;心无此,则神明昏,而万事不能应矣。此所谓'主不明则十二官危'也。"与赵氏同时代的张景岳,在关于命门功能的认识上,与赵有相近之处,如其在《类经附翼·真阴论》中说:"命门之火,谓之元气;命门之水,谓之元精……此命门之水火,即十二脏之化源。故心赖之,则君主以明;肺赖之,则治节以行;脾胃赖之,济仓廪之富;肝胆赖之,资谋虑之本;膀胱赖之,则三焦气化;大小肠赖之,则传导自分。"赵献可和张景岳关于命门的理论,对后世医家产生了深远的影响,一直延续到清代,如陈修园《医学三字经》、林佩琴《类证治裁》、张璐玉《本经逢源》、黄宫绣《本草求真》等,均持类似观点。

4. 命门为肾间动气说　明代医家孙一奎为此种观点的代表。他对命门的主要观点有三:一是命门并不是一个具有形质可见的器官,所以无经脉之循行,亦无动脉之可诊。二是命门虽在两肾之间,但它只是肾间动气,是一种生生不息,造化之机枢而已。三是肾间动气为脏腑之本,生命之源,至关重要。如他在《医旨绪余·命门图说》中说:"细考《灵》《素》,两肾未尝有分言者,然则分之者,自秦越人始也。追越人两呼命门为精神之舍,原气之系,男子藏精,女子系胞者,岂漫语哉?是极贯重于肾为言,谓肾间原气,人之生命,故不可不重也……越人亦曰,肾间动气者,人之生命,五脏六腑之本,十二经脉之根,呼吸之门,三焦之原。命门之义,盖本于此,犹儒之太极,道之玄牝也。观铜人图命门穴不在右肾,而在两肾俞之中可见也……命门乃两肾间之动气,非水非火,乃造化之枢纽,阴阳之根蒂,即先天之太极。五行由此而生,脏腑以继而成。"

以上各家对命门的认识,各自立论不同,从部位言,有右肾与两肾之间之辨;从形态言,有无形与有形之分;从功能言,又有主火与非火之争。但他们对命门的主要生理功能及命门与肾息息相通方面的认识,是趋于一致的。一般认为,肾阳即命门之火,肾阴为命门之水。肾阴,亦即是真阴、元阴;肾阳,亦即是真阳、元阳。古代医家所以称之为命门,无非是强调肾中阴阳的重要性而已。

第三节　六　腑

六腑,即胆、胃、大肠、小肠、膀胱、三焦的总称。其共同的生理功能是,将饮食物腐熟消化,传化糟粕。所以,《素问·五藏别论》说:"六府者,传化物而不藏,故实而不能满也。所以然者,水谷入口,则胃实而肠虚;食下,则肠实而胃虚。"由于六腑专司传化饮食物,故说"实而不能满也"。

饮食物自进入人体消化吸收,变化为糟粕至排出体外,要通过七道关隘,这七道关隘,《难经》称之为"七冲门"。如《难经·四十四难》说:"七冲门何在?然唇为飞门,齿为户门,会厌为吸门,胃为贲门,太仓下口为幽门,大肠小肠会为阑门,下极为魄门,故曰七冲门也。"七冲门中任何一门发生病变,都会影响到饮食物的受纳、消化、吸收和排泄。

由于六腑以传化饮食物为其生理特点,故有实而不能满,六腑以降为顺,以通为用之说;又"通"和"降"的不及与太过,都属于病态。

一、胆

胆为中空的囊状器官,内藏胆汁。因胆汁属人体的精气,故《灵枢·本输》称胆为"中精之腑",

亦有医家将其称为"中清之腑"。胆内藏的胆汁在肝的疏泄作用下而适时排泄,具有"泻而不藏"的特性,故胆为六腑之一。因其内藏的胆汁为精汁,与六腑传化水谷,排泄糟粕有别,故又属奇恒之腑。胆与肝紧密相连,附于肝之短叶间。肝与胆通过经脉相互络属,互为表里。

胆的生理功能与生理特性:

1. **贮藏和排泄胆汁** 胆汁为黄绿色液体,为肝之余气所化生。如《东医宝鉴》说:"肝之余气,泄于胆,聚而成精。"胆汁在肝内生成后,在肝的疏泄作用下,流入胆囊,贮藏起来,在进食时则胆汁又流入肠中以助消化。肝胆的疏泄功能正常,胆汁的生成和排泄无虞,饮食物消化吸收才得以正常进行。反之,肝胆的疏泄功能失常,胆汁的生成和排泄障碍,可见胁痛、腹胀、食欲不振、恶心、呕吐;胆汁上逆则见口苦、呕吐黄绿苦水等;若胆汁外溢肌肤,则出现身、面、目俱黄的黄疸证。

2. **主决断,调节情志** 胆主决断,是指胆在精神意识思维活动中,具有判断事物、作出决定的作用。《素问·灵兰秘典论》说:"胆者,中正之官,决断出焉。"胆气豪壮之人,剧烈的精神刺激对其所造成的影响较小,且恢复也较快;胆气虚怯之人,在受到不良精神刺激的影响时,则易于形成疾病,出现胆怯易惊、善恐、失眠、多梦等精神情志异常的病变。胆的功能失常,如胆火过盛,则见口苦、烦躁易怒、胁痛等;若胆虚痰扰则表现为口苦、呕逆、心烦不寐、惊悸不宁等症。

二、胃

胃位于腹腔上部,上连食管,下通小肠。胃又称为胃脘,分为上、中、下三部:胃的上部为上脘,包括贲门;胃的下部为下脘,包括幽门;上下脘之间的部分称为中脘。贲门上连食管,幽门下通小肠,是饮食物出入胃腑的通道。

胃是机体对饮食物进行消化吸收的重要脏腑,胃的主要生理功能是主受纳和腐熟水谷。胃的生理特性是主通降,以降为和,喜润恶燥。胃与脾同居中焦,"以膜相连",由足阳明胃经与足太阴脾经相互属络,构成表里关系。胃与脾在五行中皆属土,胃为阳明燥土,属阳;脾为太阴湿土,属阴。

胃的生理功能与生理特性:

1. **主受纳腐熟水谷** 胃主受纳水谷,是指胃具有接受和容纳饮食水谷的作用。饮食入口,经过食管(咽)进入胃中,故称胃为"太仓""水谷之海"。机体精气血津液的化生,均依赖于饮食物中的营养物质,又称胃为"水谷气血之海"。胃的受纳功能,既是腐熟功能的基础,也是饮食物消化吸收的基础。胃的受纳功能主要取决于胃气的强弱,可以通过纳食的状况反映出来。

胃主腐熟水谷,是指胃将饮食物初步消化,并形成食糜的作用。容纳于胃中的饮食物,经过胃气的磨化和腐熟作用后,精微物质被吸收,并由脾气转输而营养全身,未被消化的食糜则下传于小肠进一步消化。

胃气的受纳、腐熟水谷功能,必须与脾气的运化功能相互配合、纳运协调才能将水谷化为精微,进而化生精气血津液,供养全身。水谷精微是化生气血精津液的主要物质基础,对于维持机体的生命活动至关重要,所以《素问·平人气象论》说:"人以水谷为本。"《素问·玉机真藏论》也说:"五脏者,皆禀气于胃;胃者,五脏之本也。"说明胃气的盛衰有无,关系到人体功能活动的强盛与生命的存亡。故李东垣在《脾胃论·脾胃虚实传变论》中说:"元气之充足,皆由脾胃之气无所伤,而后能滋养元气。若胃气之本弱,饮食自倍,则脾胃之气既伤,而元气亦不能充,而诸病之所由生也。"

2. **胃主通降** 主通降,是指胃有通利下降的生理功能及特性。胃气的通降作用,主要体现于饮食物的消化和糟粕的排泄过程中。在胃气的腐熟作用下形成的食糜,以通降到小肠,经小肠泌别清浊,其清者经脾的运化输布于周身,浊者继续下降到大肠,形成糟粕排除到体外。藏象学说以脾胃之气的升降运动来概括整个消化过程。脾升则健，胃降则和，脾升胃降协调，共同促进饮食物的消化吸收。若胃失和降，易表现为纳呆脘闷、胃脘胀满或疼痛、大便秘结等病症。若胃气不降反而上逆，则出现恶心、呕吐、呃逆、嗳气等症。另外，胃失和降，不仅影响六腑的通降，还会影响全身气机的升降，从而出现各种病理变化。故《素问·逆调论》有"胃不和则卧不安"之说。

3. 胃喜润恶燥　喜润恶燥是胃的生理特性，喜润，意为喜水之润。胃腐熟食物，不仅依赖胃阳的推动和蒸化，亦需胃阴的濡润，胃阴充足，则能保证食物的腐熟和通降下行的正常。恶燥，是因胃为阳土，其病易成燥热之害，常致胃阴受损。所以，在治疗胃病时，要注意保护胃阴，若用苦寒泻下之剂，当中病即止，勿可妄施苦寒，以免化燥伤阴。

三、小肠

小肠位于腹腔，其上端接幽门与胃相通，下端接阑门与大肠相连，迂回叠积于腹腔内。如《灵枢·肠胃》说："小肠后附脊，左环回周叠积，其注于回肠者，外附于脐上。"

小肠的生理功能与特性：

1. 主受盛与化物　受盛，即接受，以器盛物之意。化物，即消化、传化饮食物。小肠的受盛功能主要体现在两个方面：其一，经过胃初步腐熟的饮食物要适时下降到小肠，由小肠受盛之。其二，饮食物要在小肠内停留一定的时间，以便充分的消化和吸收。小肠的化物功能，将水谷化为精微与糟粕，精微之物经脾运化转输，以营养周身，糟粕进一步下传至大肠，经大肠燥化为粪便排出体外。《素问·灵兰秘典论》说："小肠者，受盛之官，化物出焉。"在病理上，若小肠的受盛化物功能失常，则可见腹部胀闷疼痛，或腹泻，甚或完谷不化等。

2. 泌别清浊　泌，即分泌。别，即分别。清浊，指饮食物中的精微及糟粕，糟粕包括食物残渣及废水。小肠泌别清浊的功能，具体表现为以下三个方面：① 将由胃下降的饮食物在小肠"化物"功能的作用下，分为水谷精微和食物残渣两部分。② 吸收水谷精微和津液，通过脾的运化功能，转输于心肺，并布散于周身，以维持人体正常的生理功能。③ 泌别清浊后的糟粕，分为食物残渣和废水两部分，食物残渣下降到大肠，形成粪便而排出体外，而多余的水分则气化生成尿液排出。对此，《类经》说："小肠居胃之下，受盛胃中水谷而分清浊，水液由此渗于前，糟粕由此而归于后，脾气化而上升，小肠化而下降，故曰化物出焉。"

由此可见，小肠在饮食物消化吸收中的作用是十分重要的，小肠的生理功能正常，则饮食物得以充分的消化吸收，清浊各走其道。病理上，小肠生理功能失常，不仅引起消化吸收功能失常，出现腹胀、腹痛；若清浊不分，还可导致二便排泄的异常。若见大便稀薄，小便短少的症状，临床上常用"利小便以实大便"的方法进行治疗，为此理论的应用。

3. 小肠主液　小肠中的食糜在作进一步消化的过程中，随之分为清浊两部分：清者，即水谷精微和津液，由小肠吸收，经脾气的转输作用输布全身，即所谓"中央土以灌四傍"。浊者，即食物残渣和部分水液，经胃和小肠之气的作用通过阑门传送到大肠。小肠在吸收水谷精微的同时，还吸收了大量的水液，与水谷精微融合为液态物质，故有"小肠主液"之说。因此小肠主液指小肠在泌别清浊过程中，吸收津液，下输水液的功能。

四、大肠

大肠位于腹中，其上口通过阑门与小肠相接，其下端为肛门，又称为"魄门"。中医学把大肠分为回肠和广肠两部分。如《医宗必读》说："回肠者，以其回叠也，广肠即回肠之更大者，直肠又广肠之末节也,下连肛门,是为谷道后阴,一名魄门,总皆大肠也。"

大肠的生理功能与生理特性:

1. **主传导糟粕**　饮食物在小肠泌别清浊后,其清者经脾转输到心肺,布散周身;其浊者则下传到大肠,大肠将糟粕经过燥化,变成粪便排出体外。所以《素问·灵兰秘典论》说:"大肠者,传道之官,变化出焉。"大肠的传导功能,是胃降浊功能的延伸,同时与肺的肃降功能和肾的气化密切相关。肺气的肃降,可推动糟粕下行,有利于大肠的传导。故《医经精义·脏腑之官》说:"大肠之所以能传导者,以其为肺之腑,肺气下达,故能传导。"肾司气化,开窍于二阴,有助大肠的传导之功。

2. **大肠主津**　大肠在传导糟粕的同时,还能同时吸收其部分水分,因此又有"大肠主津"的说法。大肠主津指大肠吸收水分而调节水液代谢的功能。由于大肠有吸收水分的功能,故能使糟粕燥化,变为成形之粪便而排出体外。若大肠吸收水分过多,则大便干结而致便秘;反之,可见腹泻,大便稀溏,故有"大肠主津"之说。

五、膀胱

膀胱位于小腹部,为囊性器官。膀胱上通于肾,下连尿道与外界直接相通。膀胱又称"脬",是贮存和排泄尿液的器官。《素问·灵兰秘典论》说:"膀胱者,州都之官,津液藏焉,气化则能出矣。"由于足太阳膀胱经与足少阴肾经相互络属,使膀胱与肾构成表里关系。

膀胱的生理功能与生理特性:

1. **贮存尿液**　人体的津液通过肺、脾、肾等脏的作用,布散全身,发挥其滋养濡润作用。其代谢后的浊液(废水)则下归于肾,经肾气的蒸化作用,升清降浊:清者回流体内,重新参与水液代谢;浊者下输于膀胱,变成尿液,由膀胱贮存。

2. **排泄尿液**　尿液的正常排泄,主要由肾气与膀胱之气的推动和固摄作用来调节。肾气与膀胱之气的作用协调,则膀胱开合有度,尿液可及时排出体外。

膀胱的贮尿和排尿功能,依赖于肾气与膀胱之气的协调。肾的气化,促进尿液的生成并控制其排泄;膀胱之气通降,推动膀胱收缩而排尿。若肾与膀胱失调,膀胱开合失权,既可出现小便不利或癃闭,又可出现尿频、尿急、遗尿、小便失禁等临床表现。此外,由于膀胱通过尿道与外界直接相通,故湿热邪气易从外直接侵入膀胱,引起膀胱湿热蕴结,气化不利,表现为尿频、尿急、尿痛,甚或见血尿等症。

六、三焦

三焦是上、中、下三焦的合称,为六腑之一。有些学者认为其在脏腑中最大,又与五脏没有直接的阴阳表里联系,故又称之为"孤府"。对三焦所在位置和形态,历代医家有所争议:一是有名无形说。这种观点始于《难经》,认为三焦只有名称,而无实质性的脏器。如《难经·三十八难》说:"脏唯有五,腑独有六者,何也?然所以腑有六者,谓三焦也。有原气之别焉,主持诸气,有名而无形。"《难经·二十五难》亦说:"心主与三焦为表里,俱有名而无形。"其后,孙思邈著《千金方》、李梴著《医学入门》等,亦宗此说。二是有名有形说。多数医家持此种观点,但对其具体部位与形态看法有异。① 认为三焦为人之脂膜,如宋代陈无择在《三因极一病证方论》说:"三焦有形如脂膜。"唐容川在《血证论》里亦说:"三焦,古作膲,即人身上下内外相联之油膜也。"② 认为三焦为整个胸腹腔。如张景岳的《类经》认为三焦乃"脏腑之外,躯体之内,包罗诸脏,一腔之大腑也"。

(一) 生理功能

虽然中医学对三焦的形态和部位有很多争议,但对生理功能的认识却是比较一致的。

1. **通行元气** 元气,是由肾精所化,是人体生命活动的原动力,能够推动人体的生长发育,激发各脏腑组织器官的生理功能。元气通过三焦之道以布达全身。故《难经·三十八难》说三焦"有元气之别焉,主持诸气"。《难经·六十六难》亦说:"三焦者,原气之别使也,主通行三气,经历于五脏六腑。"这里所说的"三气",一般指宗气、营气、卫气而言。

2. **运行水液** 三焦是水液出入的通道。人体的津液代谢,是由肺、脾、肾、膀胱等脏腑的协同作用来完成,津液升降出入的布散须以三焦为道,才得以正常运行。故《难经·三十一难》说:"三焦者,水谷之道路。"《素问·灵兰秘典论》曰:"三焦者,决渎之官,水道出焉。"在水液代谢过程中,三焦有疏通水道、运行水液的作用,是水液升降出入的通路。如果三焦水道不利,则肺、脾、肾等输布调节水液代谢的功能也难以实现,所以又把对水液代谢的协调平衡作用,称作"三焦气化"。

(二) 三焦的部位划分及其各自的生理功能特点

1. **上焦** 上焦的部位,根据《灵枢·营卫生会》的论述:"上焦出于胃上口,并咽以上,贯膈而布胸中。"即将横膈以上的胸部,包括心、肺两脏和头面部,称作上焦。上焦的生理功能特点是主气的升发和宣散,是"升已而降""若雾露之溉",将气血弥漫至全身濡养之。《灵枢·营卫生会》用"上焦如雾"以阐明上焦的主要生理功能是宣发卫气,布散水谷精微以充养周身。上焦如雾指上焦宣发、布散气血津液,充养机体的功能。

2. **中焦** 中焦的部位,是指膈以下、脐以上的上腹部。但在《灵枢·营卫生会》中是指整个胃,即是从胃的上口(贲门)至胃的下口(幽门)。中焦的生理功能特点,实际上概括了脾胃的消化和吸收功能,故说中焦是"泌糟粕,蒸津液",升降之枢,气血生化之源。《灵枢·营卫生会》用"中焦如沤"进行概括。中焦如沤指中焦腐熟水谷,吸收精微的功能。

3. **下焦** 下焦的部位,是指胃以下的部位,包括有小肠、大肠、肾和膀胱等脏器。下焦的生理功能特点,《灵枢·营卫生会》概括为"下焦如渎",即主要是下焦渗泄水液,排泄二便的功能。但后世医家认为,下焦有肝肾所居,亦藏精血、为元气的升发之根,因而扩大了下焦的生理功能特点。

(三) 辨证三焦

辨证三焦,指以三焦作为温病的辨证纲领。清代吴鞠通等医家在《内经》《伤寒论》的基础上,以上焦、中焦、下焦为纲,以温病病名为目,将六经、脏腑及卫气营血辨证理论贯穿其中,通过分析温病发展过程的不同阶段以及三焦所属脏腑的传变规律,创立并完善了三焦辨证,且广泛应用于温热病与湿热病的诊断与治疗中。

第四节 奇恒之腑

奇恒之腑,包括脑、髓、骨、脉、胆、女子胞等六个脏器组织,在形态上多中空而与腑相似,在功能上又贮藏精气类似脏,《素问·五脏别论》说:"脑、髓、骨、脉、胆、女子胞,此六者,地气之所生也,皆藏于阴而象于地,故藏而不泻,名曰奇恒之府。"奇恒之腑中除胆为六腑之一外,其余的都没有表里配合,也没有五行的配属,这是不同于五脏六腑的又一特点。脉、髓、骨、胆的生理,前面已论述,本节仅论述脑与女子胞。

一、脑

脑,位于颅腔之内,为髓聚之处。《灵枢·海论》说:"脑为髓之海。"《素问·五脏生成》亦说:"诸髓者,皆属于脑。"

脑的生理功能表现为:

1. **主宰人的生命活动**　元神藏于脑中,为生命的主宰。中医认为,脑是人体内的一个重要器官,如受到损伤,可致人于死命。所以《素问·刺禁论》说:"刺头,中脑户,入脑立死。"张景岳在《类经·针刺类》注释这段原文时说:"脑户,督脉穴,在枕骨上,通于脑中。脑为髓海,乃元阳精气之所聚。针入脑则真气泄,故立死。"

2. **主感觉运动**　脑的生理功能与头部的感官功能、肢体的运动关系密切。脑海充足,耳聪目明,感觉灵敏;髓海不足,则感官不灵。如《灵枢·海论》说:"髓海有余,则轻劲多力,自过其度;髓海不足,是脑转耳鸣,胫酸眩冒,目无所见,懈怠安卧。"《灵枢·口问》亦说:"上气不足,脑为之不满,耳为之苦鸣,头为之苦倾,目为之眩。"另外,脑为元神之府,统领一身之气布达筋与百节,令其运动协调。脑髓充则运动强劲而协调;脑髓不充,则耳鸣、目眩及精神委顿。

3. **主精神意识**　在《内经》的基础上,明代李时珍在《本草纲目》"辛夷"条中提出了"脑为元神之府"的观点。清代医家汪昂在《本草备要》中有"人之记性,皆在脑中"的记载。后来,王清任在《医林改错》中明确指出:"灵机记性不在心在脑。"他说:"灵机记性在脑者,因饮食生气血,长肌肉,精汁之清者,化而为髓,由脊髓上行入脑,名曰脑髓……两耳通脑,所听之声归脑……两目系如线长于脑,所见之物归脑……鼻通于脑,所闻香臭归于脑……(小儿)至周岁脑渐生,舌能言一二字。"阐明了脑与人体忆、听、视、嗅、言的相关性。

应当指出,虽然某些医家提出了脑与神志活动有关,但藏象学说中是把脑的某些功能归属于五脏,如"心藏神""肺藏魄""肝藏魂""脾藏意""肾藏志",且与心的关系最为密切,这是因为"心为五脏六腑之大主,精神之所舍也""心者,君主之官,神明出焉"。故当神志功能失调,中医常从五脏辨治,如血不养心见失眠、多梦、健忘;热陷心包见神昏谵语;痰迷心窍见神志不清、哭笑失常;痰火扰心见狂躁妄动等病证;临床可从养心安神、清心开窍、涤痰开窍、清心涤痰等调整脏腑阴阳气血入手治疗。用藏象学说理论来治疗神志方面的疾病,这亦是中医学理论的独特之处。对于精神意识思维活动异常的精神情志病,不能单一地认为是心主神明的病变,而与其他四脏无关。对于脑的病变,也不能简单地归于肾的病变。

二、女子胞

女子胞,又称胞宫、胞脏、子宫、子脏等。位于小腹部,在膀胱之后,直肠之前,通过阴道与外界相通,是女性生殖器官,生理功能是主月事和孕育胎儿。女子的月经来潮和胎儿的孕育,是一个复杂的生理活动过程。主要有以下三个方面的生理因素:

1. **肾中精气的作用**　女性生殖器官的发育及生殖功能的维持,全赖肾中精气的作用。肾中精气充盈到一定程度时,会产生"天癸"物质。在"天癸"的促发下,女子生殖器官才能发育成熟,月经来潮,为孕育胎儿准备条件。反之,进入老年,由于肾中精气的衰少,"天癸"亦随之而衰少,甚至衰竭,则进入绝经期,"形坏而无子"。如《素问·上古天真论》说:"二七而天癸至,任脉通,太冲脉盛,月事以时下,故有子……七七任脉虚,太冲脉衰少,天癸竭,地道不通,故形坏而无子也。"可见,肾中精气的充盈与否,能影响"天癸"的至与竭,从而影响月经。因此,对女子生殖器官的发育和生殖功能的维持,起决定作用的是肾中精气的盛衰。

2. 冲、任二脉的作用　冲、任二脉同起于胞中。冲脉与肾经并行,与阳明脉相通,能调节十二经脉的气血,有"冲为血海"之称;任主胞胎,在小腹部与足三阴经相会,能调节全身的阴经,有"阴脉之海"之称。十二经脉气血充盈,才能溢入冲、任二脉,经过冲、任二脉的调节,注入胞宫,而发生月经。幼年时期,肾中精气未盛,"天癸"未至,故任脉未通,冲脉未盛,未行月经;人至老年,肾中精气亏少,"天癸"衰竭,冲、任二脉的气血也逐渐减少,而进入绝经期,出现月经紊乱,终至绝经。可见,冲、任二脉的盛衰,受"天癸"的调节。临床上,由于某些原因引起冲、任二脉失调时,即可出现月经周期紊乱,甚至不孕等症。

3. 心、肝、脾三脏的作用　心主血、肝藏血、脾为气血生化之源而统血,对于全身血液的化生和运行均有调节作用。月经的来潮和周期,及孕育胎儿,均离不开气血的充盈和血液的正常运行调节。因此,女子胞的功能与心、肝、脾三脏的生理功能密切相关。若肝藏血、脾统血功能减退,可引起月经过多,周期缩短,行经期延长,甚至崩漏等症;若脾的运化功能减弱,气血生化不足,则月经量少,周期延长,甚至经闭等症;若因情志刺激,损伤心神或影响肝的疏泄功能,气血失畅而致月经紊乱,或痛经等症。

综上所述,女子胞的生理功能受诸多因素的影响,主要与肾、心、肝、脾和冲、任二脉的关系最为密切。

附:精室

男子之胞名为精室,包括睾丸、附睾、精囊腺和前列腺等,具有化生和贮藏精液,主司生育繁衍的功能。精室是男性生殖器官,亦与肾中精气的盛衰与冲任二脉的关系密切。故《中西汇通医经精义·下卷》说:"女子之胞,男子为精室,乃血气交会,化精成胎之所,最为紧要。"睾丸,又称外肾,如《类证治裁·卷之首》"睾丸者,肾之外候"、《中西医粹》"外肾,睾丸也";亦称"势",丹波元简注《灵枢·五音五味》说:"宦者少时去其势,故须不生。势,阴丸也,此言宗筋,亦指睾丸而言。"

第五节　脏腑之间的关系

人体是一个统一的有机整体,各脏腑组织器官通过经络相互沟通,在生理上相互联系,在病理上互相影响。脏腑之间的关系主要体现在呼吸、饮食物消化吸收与排泄、血液的生成运行、水液代谢等方面。同时,也通过阴阳、五行等方面构成内在联系。理解和掌握脏腑之间的关系对于指导中医临床辨证论治具有重要的理论意义。

一、脏与脏之间的关系

五脏虽各具有不同的生理功能,但因五脏分属于五行,都以阴阳气血为其功能活动的物质基础,故五脏之间在生理上常相互资助、相互配合、相互制约;在病理上相互影响、相互传变。古代医家多用五行的生克乘侮来阐释五脏之间的联系,实际上,脏与脏除了五行之间的相互关系外,还存在着阴阳和精、气、血、津液、神志方面的关系。目前大多从各脏的生理功能、病理变化来阐释五脏之间的相互关系。

(一) 心与肺

心肺同居上焦。心主血,肺主气;心主行血,肺主呼吸。这就决定了心与肺之间的关系,主要反映在气与血、血液运行与呼吸运动的关系。

1. **肺气助心行血** 心主血脉,能够推动血液在经脉内运行不息,但心主血脉的功能要靠肺气的资助才得以正常发挥。这是因为肺主呼吸,肺吸入的清气与水谷精微之气相合而生成宗气,宗气又贯注到心脉而助心行血。只有肺主呼吸的生理功能正常,宗气生成充足,心脉得到宗气的资助,才能维持正常的血液循环,即所谓"气为血之帅""气行则血行"。

2. **心血布散肺气** 肺主呼吸,通过肺的呼吸,呼出体内的浊气,吸入自然界清气,完成体内外气体的交换。但肺吸入的清气,必须依附于血液,靠心血的运载才能布达周身,与此同时浊气到达于肺,呼出体外。所以,只有心主血脉的生理功能正常,血液运行通利,则气机通畅,呼吸才能通畅、均匀,体内外气体得以正常交换。即所谓"血为气之母""血以载气"。

联结心主行血和肺主呼吸之间的中心环节是积于胸中的"宗气"。由于宗气具有贯心脉以行气血,入息道而司呼吸的作用,从而有利于维持血液循环与呼吸运动之间的协调平衡。

病理上心肺两脏病变亦常互相影响。如肺气虚损或肺失宣降,致宗气的生成不足或气机阻滞不畅,则影响到心主血脉的生理功能,导致血行瘀滞,而出现胸闷疼痛、心悸,甚则口唇青紫、脉或涩或结或代等。反之,若心气不足或心阳不振,血液运行迟缓而瘀阻于肺脉时,也必然会影响到肺主气的功能,使呼吸不利,宣降失常,出现胸闷、咳喘、气促等症。

(二) 心与脾

心行血而生血,脾统血,且为生血之源。心与脾之间的关系,主要表现在血液的生成和运行方面。

1. **血液生成** 在脾的运化作用下,水谷精微得以消化吸收并注之于脉,在心气的化赤作用下生成血液。只有脾气强健,气血生化有源,心血才能充盈。而脾的运化功能,又依赖于心阳的温运和心神的调节,有利于气血的生成。心与脾在血液的生成方面,存在着相辅相成的关系。

2. **血液运行** 人体血液的运行,除了靠心气推动、肺气的资助外,还有赖于脾气的统摄。只有脾气健旺,统摄血液功能正常,血液才能在心气的推动下在经脉内正常运行而不溢出脉外。心脾两脏相互配合,维持正常的血液循环。

在病理上,心脾两脏常互相影响,如思虑过度,不仅耗伤心血,还可影响脾的运化功能,出现纳呆、腹胀等症;若脾失健运,气血生化无源,或劳心过度,血液耗损过多,最终可以导致"心脾两虚",出现眩晕、心悸、失眠、多梦、腹胀、食少、体倦、面色无华等症。此外,心气不足,行血无力,或脾气虚损,统摄无权,均可致血行失常,或见气虚血瘀,或见气不摄血的出血。

(三) 心与肝

心主血脉,肝主藏血;心主神志,肝主疏泄,调畅情志。故心与肝的关系主要表现在血液运行和精神、情志调节方面。

1. **血液运行** 心气推动血液在脉内运行不息。肝贮藏血液并调节全身各脏腑组织器官的血量以助心行血。另外,心血与肝血往往互相滋养。心气充沛,心血充盈,则血行正常,肝有所藏。肝藏血充足,疏泄正常,有效进行血量调节,也有利于心行血功能的正常发挥。心肝两脏相互配合,共同维持血液的正常运行。心血不足,常可引起肝血亏虚;肝血不足,亦可引起心血亏虚,最终导致心肝血虚。临床表现为心悸、失眠、多梦、眩晕、肢体麻木、女子月经量少、爪甲不荣等。

此外,肝主泄疏,调畅气机,有利于气血的运行。若肝失疏泄,气机阻滞,血运不畅,可导致心血瘀阻,表现为心前区憋闷、刺痛,甚则口唇青紫、脉涩不畅等。

2. 精神和情志　心藏神为五脏六腑之大主;肝主疏泄以调畅情志。心血与肝血共为精神、情志活动的物质基础,共同调节人的精神、情志活动。

心与肝在情志上常互相影响,如心火旺可引动肝火,肝火盛亦可引发心火。心肝火旺常表现为精神、情志的失常。临床可见面红目赤、急躁易怒、心烦不寐,甚则可见哭笑无常以及狂乱等。

(四) 心与肾

心居胸中,属阳,从火,心阳为之君火;肾位居下,属阴,从水,肾阳为之相火。心主血而藏神,肾藏精。故心与肾的关系,在生理状态下,是以阴阳、水火、精血的动态平衡为其重要条件,主要表现在心肾相交、精血互生、精神互用、君相安位四个方面。

1. 心肾相交(水火既济)　心位居于上而属阳,从火,其性主动;肾位居于下而属阴,主水,其性主静。心肾相交是指心火必须下降于肾,与肾阳共同温煦肾阴,使肾水不寒。肾水必须上济于心,与心阴共同涵养心阳,使心火不亢。若肾无心之火则水寒,心无肾之水则火炽。心必得肾水以滋润,肾必得心火以温煦。在正常生理状态下,这种水火既济的关系,是以心肾阴阳升降的动态平衡为其重要条件。

在病理上,若心火不降,或肾水不升,均可致心肾之间失去协调平衡,表现为心火亢于上,肾水寒于下的心肾不交,临床可见心烦不寐、心悸、健忘、腰膝酸软,或见男子梦遗、女子梦交等症;或肾阴虚致相火妄动;或肾阳虚气化无力致水液内停,上泛于心,致心悸、不得平卧的水气凌心的病理变化。

2. 精血互生　心主血,肾藏精,精和血都是维持人体生命活动的重要物质。精血之间相互资生,相互转化,血可以化而为精,精亦可化而为血。精血之间的相互资生为心肾相交奠定了物质基础。在病理上,肾精亏虚常可致心血不足,心血虚最终亦可引起肾精亏虚。

3. 精神互用　心藏神,为人体生命活动的主宰,神全可以益精。肾藏精,精能生髓,髓汇于脑,积精可以全神,使精神内守。精能化气生神,为神气之本;神能驭精役气,为精气之主。人的神志活动,不仅为心所主,而且与肾也密切相关。

4. 君相安位　心阳为君火,肾阳为相火,君火在上,为一身之主宰;相火在下,为神明之臣辅。君火与相火各安其位,才能使心肾之阳发挥温煦推动作用。

(五) 肺与脾

肺司呼吸,主一身之气,脾主运化,为气血生化之源;肺主通调水道,为水之上源,脾主运化水液,为水液代谢枢纽。故肺脾之间的关系主要表现为气的生成和水液代谢两个方面。

1. 气的生成　肺主呼吸,通过肺的呼吸,吸入自然界清气;脾主运化,摄入水谷精微之气。清气与水谷精微之气生成宗气并积于胸中,宗气走息道助肺呼吸,贯心脉助心以行气血。可见,宗气的生成主要依赖于肺脾两脏,故有"肺为主气之枢、脾为生气之源"的说法。在五行中,脾属土,肺属金,脾土与肺金之间是母子关系。

在病理上,如脾气虚弱,运化失职,水谷精微化源不足,无以上益于肺,导致肺气不足,此为土不生金;若肺气虚损,不能为脾布散水谷精微,脾气亦衰,此为子盗母气,最终导致脾肺两虚证。临床可见少气懒言、语声低微、咳喘无力、食少纳呆、腹胀便溏、倦怠乏力等症,治疗上常采用"培土生金"或"脾肺双补"的方法。

2. 水液代谢　肺主宣降,通调水道;脾运化水液,为水液出入升降之枢。即水液经过脾胃的消化吸收,由脾上输至肺,通过肺的宣发,将津液输布于周身、皮毛;多余的水液,在肺的肃降作用下,经过脾的转输,下降到肾与膀胱。升降出入,有序不乱,共同维持水液代谢的动态平衡。

在病理上,脾肺两脏互相影响。如脾气虚衰,水液不运,湿浊内生,化痰成饮,聚集于肺,导致肺之呼吸不利,宣降失常,可见咳嗽、气喘、痰多。此证其标在肺,其本在脾,故有"脾为生痰之源,肺为贮痰之器"之说。反之,肺气虚弱,宣降失常,水津不布,水湿停聚,湿困中焦,脾胃运化失常,转输不利,可见倦怠身重、腹胀便溏、水肿、小便不利等湿浊困脾之象。

(六) 肺与肝

肝主升发,肺主肃降,肝升肺降,气机调畅,气血流行,脏腑安和,故肝和肺的关系主要体现在气机升降和气血运行两个方面。

1. 气机升降　肺居膈上,其气肃降;肝居膈下,其气升发。肝从左而升,肺从右而降,升降得宜,则气机调畅。人体精气血津液运行,以肝肺为枢转,肝升肺降,以维持人体气机的正常升降运动。在病理上,肝升太过,或肺降不及,则多致气火上逆,可出现咳嗽、胸痛、咯血等肝火犯肺证,又称为"木火刑金"或"木旺侮金"。反之,肺失清肃,燥热内盛,也可伤及肝阴,致肝阳亢逆,则在咳嗽的同时,出现胁肋胀痛、头痛、易怒、面红目赤等肺病及肝之候。

2. 气血运行　肝藏血,调节全身之血;肺主气,治理调节一身之气。肺调气需得血的濡养,肝行血又需依赖气的推动。总之,全身气血的运行,虽赖心所主,但又需肺主治节与肝主疏泄和藏血作用的制约,故两脏对气血的运行也有一定的调节作用。

(七) 肺与肾

肺主呼气,肾主纳气;肺为水之上源,肾为主水之脏。故肺肾之间的关系主要表现在呼吸运动和水液代谢两方面。

1. 呼吸运动　肺主呼吸,通过肺的呼浊吸清,吐故纳新,完成体内外气体的交换。但肺的呼吸功能必须依赖于肾主纳气的作用才得以正常发挥。中医学认为,由肺吸入的清气,必须下行至肾,由肾气摄纳之,从而保证吸气有深度,保证呼吸运动的平稳,有利于气体的交换。故《类证治裁·喘证》说:"肺为气之主,肾为气之根,肺主出气,肾主纳气,阴阳相交,呼吸乃和。"

在病理上,若肾气虚损,摄纳无权,则气浮于上,或肺气虚损,久病及肾,导致下元虚衰,气不归根,均可出现呼吸困难、呼多吸少、动则喘甚的病变。

2. 水液代谢　肾为主水之脏,具有气化功能,其气化作用贯穿在水液代谢的始终,而肺为水之上源,肺主行水,宣发肃降,通调水道。肺肾等脏相互配合,共同维持人体水液代谢的协调平衡。

在病理上,肺肾功能失调,常互为因果,引起水液代谢障碍。若肺失宣肃,水道失于通调,水液不能下输到肾及膀胱,出现尿少、水肿;而肾的气化失司,水气内停,寒水上泛射肺,可见水肿、尿少、咳喘不能平卧等。即如《素问·水热穴论》所言:"其本在肾,其末在肺,皆积水也。"

此外,肺肾之间还存在着"金水相生"的关系,即肺肾之阴相互滋养。肾阴为一身阴液之根本,对肺阴具有滋润作用。因金能生水,肺阴下降以养肾阴,肺肾之间阴液互滋,是谓"金水相生"。在病理上,肺阴虚损,久必及肾,导致肾阴亦虚;而肾阴虚衰,不能滋养肺阴,亦可致肺阴虚,最终可形成肺肾阴虚,临床可见潮热盗汗、腰膝酸软、干咳少痰、痰中带血等症。

(八) 肝与脾

肝主疏泄,脾主运化;肝主藏血,脾主统血。肝与脾的生理联系主要表现在疏泄与运化的相互为用、藏血与统血的相互协调关系。

1. **疏泄与运化** 肝主疏泄,调畅气机,协调脾胃升降,并疏利胆汁,输于肠道,促进脾胃对饮食物的消化及对精微的吸收和转输功能。脾气健旺,运化正常,水谷精微充足,气血生化有源,肝体得以濡养而使肝气冲和条达,有利于疏泄功能的发挥。

在病理上,肝脾病变相互影响。若肝失疏泄,气机郁滞,易致脾失健运,形成精神抑郁,胸闷太息,纳呆腹胀,肠鸣泄泻等肝脾不调之候。脾失健运,也可影响肝失疏泄,导致"土壅木郁"之证。或因脾虚生湿化热,湿热郁蒸肝胆,则可形成黄疸。

2. **血液运行** 血的正常运行,虽由心所主,但与肝、脾也有密切的关系。肝主藏血,调节血量;脾主生血,统摄血液。脾气健旺,生血有源,统血有权,使肝有所藏;肝血充足,疏泄正常,血量得以正常调节,气血才能运行无阻。肝脾相互协作,共同维持血液的正常运行。

在病理上,脾气虚弱,则血液生化无源而血虚,或统摄无权而出血,均可导致肝藏血不足。此外,肝不藏血也与脾不统血同时并见,临床称为"藏统失司",以出血症为其主要特点。

(九) 脾与肾

脾主运化,为后天之本,肾主藏精,为先天之本。脾主运化水液,肾主水液和气化。脾肾之间的关系主要表现在先天与后天相互促进及水液代谢方面。

1. **先后天关系** 肾藏精,主人体的生长发育与生殖,为先天之本;脾主运化,为气血生化之源,为后天之本。先后天之间的关系是"先天生后天,后天养先天"。脾的运化依赖于肾阳的温煦才能强健。肾藏精,但肾精必须得到脾运化的水谷精微充养,才能充盛不衰。

脾肾病变常相互影响,如肾阳虚不能温脾阳,则脾阳虚衰,运化不利;或由于脾阳虚衰,日久及肾,导致肾阳虚衰,最终形成脾肾阳虚。临床表现为腰膝酸软、形寒肢冷、食少便溏,甚则五更泄泻。若脾病日久,运化失职,水谷精微化源匮乏,无以滋养先天,则肾精虚衰,表现为人体生长发育迟缓、生殖功能障碍,如小儿可见"五迟""五软";在成人可见早衰、阳痿不育、经少不孕等。

2. **水液代谢** 人体水液代谢是一个复杂的生理过程,是多个脏腑协同作用的结果。其中尤以脾肾的作用更为重要:脾主运化水液,为水液代谢的枢纽。肾主水液,气化作用贯彻在水液代谢始终。故《类证治裁·肿胀论治》认为水液代谢"其本在肾,其制在脾",以此概括脾肾两脏在水液代谢过程中的作用及其特点。

在病理上,脾肾阳虚均可导致水液代谢障碍,出现水肿、泄泻、小便不利等症。

(十) 肝与肾

肝藏血,肾藏精;肝主疏泄,肾主闭藏。肝肾之间的关系极为密切,故有"肝肾同源"之说。肝与肾的关系,主要表现在精血阴液相互滋生和相互转化,以及同寄相火和藏泄互用等方面。

1. **阴液互养** 肝在五行属木,肾在五行属水。水能涵木,指肾阴能涵养肝阴,使肝阳不致上亢;反之,肝阴又可资助肾阴生成。在肝阴和肾阴之间,肾阴是主要的,只有肾阴充足,才能维持肝阴与肝阳之间的动态平衡。在病理上,肾阴不足可累及肝阴,形成肝肾阴虚,阴不制阳,水不涵木,又易致肝阳上亢,可见眩晕、中风等。此外,肾阳虚衰可累及肝阳,形成肝肾阳虚,阳不制阴,阴寒内盛,可见下焦虚寒,肝脉寒滞,出现少腹冷痛,阳痿精冷,宫寒不孕等。

2. **精血互生** 肝藏血,肾藏精,精血相互资生。在生理状态下,肝血依赖肾精的滋养,肾精又赖肝血的不断补充,肝血与肾精,相互滋生,相互转化。精与血都化生于脾胃消化吸收的水谷精微,故称"精血同源",或"肝肾同源"。又因其脏配合天干,以甲乙属木,属肝,壬癸属水,属肾,所以"肝肾同源"又称"乙癸同源"。在病理上,肝血不足与肾精亏虚多可相互影响,以致出现头昏目眩、耳聋耳鸣、腰膝酸软等肝肾精血两亏之证。临床上对精血不足的病证,一般治以养肝补肾。

3. **同寄相火** 相火是与心之君火相对而言的。一般认为相火源于命门,寄于肝、肾、胆和三焦等。

4. **藏泄互用** 肝主疏泄,肾主闭藏。肝肾之间存在着相互为用,相互制约,相互调节的关系。疏泄与闭藏,相反相成。肝气疏泄可使肾气闭藏而开合有度,肾气闭藏可防止精液无故丢失。肝肾之间的藏泄协调,则女子月经排泄有时,男子精液溢泻有度,共同维持生殖功能活动正常。因此,肝肾之间的这种关系,与女子经孕及男子排精尤为密切。在病理上,肝肾藏泄失司,女子可见月经失调,月经量多或闭经,以及排卵障碍;男子可见阳痿、遗精、滑精或阳强不泄等症。

二、脏与腑之间的关系

脏与腑的关系,是脏腑阴阳表里相合的关系。五脏属阴,六腑属阳;五脏为里,六腑为表。脏腑在功能上相互协调,在病理上相互影响,脏腑之间之所以构成这种紧密关系,主要表现有以下五个方面。

(一) 心与小肠

手少阴心经属心络小肠,手太阳小肠经属小肠络心,心与小肠通过经脉相互络属构成了表里关系。心与小肠在功能上相互为用。心主血脉,心血循经下降以濡养小肠,心阳温煦小肠,有助于小肠的化物功能;小肠主化物,泌别清浊,吸收水谷精微和水液,其中浓稠部分经脾气转输于心,化血以养其心脉,即《素问·经脉别论》所谓"浊气归心,淫精于脉"。

在病理上,心与小肠常相互影响。心经实火,可移热于小肠,引起尿少、尿赤涩刺痛、尿血等小肠实热的症状。反之,小肠有热,亦可循经脉上熏于心,可见心烦、舌赤糜烂等症状。此外,小肠虚寒,化物失职,水谷精微不生,日久可出现心血不足的病证。

(二) 肺与大肠

手太阴肺经属肺络大肠,手阳明大肠经属大肠络肺,通过经脉的相互络属,肺与大肠构成表里关系。肺与大肠在功能上的联系,主要体现在肺气肃降与大肠传导功能之间的相互为用关系。肺气清肃下降,气机调畅,并布散津液,能促进大肠的传导,有利于糟粕的排出。大肠传导正常,糟粕下行,亦有利于肺气的肃降。两者配合协调,从而使肺主呼吸及大肠传导功能均归正常。

在病理上,肺与大肠相互影响。肺气壅塞,失于肃降,气不下行,津不下达,可引起腑气不通,肠燥便秘。若大肠实热,传导不畅,腑气阻滞,也可影响到肺的宣降,出现胸满咳喘。

(三) 脾与胃

脾与胃以膜相连,通过经脉相互络属而构成表里相合关系,两者密切配合,共同完成饮食物的消化吸收。

1. 纳运相成 脾主运化,胃主受纳,受纳与运化相辅相成。胃主受纳,将饮食物摄入到人体并进行初步的消化腐熟,是谓"游溢精气"(《素问·经脉别论》);脾主运化,将水谷精微之气及时输布于周身,是谓"为胃行其津液"(《素问·厥论》)。两者一纳一运,紧密配合,完成饮食物的消化吸收。

在病理上,胃主受纳与脾主运化相互影响,胃之受纳失常则脾之运化不利,脾失健运则胃纳失常,出现恶心呕吐、脘腹胀满、不思饮食等,中医称为"脾胃不和"。

2. 升降相因 脾气主升,以升为顺,胃气主降,以降为和。脾气主升,将水谷精微输布于头目心肺;胃气主降,将食糜下传于小肠而泌别清浊,糟粕得以下行。脾胃之间,升降相因,有序不乱,相反相成,使清浊各司其道,完成精微的布散与糟粕的排泄。

在病理上,脾升胃降相互影响。脾气不升,水谷夹杂而下,出现泄泻甚则完谷不化;胃气不降反而上逆,可见恶心呕吐、呃逆嗳气。即《素问·阴阳应象大论》中所谓"清气在下,则生飧泄,浊气在上,则生䐜胀"。

3. 燥湿相济 脾胃在五行中均属土,但脾为阴土,喜燥而恶湿;胃为阳土,喜润而恶燥。脾喜燥恶湿,是指脾主运化水液,易被湿邪所困;胃喜润恶燥,是指脾阴易被燥热所伤。脾属阴,阳气易损,胃属阳,阴气易伤,故有喜恶之偏性。正如《临证指南医案》说:"太阴湿土,得阳始运,阳明燥土,得阴自安。以脾喜刚燥,胃喜柔润也。"

在病理上,湿困脾运,可导致胃纳不振;胃阴不足,亦可影响脾运机能。脾湿则其气不升,胃燥则其气不降,可见中满痞胀、排便异常等症。

(四)肝与胆

胆附于肝,有经脉互为络属,构成表里关系;肝与胆的关系,主要表现在消化与情志方面。

1. 消化 肝与胆在消化方面的联系,主要表现在胆汁的生成和排泄。胆汁为肝之余气所生,并在肝的疏泄作用下,胆汁才能适时排入肠中以助脾胃运化。其次,肝胆均属木,有疏泄功能,能促进脾胃的升降。

在病理上,若肝失疏泄,可影响胆汁的生成、排泄障碍,并致消化功能异常。若胆汁排泄障碍,亦可引起肝之疏泄异常,临床可见口苦、纳呆、腹胀、胁肋胀痛,甚或可见黄疸。

2. 精神情志 肝主谋虑,胆主决断,肝胆之间相互为用,谋虑后方能决断,决断来自谋虑。如《类经·藏象类》说:"胆附于肝,相为表里,肝气虽强,非胆不断,肝胆相济,勇敢乃成。"

在病理上,肝胆病变,常引起精神、情志异常,如见多疑善虑、胆怯易惊等。

(五)肾与膀胱

肾与膀胱通过经脉相互络属,构成表里关系。肾与膀胱的关系主要表现在水液代谢方面。膀胱的贮尿和排尿功能,均依赖于肾之气化和固摄作用。只有肾气充足,气化和固摄有权,膀胱才能开合有度,尿液才得以正常的生成、贮存和排泄。

在病理上,肾的功能失常,常会影响到膀胱。如肾气虚衰,固摄无权,则膀胱开合无度,可见尿频、小便清长、遗尿甚或尿失禁;若肾阳虚衰,膀胱气化无权,可见小便不利,甚或癃闭。

三、腑与腑之间的关系

六腑以"传化物"为其生理特点,六腑之间的相互关系,主要体现于饮食物的消化、吸收和排泄过程中的相互联系和密切配合。

饮食入胃,经胃的腐熟和初步消化,下传于小肠,通过小肠的化物,泌别清浊,其清者为精微物质,经脾的转输,以营养全身;其浊者,分为废水及食物残渣两部分。其中多余之水液渗肾,经肾和膀胱的气化作用,生成尿液排出体外。而食物残渣则下达于大肠,大肠吸收其多余的水分进行燥化,形成粪便由肛门排出体外。在饮食物的消化、吸收和排泄过程中,还有赖于胆汁的排泄以助饮食物的消化。三焦不仅是水谷传化的道路,更重要的是三焦的气化,推动和支持着传化功能的正常进行。所以《灵枢·本脏》说:"六腑者,所以化水谷而行津液者也。"由于六腑传化水谷,需要不断地受纳、消化、传导和排泄,虚实更替,宜通而不宜滞,故《素问·五脏别论》有"胃实而肠虚""肠实而胃虚"的论述,这说明了饮食物在胃肠中必须更替运化而不能久留,所以后世医家有"六腑以通为用"和"腑病以通为补"的说法。

六腑之间在病理上常相互影响。如胃有实热,消灼津液,则可致大肠传导不利,大便秘结不通,亦可影响胃的和降,而使胃气上逆,出现恶心、呕吐等症;又如胆火炽盛,常可犯胃,导致胃失和降而见呕吐苦水;若脾胃湿热,熏蒸肝胆,而使胆汁外泄,可发生黄疸病证。

应当指出,六腑虽然是以通为用,但亦有太过不及之异,故必须认真进行辨证分析。

【知识拓展】

[1] (明) 张介宾.类经:三卷、四卷:藏象类[M].北京:人民卫生出版社,1964.
[2] 张登本.孙思邈与"部位三焦"说[J].陕西中医学院学报,1982,5(3):11-13.
[3] (清) 程杏轩.医述[M].王乐匋,李明回,总校订.合肥:安徽科学技术出版社,1983.
[4] 孟庆云.论藏象学说的形成与特点[J].中医杂志,1986(3):48-49.
[5] 张保春,郭霞珍.从心包络名实之争看藏象实质[J].中国医药学报,2000(15):168-172.
[6] 吴颢昕,梅晓云.从心脑主神明之争探讨中医学脑的功能[J].中华中医药杂志,2011,26(10):2373-2375.
[7] 郭霞珍.《黄帝内经》"五脏应时"说与天人相应观[J].中华中医药杂志,2012,27(5):1223-1226.
[8] (明) 李中梓.内经知要:卷上:藏象[M].北京:人民卫生出版社,2015.

第四章　气血津液精神

> **导学**
>
> 生命活动的基础在于物质的运动。中医认为，人体各脏腑功能活动需要消耗物质，同时又通过脏腑功能活动不断化生气、血、津、液、精等生命物质，从而在"形神合一"的过程中维护着生生不息的生命活动。
>
> 本章从气、血、津液、精、神的概念、生成、分布、生理功能和相互联系诸方面，介绍了中医学对生命活动的基本物质气、血、津、液、精的基本理论知识，介绍了中医学神的基本概念和内容。
>
> **本章的学习重点**：气的基本概念、功能和分类，精、血、津液的概念、形成和功能，神的概念及内容，精、气、血、津、液、神之间的相互关系。
>
> **本章的学习要求**：
>
> (1) 掌握气的生成、分类、分布与功能；血的生成、运行；津液的生成、输布与排泄。
>
> (2) 熟悉血、津液、精和神的功能。
>
> (3) 了解精、气、血、津液、神与脏腑经络之间的关系，以及精、神的含义。
>
> 【名词术语】
>
> 气　血　津液　精　神　气机　元气　宗气　营气　卫气

气、血、津液、精是构成人体和维持生命活动的基本物质，神是生命活动的主宰，又是生命活动的总体现，对人体生命活动具有重要的调节作用。气、血、津液、精的生成和代谢，有赖于脏腑经络等组织器官的功能活动，而脏腑经络等组织器官的生理活动，又依靠气、血、津液、精、神的推动、温煦、濡润、滋养和气化与调节。神是脏腑功能活动的主宰，而脏腑功能又影响调节着神的活动。因此，气、血、津、液、精、神等生命物质与脏腑、经络等组织器官之间，始终存在着相互依存，相互为用的密切联系。

气血津液精神学说，是研究人体基本物质的生成、输布代谢及其生理功能和相互关系的学说。气血津液精神学说揭示了脏腑、经络等组织器官生理活动和病机变化的物质基础，是中医理论的重要组成部分。

第一节　气

中医学的"气"理论，滥觞于中国的古代哲学，是古代贤哲对自然界及其物质本原的一种抽象认识。早在先秦时期，古代哲学家就认定无形而又活泼的"气"，是构成世界的本原。自然万物，是由气的运动变化而产生的，《周易·系辞》："天地氤氲，万物化醇。"这种朴素的唯物主义哲学认识观渗透于医学领域，促使古代医家结合具体的医学知识，建构成中医学的"气"理论。

一、气的基本概念

气是构成人体和维持生命活动的最基本物质。气是构成万物的基本物质，《素问·天元纪大论》指出："在天为气，在地成形，形气相感而化生万物矣。"《素问·六节藏象论》谓："气合而有形，因变以正名。"自然界万物是由气聚合而成的，而气聚合的结构、形态的不同，或性质、功能的差异，表现出了复杂多变的万事万物。人生天地之间，人体的构成，也是以气为最基本物质的。《庄子·知北游》："人之生，气之聚也。聚则为生，散则为死。"所以《素问·宝命全形论》说："人以天地之气生，四时之法成。""天地合气，命之曰人。"

气是维持生命活动最基本物质。人体是一个复杂开放的巨系统，人体的生长、发育和各种生命活动，需要与周围环境进行物质和能量的交换。如《素问·六节藏象论》说："天食人以五气，地食人以五味。五气入鼻，藏于心肺，上使五色修明，音声能彰；五味入口，藏于肠胃，味有所藏，以养五气。气和而生，津液相成，神乃自生。"人从"天地之气"中摄取营养成分，滋养全身，并维持着人体的功能活动。气是具有很强活力的精微物质，它推动、激发着脏腑功能、血与津液的运行、精与神的变化，气对生命活动是至关重要的，是生命活动的根本，《难经·八难》说："气者，人之根本也。"《灵枢·脉度》亦说："气之不得无行也，如水之流，如日月之行不休。"

二、人体之气的生成

(一) 气的生成来源

人体之气，来源于肾精化生的精气、水谷精微之气和自然界之清气。肾为封藏之本，藏有先天之精和后天之精，肾精化生的气为肾中精气。自然界之清气通过肺的呼吸纳入，水谷精微之气由脾胃化生，三者共同组成"人体之气"。

先天之精，肇自父母生殖之精，藏于肾中，为生命之始，《灵枢·本神》说："生之来，谓之精。"先天之精化生的气，谓之先天之气。

(二) 气的生成与脏腑的关系

气是脏腑功能活动的物质基础，而其生成又依赖着脏腑的功能活动。气的生成与脏腑功能活动相关，与肺、脾胃、肾的关系尤为密切。

(1) 肺为清虚之脏，主司呼吸，吸清呼浊，吸入自然界的清气，在气的生成过程中发挥着重要作用。《素问·阴阳应象大论》说："天气通于肺。"《素问·六节藏象论》指出："肺者，气之本。"

(2) 脾主运化，胃司受纳，脾胃相合，接受容纳饮食物，腐熟运化水谷，化生水谷精微之气，是人体之气的重要来源。

(3) 肾为封藏之本，主藏精，化生精气。肾中之精，包括先天之精和后天之精。先天之精禀受于父母，与生俱来，为生命的基础；后天之精化源于脾胃，后天而生，灌溉五脏六腑。先后天之精藏于肾中，相互促进，化生元气，故肾为"生气之根"。《医宗金鉴·删补名医方论》"参附汤注"言："先身而生，谓之先天；后身而生，谓之后天。先天之气在肾，是父母之所赋；后天之气在脾，是水谷之所化。先天之气为气之体，体主静，故子在胞中，赖母息以养气，则神藏而机静；后天之气为气之用，用主动,故育形之后,资水谷以奉生身,则神发而运动。天人合德,二气互用。故后天之气得先天之气,则生生而不息;先天之气得后天之气,始化化而不穷也。"

气的生成虽然与肺、脾胃、肾的功能活动均有关系,但与脾胃的关系尤为密切。肺主气司呼吸,而土能生金,肺的功能依靠着脾气的资助;肾中所藏的先天之精也要依靠后天水谷之精的不断培育,所以脾胃功能活动在气生成中的作用至为重要,故称脾胃为"生气之源"。《灵枢·五味》说:"故谷不入,半日则气衰,一日则气少矣。"《明医杂著·卷一》"枳术丸论"亦言:"胃司受纳,脾司运化,一纳一运,生化精气,津液上升,糟粕下降,斯无病矣。"

肺、脾胃、肾等脏腑的生理功能正常并保持相互间的协调平衡,则人体之气充沛。若肺、脾胃、肾等脏腑的功能异常或脏腑之间失去协调平衡,就会影响气的生成,或影响气的生理效应,形成气虚等病理变化。

三、气的生理功能

《难经·八难》说:"气者,人之根本也。"指出气是生命活动的根本。《类经·摄生类》亦言:"人之有生,全赖此气。"气聚则形生,气壮则体康,气衰则身弱,气散则神亡。《医门法律·先哲格言》强调"人之生死由乎气"。气的生理功能可以概括为以下六个方面。

(一)推动作用

气的推动作用,是指气是具有活力的物质,能够激发和推动人体的生命活动。气的推动作用,体现在推动人体的生长发育,推动脏腑组织器官的功能活动,推动血液的生成和运行,推动津液的生成、输布和排泄四个方面。

1. **激发和推动人体的生长发育**　人体的生长发育,依靠着元气的激发和推动。元气根于肾中精气,由肾中精气化生。出生以后,随着年龄增加,肾中精气日渐充盛,各脏腑组织器官逐渐发育成熟。人至壮年,肾中精气充盛至极,身体壮实,功能强盛。至老年,肾中精气日益衰少,形体日益衰惫,功能逐渐衰退。元气充足,则人体生长发育正常,若能惜精养气,则可延缓衰老。若肾中精气不足,则会影响人的生长发育,引起小儿发育迟缓、成人早衰等。

2. **激发和推动脏腑经络组织器官的功能活动**　气布全身,激发和促进着脏腑经络组织器官的功能活动。气充沛,则脏腑经络组织器官的功能活动正常;气亏损不足,则脏腑经络组织器官的功能活动减退,出现各种气虚病证。如心气不足,心主血脉和主神的功能减退,出现心悸气短,神疲乏力等;肺气不足,主气司呼吸功能减退,出现气短息微,呼吸无力,甚则喘促等。脾气不足,运化、升清、统血功能减退,出现乏力、纳差、腹胀、便溏、内脏下垂、出血等。

3. **推动血液的生成与运行**　血有形属阴而主静,气无形属阳而主动,血液的运行必须依靠气的推动,才能周流全身,营周不休。《景岳全书·诸气》说:"血无气不行,血非气不化。"明确指出了气的推动作用在血液的生成和运行中的重要作用。气充足则血液的生成和运行正常。若气虚不能生血,影响血液生成,就会引起血虚,出现气血两虚。气虚无力行血,影响血液运行,则会引起血行迟缓,出现气虚血瘀。若气机失调,运动失常,影响血液运行,就会引起血液运行失常,如气行逆上,则见血随气逆等。

4. **推动津液的生成、输布和排泄**　津液来源于水谷精微,依靠脏腑功能活动而生成,而脏腑的功能活动,则需要着气的推动作用。津液有形属阴主静,所以津液的运行,津液在体内的转输布散,必须依靠气的推动。代谢后的水液化为汗、尿向体外排泄,也要依赖气的推动作用。气旺则津生,气行则水行;气虚则津亏,气滞则水停。

(二) 温煦作用

气的温煦作用,是指气能温暖全身,是人体热量的来源。《难经·二十二难》说:"气主煦之。"《质疑录·论阳常有余》指出:"人身通体之温者,阳气也。"《医碥·气》亦说:"阳气者,温暖之气也。"温煦作用在生命活动中具有重要的生理意义,第一,维持相对恒定的体温。第二,有助于脏腑经络组织器官的功能活动。第三,血液和津液等液态物质,在气的温煦作用下得以正常运行和发挥其正常的生理功能。

气的温煦作用失常,一是温煦作用下降,出现一系列寒象,如畏寒喜热、四肢不温等。温煦作用的减退,还可影响到血液和津液的运行,引起瘀血、水湿痰饮等。气虚为阳虚之渐,阳虚为气虚之极。气虚强调的是功能的减退,而阳虚则是在功能减退的基础上又见寒象。二是气机郁结阻滞,聚而不散,日久可郁而化热。《素问·刺志论》说:"气实者,热也;气虚者,寒也。"

(三) 防御作用

气的防御作用,是指气具有护卫人体肌表,抗御外邪和驱邪外出的功能。人体防御外邪侵犯,机制复杂,与气、血、津液等物质和脏腑、经络组织器官等功能关系密切,而气的功能在防御外邪的活动中至为重要。气的防御作用,主要体现在以下两个方面。

1. **护卫全身肌表,防御外邪入侵**　肌表皮毛是身体之藩篱,也是外邪侵犯人体的部位。肺宣发卫气于肌表皮毛,卫气充盛,则能抗御外邪,使外邪难以入侵。《素问·刺法论》说:"正气存内,邪不可干。"指出正气充盛,抗邪有力,就不会发生疾病。若正气不足,防御作用减弱,抗病能力下降,易于受到邪气侵犯,就会引起疾病的发生。故《素问·评热病论》说:"邪之所凑,其气必虚。"

2. **与邪相争,驱邪外出**　邪气侵犯人体,与正气交争,若正气旺盛,自可战胜邪气,并驱邪外出,就不会发病,或疾病易愈。若正气不足,无力驱邪,则邪留不解,病难速愈。《类经·疾病类》说:"正气不足,邪气有余,正不胜邪,病必留连不解……正气内强,则根本无害,逼邪外出,则营卫渐平。"

(四) 固摄作用

气的固摄作用是指气对血液、津液和精液等液态物质具有固护统摄,防止其无故流失的作用。气的固摄作用,体现在以下三个方面。

1. **固摄血液**　血液的正常运行必须依靠气的固摄才不会溢出脉外。《薛氏医案·吐血》说:"血之所统者,气也。"若气充足,摄血有权,则血液正常循行脉中,不会溢出脉外。若气不足,统血无权,则引起各种出血病证。

2. **固摄津液**　津液在体内的输布和排泄的调节,依靠气的固摄作用。气的固摄作用,可约束汗液、尿液、唾液、胃液、肠液等,控制其分泌和排泄,防止过多流失。汗液依靠卫气固密,尿液依靠肾气固摄,涎液依靠脾气固摄,若气的固摄作用减退,不能摄津,可出现自汗、多尿或小便失禁、流涎、泛吐清水、泄泻滑脱等病理现象。

3. **固摄精液**　精液依靠气的固摄作用藏于体内而不妄泄,才能发挥正常的生理效应。固摄精液是肾气封藏作用的具体体现。气不固精,可出现遗精、滑精和早泄等。《景岳全书·遗精》说:"滑精者,无非肾气不守而然。"

(五) 气化作用

气化作用是指通过气的运动而产生的各种变化,是精、气、血、津、液等物质各自的新陈代谢和相互转化。

哲学的气化,是指气的运动变化,泛指自然界一切物质的变化。人体的气化是指体内气的运动变化,是脏腑的功能活动,物质的新陈代谢,物质之间的相互转化等,具体表现为精、气、血、津液等物质各自的新陈代谢及相互间的转化。《素问·阴阳应象大论》提到"味归形,形归气;气归精,精归化;精食气,形食味;化生精,气生形",就是对人体气化的高度概括。

气化失常,就会影响到气、血、津、液等物质的新陈代谢及其相互转化,影响到脏腑功能活动,影响到饮食物的消化吸收,影响到汗液、尿液的排泄,形成各种代谢异常的病变。

(六) 营养作用

气的营养作用是指气能营养全身,为脏腑功能活动提供营养物质。具体而言,水谷精气是化生气血的最基本物质,气血是维持脏腑经络功能活动的物质基础。气的营养作用,体现在以下三个方面:

(1) 通过行于肌表的卫气,营养体表肌肉皮毛组织。如《灵枢·本藏》说:"卫气者,所以温分肉,充皮肤,肥腠理……卫气和,则分肉解利,皮肤调柔,腠理致密矣。"

(2) 通过经络之气,起到输送营养,濡养组织器官的功能。如《灵枢·脉度》说:"其流溢之气,内溉脏腑,外濡腠理。"

(3) 通过营气化生血液,以营养全身。若气虚营养不足,则全身各脏腑组织器官失养,出现皮毛枯槁、脏腑功能活动减退等病变。

气的功能,虽有不同,却相互促进、相互为用,如推动需要温煦加以振奋,气化离不开气的激发、推动和温养,推动与固摄相反相成,共同调节并控制着体内液态物质的运行、输布和排泄。气的防御功能既是推动、气化等作用的结果,又是气和脏腑经络等组织器官的功能正常发挥的基础。气的各项功能密不可分,协调配合,共同维持着生命活动。

四、气的运动

气的运动,称作气机。气是活力很强的物质,运动是气的根本属性。气流行分布于全身,激发推动脏腑经络组织器官的功能,维持着人体的生命活动。《灵枢·脉度》说:"气之不得无行也,如水之流,如日月之行不休。如环之无端,莫知其纪,终而复始。其流溢之气,内溉脏腑,外濡腠理。"

气机的基本形式是升降出入。气的运动形式是多样的,《黄帝内经》将气的运动形式概括为升、降、出、入四个方面。升,是指气行向上;降,是指气行向下;出,是指气由内而外出;入,是指气由外而入内。升降出入协调为用、密切联系,《读医随笔》说:"无升降则无以为出入;无出入则无以为升降,升降出入,互为其枢者也。"

人体的脏腑经络组织器官,是气升降出入运动的场所。气的运动,维持着人体的生理活动。气的升降出入运动,是人体生命活动的根本;气的升降出入运动一旦止息,生命活动也就终止。正如《素问·六微旨大论》所说:"出入废则神机化灭;升降息则气立孤危。故非出入,则无以生长壮老已;非升降,则无以生长化收藏。是以升降出入,无器不有。故器者生化之宇,器散则分之,生化息矣。"

气的升降出入运动,不仅推动和激发着人体的各项功能活动,而且也只有在脏腑经络组织器官的生理活动中,才能得到具体的体现。例如肺主司呼吸,主宣发肃降的功能活动,体现着气的升降出入,宣发呼浊是出,肃降吸清是入;宣发是向上向外的升宣布散,肃降是向下向内的清肃下降。

中焦脾胃是气机升降之枢,脾气主升,胃气主降,心肺肝肾的升降运动,必以脾胃为枢轴,才能和谐调畅。《四圣心源·中气》说:"脾升则肾肝亦升,故水木不郁;胃降则心肺亦降,故金火不滞。中气者,和济水火之机,升降金木之轴。"肝主疏泄,以升、动为生理特点,肾主纳气,藏精,以下降闭藏为生理特性。

气的运动正常,升降出入之间协调平衡,称作气机调畅。若气的运动失常,升降出入之间失去平衡,即会引起"气机失调"的病理变化。

五、气的分布与分类

人体之气,由自然界之清气、水谷精微之气、肾中精气在肺、脾胃、肾等脏腑的综合作用下而生成,运动不息,分布全身。气因分布部位、组成成分和功能特点的不同,而名称不同。《素问·六节藏象论》说:"气合而有形,因变以正名。"《灵枢·顺气一日分为四时》则说:"气合而有形,得藏而有名。"

(一) 元气

元,有本原之意。元气又名"原气",是人体最根本、最重要的气,是生命活动的原动力。

1. **组成** 元气根源于肾,由肾中精气所化生,以受之于父母的先天之精为基础,又依赖后天水谷精气的培育。肾中精气虽以先天之精为基础,但必须依靠后天精气的不断培育,才能日益充盛。《脾胃论·脾胃虚实传变论》指出:"元气之充足,皆由脾胃之气无所伤,而后能滋养元气。若胃气之本弱,饮食自倍,则脾胃之气即伤,而元气亦不能充。"元气的盛衰,不仅取决于先天禀赋,而且与脾胃运化水谷的功能密切相关。

2. **分布** 元气藏于肾中,出于下焦,通过三焦,分布全身,凡脏腑、经络、组织、官窍等,无所不至。故《难经·六十六难》说:"三焦者,原气之别使也,主通行三气,经历于五脏六腑。"三焦为元气运行的通道。

3. **生理功能** 元气的生理功能主要表现在两个方面:一是推动人体的生长发育与生殖;二是激发和推动各脏腑、经络等组织器官的生理活动。元气是生命活动的原动力,是人的根本之气。元气充沛,各脏腑、经络等组织器官的功能正常,体健而少病。若因种种因素,引起元气生成不足或耗损太过,导致元气虚损,则常常累及多脏,引起多脏虚损,功能减退,甚至危及生命。

(二) 宗气

宗气,又名"大气",是积于胸中之气。宗气亦称"动气"。《读医随笔·气血精神论》说:"宗气者,动气也。"

《灵枢·五味》说:"其大气之抟而不行者,积于胸中,命曰气海。"宗气积聚之处,称作"气海",又称"膻中"。与下气海(丹田)相对而言,膻中又称为上气海。如《医门法律·先哲格言》说:"故上有气海,曰膻中也,其治在肺。中有气血水谷之海,曰中气也,其治在脾胃。下有气海,曰丹田也,其治在肾。"

1. **组成** 宗气是由自然界清气和水谷精气在胸中相合组成。《医门法律·明辨息之法》说:"膻中宗气主上焦息道,恒与肺胃关通。"因此,肺的呼吸功能、脾胃的运化功能直接影响着宗气的生成与盛衰。

2. **分布** 宗气聚集于胸中,贯注于心肺之脉。一方面分布于肺、息道和鼻,如《灵枢·五味》说,"(宗气上)出于肺,循喉咽,故呼则出,吸则入"。另一方面贯注于心,进入脉内,下注丹田,注足阳明之气街,复下行于足。如《灵枢·刺节真邪》说:"宗气留于海,其下者,注于气街;其上者,走于息道。"《灵枢·邪客》也说:"宗气积于胸中,出于喉咙,以贯心脉而行呼吸焉。"

3. **生理功能** 宗气的主要功能有三个方面。

(1) 走息道以司呼吸:宗气积于胸中,上行喉咙,助肺司呼吸。呼吸的强弱与宗气的盛衰有密切关系。音声出于喉咙,喉为气出入之门户,为声音之枢,所以语言、声音的强弱,与宗气有关。

(2) 贯心脉以行气血:宗气聚于胸中,灌注于心脉,助心行气血。气血的运行,心搏的强弱、节律、心率等,均与宗气盛衰有关。虚里为心尖搏动处,在左乳下。临床常以诊察虚里处的变化来测知宗气的盛衰。如《素问·平人气象论》说:"胃之大络,名曰虚里,贯膈络肺。出于左乳下,其动应衣,脉宗气也。"

(3) 主司视、听、言、动等功能活动:宗气主管着气血的运行和呼吸的运动,因而对人体的运动、感觉等多种生理活动具有调节作用。《读医随笔·气血精神论》说:"宗气者,动气也。凡呼吸、言语、声音,以及肢体运动,筋力强弱者,宗气之功用也。"

(三) 营气

营气又称荣气,是指行于脉中,具有营养作用之气。营行脉内,化生血液,是血液的重要组成部分。营气与血可分而不可离,故常"营血"并称。营气与卫气相对而言,卫属阳,营属阴,故又有"营阴"之称。

1. **组成** 营气来源于脾胃运化产生的水谷精微之气,由水谷精气中的精华部分组成。《灵枢·营卫生会》说:"营出于中焦。"并进一步论述:"人受气于谷,谷入于胃,以传于肺,五藏六府皆以受气,其清者为营,浊者为卫。"

2. **分布** 营气运行于脉中,循脉上下,内入五脏六腑,外达四肢百骸,终而复始,营周不休,运行于全身。《素问·痹论》说:"荣者,水谷之精气也。和调于五藏,洒陈于六腑,乃能入于脉也。故循脉上下,贯五藏,络六腑也。"

3. **生理功能** 营气的生理功能主要有三个方面。

(1) 化生血液:营气是化生血液的物质基础,营气与津液注入脉中,化而为血。《灵枢·邪客》说:"营气者,泌其津液,注之于脉,化以为血。"

(2) 营运血液:营气为血液的重要组成部分,为血中之气,故有营运血液之功。《灵枢·营卫生会》说:"营在脉中……营周不休。"

(3) 营养全身:营气富有营养作用,行于脉中,循脉上下,布散全身,以濡养全身脏腑、经络等组织器官。《读医随笔·气血精神论》说:"营气者,生于脾胃,以濡筋骨、肌肉、皮肤,充满推移于血脉之中而不动者也。"

(四) 卫气

卫气,是行于脉外,具有卫外作用之气。卫气与营气相对而言,属于阳,故又称"卫阳"。

1. **组成** 卫气来源于脾胃运化产生的水谷精微之气,卫气与营气相对,为水谷精气中之"浊"者。卫气由水谷精气中的"悍气"组成,具有"慓疾滑利"的特性。《素问·痹论》说:"卫者,水谷之悍气也。"

2. **分布** 卫气行于脉外,活动力强,流动迅速,所以它不受脉的约束,布散于全身。《素问·痹论》说:"卫者……其气慓疾滑利,不能入于脉也,故循皮肤之中,分肉之间,熏于肓膜,散于胸腹。"

3. **生理功能** 《灵枢·本藏》说:"卫气者,所以温分肉,充皮肤,肥腠理,司关(开)合者也。"卫气的主要功能,归纳为以下三个方面。

(1) 护卫肌表,防御外邪入侵:卫气依赖肺气宣发于肌表,使肌肤腠理致密,以抵御外邪入侵。《医旨绪余·宗气营气卫气》说:"卫气者,为言护卫周身……不使外邪侵犯也。"如果卫气虚弱,则易感受外邪而致病。

(2) 温养脏腑、肌肉、皮毛:卫气充沛于全身,内入脏腑,外达肌肤,对脏腑、肌肉、皮毛发挥温养作用,使肌肉充实,皮肤润柔。《读医随笔·气血精神论》说:"卫气者,热气也。凡肌肉之所以能温,水谷之所以能化者,卫气之功用也。虚则病寒,实则病热。"

(3) 调节腠理开合,控制汗液排泄,以维持体温的相对恒定:卫气的功能失调,可导致腠理开合失司,汗液排泄异常。或致腠理闭塞,无汗身热。或致腠理疏松,自汗多汗,身寒而易感外邪。《景岳全书·汗证》说:"人以卫气固其表,卫气不固,则表虚自汗。"

卫气与营气,虽然都以水谷精气为主要的生成来源,但两者在组成、分布和功能等方面,有明显区别。《灵枢·营卫生会》将营气的柔和之性概括为"清",将卫气的慓疾滑利之性概括为"浊",指出"清者为营,浊者为卫,营在脉中,卫在脉外,营周不休,五十而复大会,阴阳相贯,如环无端"。营气柔和,主内守而属阴;卫气刚悍,主卫外而属阳,营阴与卫阳必须相互配合,协调互济,才能发挥各自正常的生理功能。因此,营卫异常、营卫不和是临床多种病证的重要机制,调和营卫的治疗方法,是指采用各种方法以达到调节营气与卫气之间的协调平衡。

人体之气,除上述诸气之外,还有脏腑之气和经络之气等。

第二节 血

一、血的概念

血,是人体内极富濡养作用的红色液态物质,也是构成人体和维持人体生命活动的基本物质之一。血总统于心,藏受于肝,生化于脾,宣布于肺。血必须在脉道内运行不息,才能充分发挥其生理效应。

二、血的来源和组成

(一) 血的来源

水谷精微和肾精是化生血液的物质来源。

脾胃化生的水谷精微是生成血液的最基本物质,故有脾胃为"气血生化之源"的说法。因此,脾胃纳运功能的强弱、饮食营养的优劣直接影响血液的生成。《医门法律·虚劳论》说:"盖饮食多自能生血,饮食少则血不生。"若饮食营养摄入不足,或脾胃纳运功能失调,不能化水谷为精微,均可影响血液的化生,而致血虚。所以,临床上治疗血虚病变可从补益脾胃和加强患者饮食营养着手,获得良效。另外《景岳全书·血证》说:"人之初生,必从精始……而血即精之属也。"说明肾精也是化生血液的基本物质。

（二）血的组成

血液主要由营气和津液组成。如《灵枢·决气》所说："中焦受气取汁，变化而赤，是谓血。"《灵枢·营卫生会》也指出中焦"泌糟粕，蒸津液，化其精微，上注于肺脉，乃化而为血……"意即中焦脾胃运化水谷，吸收其中最精专的成分，生成营气。营气又与津液相合，上输心肺，通过心肺的气化作用，以成为血。故《灵枢·邪客》说："营气者，泌其津液，注之于脉，化以为血。"

此外，肾主藏精，精能生髓，髓可化血。如《张氏医通·诸血门》说："气不耗，归精于肾而为精；精不泄，归精于肝而化清血；血不泻，归精于心，得离火之化而为真血。"即是说肾精充盈，则肝有所养，血有所充，终则归于心，心火化赤而为血。

综上所述，血液的化生过程，主要与脾、胃、心、肺、肝、肾等脏腑功能活动密切相关。如果某一脏器的功能失调，皆可导致血液的生成不足，从而产生血虚等病理变化。

三、血的循行

（一）血液循行的基本路径

脉为"血之府"。脉道是一个自我衔接、相对密闭的管道系统。血液运行其中，周而复始，循环不息，灌溉周身。故《灵枢·营卫生会》有"如环无端""营周不休"之说。血液在体内的具体循行走向，《素问·经脉别论》说："食气入胃，浊气归心，淫精于脉；脉气流经，经气归于肺；肺朝百脉，输精于皮毛；毛脉合精，行气于府；府精神明，留于四藏，气归于权衡。"明确指出心肺和脉构成了血液的循环系统。

（二）血液循行的基本条件

血液的正常循行，受诸多因素的影响，首先与气的作用关系密切，气的推动和固摄作用之间的平衡协调是保证血液正常循行的重要环节。气的推动作用能促使血液运行不息，气的固摄作用能控制血液循脉而行，不致逸出脉外。

血液正常运行还依赖于脏腑功能的协调平衡。心气充沛是确保血液循环正常进行的最基本条件，因心气是维持心的正常搏动，推动血液运行的根本动力。《医学入门·脏腑》说："人心动，则血行于诸经"。肺司呼吸，主一身之气，辅心行血。脾主统血，能统摄血液行于脉中，使之不逸出脉外。肝主藏血，能随人体不同的生理活动而调节血液流量，并能防止出血。气行则血行，肝主疏泄，调畅气机，这也是确保血液环周不休的重要因素之一。总之，血液的正常运行，有赖于心、肺、脾、肝等脏腑之气的协调制约，若其中任何一脏的功能失调，或气的推动与固摄作用之间的平衡失调，皆可引起血行失常的病变。

此外，脉道通畅与否，机体和周围环境的寒热温凉，血液的充盈程度及黏稠状态等因素均会不同程度地影响血液的运行。《素问·调经论》说："（血）喜温而恶寒。"所以过寒可使血行缓慢迟滞，过热又可迫血妄行，皆影响着血行。津少而血稠，则血行不畅而瘀滞；血量不足则血脉空虚，不能保证血液的正常循行，而致脏腑组织器官失其濡养，功能失常。

四、血的生理功能

血是富含营养的精微物质，其生理功能主要表现在两个方面。

（一）濡养和滋润全身

《难经·二十二难》说："血主濡之。"这是对血液营养和滋润作用的高度概括。血由水谷精微所化生,行于脉中,内至脏腑,外达肌肤官窍,全身上下内外无所不至,不断地对脏腑组织器官起着濡养和滋润作用,以确保其正常的生理活动。故《素问·五藏生成》说:"肝(目)受血而能视,足受血而能步,掌受血而能握,指受血而能摄。"血液充足,能充分发挥濡养和滋润作用,则表现为面色红润,皮毛光泽,肌肉丰满壮实,筋骨劲强,感觉和运动灵活,脏腑坚固。若血虚不足,濡养和滋润作用减弱,则出现面色萎黄,皮毛枯槁,肌肉瘦削,筋骨痿软或拘急,脏腑脆弱,四肢麻木,感觉迟钝,运动无力等临床表现。

(二) 神志活动的主要物质基础

《灵枢·营卫生会》说:"血者,神气也。"指出了血是神志活动的主要物质基础。血液充盈,则能养神,表现为精神充沛,神志清晰,思维敏捷,情志舒畅。正如《灵枢·平人绝谷》所说:"血脉和利,精神乃居。"临床上,无论何种原因形成的血虚或血行异常,均可出现不同程度的神志症状。如心血虚、肝血虚,常有惊悸、失眠、健忘、多梦等神志不安的表现;失血甚者还可出现烦躁、恍惚、谵妄、昏迷等神志失常的改变。若邪热侵犯营血,扰动心神,又可有神昏、谵语等神志异常的临床表现。故《素问·八正神明论》指出:"血气者,人之神,不可不谨养。"

第三节 津 液

一、津液的基本概念

津液,是机体一切正常水液的总称,包括各脏腑组织器官的内在体液及人体正常的分泌物,是构成人体和维持人体生命活动的基本物质之一。

津液包括津和液,津和液在性状、分布和功能等方面均有不同。津质地清而稀,流动性较大,布散于体表、皮肤、肌肉和孔窍,并能渗入血脉,主要发挥滋润作用。液质地浊而稠,流动性较小,灌注于脏腑、骨节、脑、髓等,主要起着濡养作用。如《灵枢·五癃津液别》所说:"津液各走其道,故三焦出气,以温肌肉,充皮肤,为其津;其流而不行者,为液。"

津和液虽有区别,但两者皆源于水谷,在代谢过程中,互相补充,互相转化,因此,生理上常津液并称,一般不予严格区分。在病理上,由于津容易耗损也容易补充,液不易耗损也不易补充,故伤津不一定脱液,脱液则必兼伤津,一般又有伤津轻而脱液重的不同,临床辨证时须加以区分。

二、津液的生成、输布和排泄

津液的生成、输布和排泄的生理过程,又称"津液代谢",是多个脏腑协调配合的结果。《素问·经脉别论》对津液代谢过程做出了简要的归纳:"饮入于胃,游溢精气,上输于脾,脾气散精,上归于肺,通调水道,下输膀胱,水精四布,五经并行。"

(一) 津液的生成

津液来源于水谷,主要通过脾、胃、小肠、大肠等脏腑的功能活动生成。津液的生成取决于两方面因素:一是有充足的水饮类食物摄入;二是脾胃肠的功能正常。若摄入不足,或脾胃肠的功能失常,影响津液的生成,均可产生津液不足的病变。

(二) 津液的输布

津液的输布主要依靠脾、肺、肾三脏的密切配合及肝、三焦等脏腑的参与完成。津液生成之后,《素问·太阴阳明论》言:"(脾)为胃行其津液。"借脾气转输"以灌四傍",既可将津液直接布散于四周,又可使津液"上归于肺",通过肺气宣降将津液输布全身,并将浊液下输于肾。肾为主水之脏,肾中阳气的蒸腾气化,一方面对整个津液代谢起着主宰和调节作用;另一方面直接参与津液的输布,对肺下传而来的浊液进行升清降浊,将浊中之清者蒸腾,复归于脾肺,重新参与人体津液代谢,剩余浊中之浊者,则化为尿液,贮于膀胱。肾的蒸腾气化,是保证津液正常输布的重要条件。此外,肝主疏泄,调畅气机,气行则津布,促进津液的输布运行。三焦"决渎行水",三焦通利为津液的正常输布提供了保证。

总之,津液在体内的正常输布离不开脾气的运化、肺气的宣降、肾阳的蒸腾气化、肝气条达和三焦气治,其中任一脏腑功能失调,都可致津液输布障碍,产生水液停聚的病变。

(三) 津液的排泄

津液的排泄有汗、尿、呼气和粪便等途径,其中汗、尿的排泄是主要途径。肺外合皮毛,通过肺气宣发,使水液从皮肤之汗孔排出,形成汗液。同时,肺司呼吸,在呼气时也带走部分水液。肾主水,司膀胱开阖以保证尿液正常排泄,故肾的气化在尿液的生成和排泄中起主要作用。大肠腑传导糟粕,其中也包含残余的水液。因此,津液的排泄,主要依赖肺、肾、膀胱、大肠等脏腑。

综上所述,津液的生成、输布和排泄,是多个脏腑协作完成的一个复杂的生理过程。其中,与肺、脾、肾三脏关系尤为密切,《景岳全书·肿胀》说:"盖水为至阴,故其本在肾;水化于气,故其标在肺;水惟畏土,故其制在脾。"三脏之中,肾为主宰,故《素问·逆调论》指出:"肾者,水脏,主津液。"若肺、脾、肾或其他相关脏腑功能失常,都可引起津液代谢障碍,出现津液亏虚或产生水湿痰饮等病理产物。

三、津液的功能

津液的功能主要有滋润濡养、充养血脉、调节阴阳和排泄废物四个方面。

(一) 滋润濡养

津液是包含营养物质的水液,具有滋润和濡养作用。津液广泛地布散于机体脏腑经络、形体官窍等组织器官之中,对全身起着滋润和濡养作用。如布散于体表、孔窍之津,使肌肤丰润,毛发光泽,官窍滋润;灌注于脏腑、骨节、脑髓之液,使脏腑得养,关节滑利,屈伸自如,骨骼坚强,脑髓盈满。若津液不足,则皮毛、肌肤、孔窍、骨节以及脏腑等失于濡养,出现一系列干燥的病变。

(二) 充养血脉

津液渗入脉中,成为血液的组成部分,可以使血液充盈,脉道滑利,并从而保证血行通畅。如《灵枢·痈疽》所说:"中焦出气如露,上注溪谷,而渗孙脉,津液和调,变化而赤为血。"

(三) 调节阴阳

津液属阴,对维持人体阴阳平衡起重要作用。津液代谢,可随人体的生理状态和自然界的阴阳变化而自我调节,以维持机体阴阳平衡,如《灵枢·五癃津液别》说:"天寒衣薄则为溺与气,天热衣厚则为汗。"

(四) 排泄废物

津液在代谢过程中,能将各脏腑组织的代谢产物,通过汗、尿等途径及时地排出体外,以保证各脏腑组织功能正常。若排泄废物发生障碍,可致代谢产物潴留体内而成湿毒浊邪。

第四节 气血津液之间的关系

一、气与血的关系

《难经·二十二难》说:"气主煦之,血主濡之。"气无形主动属阳,血有形主静属阴,气与血之间的关系是相互依存、相互促进的阴阳互根互用关系。《张氏医通·诸血门》说:"盖气与血,两相维附。气不得血,则散而无统;血不得气,则凝而不流。"气与血的关系可以概括为"气为血之帅,血为气之母"。

(一) 气为血之帅

气为血帅,是指血的生成、运行依赖着气的推动、固摄和气化作用。具体表现为气能生血、气能行血、气能摄血三个方面。

1. **气能生血**　气能生血指血液的生成必须依赖于气的推动和气化作用。其一,血液生成是以营气、精气为物质基础的。其二,血液生成需要气的推动和气化作用。气旺则血生,气旺则化生血液的物质充足和功能强盛,则血液生成充足;气虚则血虚,气虚则化生血液的物质不足和功能低下,可导致血虚,出现气血两虚病变。临床治疗血虚证时,常常在补血的基础上配伍补气药物,或以补气为主。气与血液生成之间的关系,可概括为"气旺则血生,气虚则血少,补血先益气"。

2. **气能行血**　气能行血是指血液的正常运行必须依靠于气的推动作用。血属阴而主静,血液的运行必须依赖着气的推动,气行则血行。若气虚行血无力,引起血液运行迟缓,称为气虚血瘀;若气滞不能行血,致使血液停留在局部,则引起气滞血瘀;若气机逆乱,血行亦随气的升降出入异常而逆乱,如血随气逆等。临床治疗血行失常的病证时,常分别配合应用补气、行气、降气等药物,治血常以调气为先。气与血液运行之间的关系,可概括为"气行则血行,气虚则血瘀,气滞则血停,活血先治气"。

3. **气能摄血**　气能摄血是指血液的正常运行必须依赖于气的固摄作用,使血在脉中正常循行而不逸出脉外。如果气虚而固摄血液的作用减弱,可导致各种出血的病证,即气不摄血。临床治疗气虚引起的出血时,须配伍补气的药物以补气摄血,达到止血的目的。

(二) 血为气之母

血为气之母,主要表现在血能载气、血能养气两个方面。

1. **血能载气**　血能载气,是指血是气的载体,无形之气必须依附于有形之血,并受血液的滋养才不会散失。气的活力很强,易于逸脱,所以气在体内须依附于有形之血而存在。《血证论·阴阳水火气血论》说："载气者,血也……守气者,即是血。"若血液亏虚,气失依附,则会浮散无根而发生脱失。所以,临床上血虚者,气亦易衰;而大出血的病证,随着血液的大量丢失,气亦会脱失,形成气随血脱的危证。治疗大出血,在血止之后,因"有形之血不能速生,无形之气所当急固",而多用益气固脱之法。

2. **血能养气**　血能养气是指气的充盛及其功能发挥必须依赖着血液的营养,《王九峰医案》说:"气赖血补。"有形之血不断为无形之气提供营养物质,血足则气旺,血虚则气衰。临床上,治疗血虚日久而致气虚或气血两虚者,常是补气与养血并行。

二、气与津液的关系

气无形为阳,津液有形为阴,气与津液之间存在着相互依存、相互为用的关系,主要表现在气能生津、气能行津、气能摄津、津能载气和津能养气等方面。

(一) 气对津液的关系

气无形而主动,属阳;津液有形而主静,属阴,津液的生成、输布和排泄,依赖着气的推动、固摄、气化等作用,气对津液的关系,主要表现在气能生津、气能行津、气能摄津三个方面。

1. **气能生津**　气能生津是指津液的生成必须依赖着气的推动和气化作用。《血证论·阴阳水火气血论》说:"水化于气。"津液的生成,与脾胃、大小肠等脏腑的功能活动密切相关,而脾胃、大小肠等脏腑的功能活动,则依赖着气的推动和气化作用。气旺则津生,气虚则津亏。若脾胃、大小肠等脏腑之气虚亏,化生津液的功能减弱,就会引起津液不足。

2. **气能行津**　又称气能化津,是指津液的输布和排泄,依赖气的推动和升降出入运动。《医经溯洄集·小便原委论》说:"气行则水行,气滞则水滞。"津液有形属阴而主静,所以津液的运行必须依靠气的推动作用,才能输布至全身。病理上,气虚推动乏力而气化不足,或气滞而流通不畅,均可引起津液输布排泄障碍,产生水湿、痰饮等病理产物,称作气不行(化)水、气滞水停等。治疗水液停留的病证,也常以调气为先。《血证论·阴阳水火气血论》说:"治气即是治水。"

3. **气能摄津**　气能摄津是指气具有固摄津液,防止津液过多流失的作用。气能摄津可体现在多个方面:如肺卫之气对汗液的调控,肾与膀胱之气对尿液形成和排泄的管司,脾胃之气对涎、肠液的约束等。若气虚,固摄作用减弱,便可出现多汗、口角流涎、多尿、尿频、遗尿,甚至小便失禁等。

(二) 津液对气的关系

津液对气的关系,主要表现在津能载气和津能养气两个方面。

1. **津能载气**　津能载气,是指无形之气必须依附于有形的津液,并受津液的滋养才不会散失。《研经言·卷一》"原荣卫"说:"荣行脉中,附丽于血;卫行脉外,附丽于津。"若大汗、大吐、大泻等导致津液大量丢失,即可引起气的脱失,称为"气随汗泄""气随液脱",《金匮要略心典·痰饮篇》说:"吐下之余,定无完气。"

2. **津能养气**　津能养气是指无形之气依附于有形津液中,并受津液的滋养。

三、血与津液的关系

血和津液均为液态物质,均有濡养和滋润的功能,两者关系密切,相互补充,相互转化,盛则同盛,衰则俱衰,两者关系主要表现在津血同源和津血互生两个方面。

(一) 津血同源

津血同源,是指血和津液的生成都来源于脾胃化生的水谷精气。当饮食摄入不足或脾胃功能失调时,皆可引起津血的化生不足而产生津亏血少的病变。血和津液还可相互化生,津液入于脉中与营气相合而生成血液,血中的水分出于脉外,化为津液,故将血与津液的关系称为"津血同源"。

(二) 津血互生

津血互生,是指津血之间在生理上可以相互资生、相互转化。津液不断地渗入脉中,与营气相合,化为血液;脉内的血液,其液态成分出于脉外,化为津液。两者盛则同盛,衰则俱衰。如失血过多,脉外津液大量渗入脉内,补偿有效血量的不足,可造成脉外津液的相对亏损,出现口干、咽燥、尿少、肌肤干燥等症。而津液大量耗损时,血中之津液亦可渗出于脉外,形成血脉空虚,血液总量骤减,血液相对变稠,引起"津枯血燥"或"津亏血瘀"等病理变化。失血伤津,或津伤耗血,均可引起津血同病的变化。因此,失血者不宜用汗法,津亏者不可妄行破血、耗血等疗法。汉代张仲景告诫说:"衄家不可发汗。""亡血家不可发汗。"《灵枢·营卫生会》也有"夺血者无汗,夺汗者无血"之说。这是"津血同源"理论的实际应用。

第五节 精

一、精的基本概念

精,是构成人体和维持生命活动最本原的物质。如《素问·金匮真言论》说:"夫精者,身之本也。"中医学对于人体之精的认识,由于受到古代精气学说的影响,并通过对生命现象的观察,对人体之精的内涵进行了不同层面的解释。从概念的外延来看,有广义之精和狭义之精的区别;从生理功能而言,有生殖之精和脏腑之精的不同;从生命的起源来看,则有先天之精和后天之精的差异。

(一) 广义之精

广义之精,泛指一切构成人体和维持人体生命活动的最基本物质,即能维系人体生命现象和生理功能活动过程的所有物质,包括精、血、津、液等。诚如《读医随笔·气血精神论》:"精有四,曰精也,曰血也,曰津也,曰液也。"实际是对生命物质的总称。

(二) 狭义之精

狭义之精又称为生殖之精,或先天之精,指藏于肾中具有生殖功能和繁衍生命的精微物质。故《素问·上古天真论》说,"(男子)二八肾气盛,天癸至,精气溢泻,阴阳和,故能有子"。实质上是秉受于父母的生殖之精,与生俱来,为构成人体胚胎的原始物质。如《灵枢·决气》说:"两神相搏,合而成形,常先身生,是谓精。"

(三) 脏腑之精

脏腑之精又称为后天之精。是指机体从饮食物中摄取,经过脏腑功能活动所化生的营养物质。《素问·上古天真论》说:"肾者主水,受五脏六腑之精而藏之。"脏腑之精一方面通过脏腑功能活动所产生,另一方面又为脏腑功能活动提供了物质基础,故此精的盛衰能反映脏腑功能活动的强弱。

(四) 人体正气

中医学中常以精表述人的正气,如《素问·通评虚实论》说:"邪气盛则实,精气夺则虚。"《类经·疾病类》也言:"邪气有微甚,故邪气盛则实;正气有强弱,故精气夺则虚。"

二、精的生成

精的生成禀受于父母,化生于水谷。人体之精来源于先天之精和后天之精。先天之精源于父母的生殖之精,后天之精源于脾胃化生的水谷精微。先天之精推动后天之精的摄取,后天之精又充养先天之精。《景岳全书·脾胃》云:"人之始生,本乎精血之原;人之即生,由乎水谷之养。非精血,无以立形之基;非水谷,无以成形体之状。"

(一) 来源于父母

人体之始生,秉承于亲缘父母的生殖之精,是构成人体胚胎的基原物质。《灵枢·天年》认为,生命的诞生"以母为基,以父为楯"。男女媾精,父主阳施,犹天雨露;母主阴受,若地之资生,于是胎孕乃成。《颅囟经》有描述:"一月胞胎,精气凝也;二月为胎形,始成胚胎。"亲缘父母生殖之精相结合并形成胚胎之时,便转化和形成新生命体自身的先天之精。此刻,禀受于父母的生殖之精逐渐化生新生命体的所有脏腑组织器官,成为生命的原始物质。《灵枢·经脉》云:"人始生,先成精。"因此,父母的生殖之精便是新生命体的先天之精的来源,是生命形成的基原物质,从而生长发育形成各脏腑器官组织。

(二) 化生于水谷

人体出生之后,生命活动的维系,主要依赖于水谷之精的滋养。脾胃运化的水谷之精由脾气转输至全身各脏腑形体官窍,以维持脏腑的生理活动。

对于生命个体而言,以先天之精为本,出生后得到后天之精的不断补充和滋养。先天之精不断为后天之精提供活力资助,后天之精不断充实先天之精,二者相互促进、相互依存。在人体生命进程中,人体之精持续不断地被消耗,又及时不断地得到补充,保持人体之精的充盈,维持着人体之精的代谢和贮藏的均衡。《素问·上古天真论》云:"肾者主水,受五藏六府之精而藏之,故五藏盛,乃能泻。"

人体之精分藏于五脏,但主要藏于肾中。故《素问·六节藏象论》说:"肾者主蛰,封藏之本,精之处也。"五脏皆藏先天之精和后天之精,肾中亦含先天之精和后天之精,并且还在后天之精的资助下不断化生生殖之精,以维持生殖功能和繁衍生息。

三、精的功能

精的属性是闭藏和静守于内,具有重要的生理功能,决定和影响着生命个体的繁衍、生长、发育以及脏腑器官的生理过程。

(一) 繁衍生殖

由先天之精和后天之精化合而成的生殖之精,承载着生命体的所有属性和特征,具有生殖和繁衍生命的作用,是新生命体产生的原始物质。人体之精主要藏于肾,生殖之精由肾精所化。肾精充盛而产生"天癸",使人体具备生殖机能,有利于繁衍后代。俟至老年,脏腑功能衰退,肾中精气衰减,天癸竭尽,女子经停,男子精枯,则丧失了生殖和繁衍能力。可见,生殖之精是人类生殖和繁衍后代的物质基础。肾中精气充实,则人类生殖和繁衍能力强盛;肾中精气不足,就会影响到生殖功能。

(二) 生长发育

人之生始于精,如《灵枢·经脉》说:"人始生,先成精,精成而脑髓生,骨为干,脉为营,筋为刚,肉为墙,皮肤坚而毛发长。"人体之精具有推动和促进生命体及脏腑器官的生长、发育的重要作用,尤其是先天之精的充盈与否直接影响着机体的生长发育状态及天年。在人体生长发育过程中,精是促进其生长发育的物质基础,其中肾中精气起着十分重要的作用。如果肾精不足,就会出现生长发育障碍或发育异常。

(三) 生髓化血

髓分为脑髓和骨髓。颅内由髓汇聚而成脑,故名脑髓。《灵枢·海论》说:"脑为髓之海。"骨中内有腔隙,内聚骨髓。《素问·脉要精微论》云:"骨者髓之府。"

人体之精,主要藏于肾,肾精可以化生髓汁,髓充养骨骼,使骨髓健壮,牙齿坚固。脑为髓海,肾精充盛,则脑髓充足而肢体行动灵活,耳目聪敏。因此,肾精不足,可导致髓的亏虚,进而影响脑和骨的生理功能。此外,精生髓,髓化为血,故精也是生成血液的主要物质之一。《景岳全书·血证》概括为:"血即精之属也。"一方面水谷之精可以通过心肺而化赤为血;另一方面肾精可通过肝或化生骨髓后而生成血液。故精亏可导致面色苍白、气短乏力、精神萎靡、智力低下等血虚不足的症状。

(四) 濡养脏腑

人体之精具有滋润、濡养内脏组织器官,以维持脏腑功能活动的作用。先天之精禀赋充足,后天之精化生旺盛,脏腑器官、四肢百骸、五体五窍等得到精的滋润和濡养,则各种生理功能得以正常发挥和相互协同,呈现出有序的生命现象。诸如精力充沛,呼吸平稳,体温恒定,脉搏和缓有力,行动稳健等。若先天之精不足,或后天之精化生有碍,则五脏六腑之精不足,脏腑组织官窍得不到精的濡养,其功能则不能正常发挥。如肾精不足,则生长迟缓,发育低下,或早衰早亡;肺精不足,则呼吸急促,少气乏力,皮肤枯槁。

第六节 神

神,是中医理论的核心概念之一。神的涵义十分深奥和宽泛,起源于上古时期人类对自然界物质运动内部机制的探索和猜想。神被认为是决定和影响世界万物运动变化的内在机制,被广泛延伸至社会、自然科学和医学领域,具有十分现实的意义。

一、神的概念和本源

(一) 神的概念

人体之神的含义有广义和狭义之分。广义之神是人体生命活动的主宰及其外在总体表现的统称,包括形色、眼神、语言、表情、情志、脉象等方面。狭义之神指人的精神活动,包括五神、情志等方面。《黄帝内经》关于"神"的论述主要有四个方面:一是自然界运动变化的表现及其内在规律。《素问·天元纪大论篇》所说的"物生谓之化,物极谓之变,阴阳不测谓之神"。二是人体内一切生命活动的主宰者。《素问·灵兰秘典论》言:"心者,君主之官,神明出焉。"三是一切生物其生命力的综合外在表现。《素问·移精变气论》云:"得神者昌,失神者亡。"四指人的精神意识思维活动。

(二) 神的本源

神的观念源于古代天文学思想。如《说文解字》说:"神,天神引出万物者也。"在观测天象的基础上,人们认为天地之间万物复杂多样的运动变化受着一种尚未被认识或把握的力量推动和控制,于是徐灏笺说:"天地生万物,物有主之谓之神。"神是指主持、控制事物发生、发展、变化及消亡的内在机制。因此,《淮南子·泰族训》指出:"其生物也,莫见其所长养而物长;其杀物也,莫见其所伤而物亡,此所谓神明。"神是藏于事物内部的一种决定性的力量。《易传·系辞上》说:"阴阳不测谓之神。"将神归结为世界万物的一种不可感知或不易把握的内部力量,是宇宙万物运动变化的根本原因。

《内经》在先秦哲学思想的基础上,在探索人体生命活动本质的过程中,摆脱了神学观念的束缚,对神的涵义赋予了新的内容。《灵枢·天年》说:"何者为神?岐伯曰,血气已和,荣卫已通,五脏已成,神气舍心,魂魄毕具,乃成为人。"指出惟有气血流畅,五脏调和,又具知觉、意识、思维等心理活动时,才能发育成为人。因而,中医学中的神是对人体生命活动和整体生命现象的高度概括。

二、神机的概念

神机,是指物体的内部存有生生不息之机,是生化作用的主宰,系自然界所有生命体的内部调控机制,是人体生命活动高度和谐统一的体现。神机一词最早见于《素问·五常正大论》:"根于中者,命曰神机,神去则机息。"此处的神机是生化作用的主宰。张景岳注之谓:"物之根于中者,以神为之主,而其知觉运动,则神之所也,故神去则机亦随而息也。"

人体之气的升降出入是对人体生命运动形式的高度概括,气的运动推动了人的生理功能和心理活动。《内经》认为神具有协调气机运动变化及其脏腑生理功能的作用,维系或保持有序的生命过程。因此,《素问·六微旨大论》提出:"出入废则神机化灭,升降息则气立孤危。"神机是神主持、调控气机运动和脏腑生理功能的体现,是保障人体生命活动的有序进行,主导生理功能与心理活动协调统一的基础。

三、人体之神的形成

精、气、血、津液是神形成的物质基础。首先,人体之神来源于父母的生殖之精,并伴随着新生命体的诞生而产生。如《灵枢·本神》说:"故生之来谓之精,两精相搏谓之神。"男女两性的生殖之精相结合,便产生了新的生命个体,开始了新的生命进程,并由此赋予新生命体原始的活力。这种由父母生殖之精妙合所产生的生命现象和生命活动,即是神的存在。然而,人体出生之后,伴随着人体的生长发育过程,神的一切运动变化又必须依赖于后天水谷精气的滋养。《灵枢·平人绝谷》云:"神者,水谷之精气也。"其次,神的活动还依赖于气血津液等物质的正常运行,尤其需要血液的不断供给、充养等。《素问·八正神明论》云:"血气者,人之神,不可不谨养。"《素问·六节藏象论》说:"气和而生,津液相成,神乃自生。"因而,气血津液也是神形成的物质基础之一。综上所述,人体之神的形成依赖于先后天之精,以及气、血、津液的化生与充养。

四、人体之神的功能

人体的生命活动,虽然由五脏六腑及其组织器官各自不同的功能来完成,但是神的调控作用是脏腑机能有序的规律性运动的保证,尤其是人体的心理活动更是神功能之特殊体现。故神对人体生命活动具有重要的调节作用。

(一) 主宰生命活动

神是人体生理活动和心理活动的主宰,其盛衰是生命力盛衰的综合体现。神是机体生命存在的标志,形是神的藏舍之处,神是形的生命体现。神不能离开形体而单独存在,有形才能有神,形健则神旺。形与神是俱存俱亡、高度协调、不可分割的统一体。故《素问·移精变气论》说:"得神者昌,失神者亡。"

(二) 主宰脏腑功能

神具有主宰机体内一切脏腑生理功能的作用,是各脏腑、经络、组织器官生理功能协调有序的保证。脏腑精气产生神,神通过对脏腑精气的主宰来调节其生理功能。"五脏藏五神"及"五脏主五志",反映了生命存在的形神统一观。神是脏腑生理功能的反映。精神情志活动的异常也可影响脏腑的功能,突然强烈或长期持久的情志刺激,超越了人体的生理调节能力,常易影响脏腑气机,引起脏腑病变。因此,具有针对性的精神活动还能调整脏腑生理功能的紊乱,达到治病、康复的目的。

(三) 主宰精神意识思维

心为神明之脏,主宰精神意识思维活动。心神统率魂、魄、意、志,是精神活动的主宰。《类经·疾病类》云:"心者,五脏六腑之大主,而总统魂魄,兼赅意志。"神的生理功能正常,则精神健旺,意识清楚,思维敏捷,反应灵敏。反之,神的生理功能异常,则可出现精神萎靡,意识模糊,思维迟钝,反应呆滞等症状。

第七节　精气神的关系

精有形,为生命之本原;气无形,为生命之动力;神则为生命之主导及体现,被医家视为生命之三宝。《类经·十一卷》说:"精、气、神,其名曰三宝。"人是一个有机的整体,在出生之后,精、气、神三者都需得到水谷精微的不断充养,且三者又相互为用、相互依存、相互转化,共同维系着生命活动的正常。故《灵枢·本藏》说:"人之血气精神者,所以奉生而周于性命者也。"

一、精能化气,精为气生化之源

精是生命的来源,是构成胚胎的最基本物质,也是维系生命活动的最基本物质。精藏于肾中,在肾阳的蒸化作用下,肾精化为元气。元气运行于全身,促进人体的生长、发育及生殖功能,推动调节脏腑组织器官的生理功能活动,是生命活动的原动力。《素问·阴阳应象大论》概括为:"精化为气。《类经》:"精化为气,为元气有精而化也。"

人体之精虽源于先天之精,但在生命过程中不断的被利用、转化、消耗,因此需得到后天水谷精微的不断充养,使之充盈而不亏损。精为气生化的本源,精足则人身之气充盛,各脏之精充足则各脏之气化生充沛,推动和调控各脏腑形体官窍的生理活动。故精足则气旺,精亏则气衰,临床可见少气、乏力、气喘、倦怠、懒言等气虚之候。

二、气能生精,气能激发精的化生

气推动脏腑的功能活动,促进精的产生和转化,维系着人之精保持充盈状态,即精依气生,气化为精。精的化生是依赖于气化运动和脏腑生理功能活动。《类经》:"人之精血,由气而化,故气归于精。"

气能激发精的化生,全身脏腑之气充足,气化正常,才可以运化吸收饮食水谷之精微,于是五脏六腑之精充盈,流注于肾而藏之。因而,精的化生依赖于气的充盛。气不但能激发精的化生,而且又能固摄精,使精聚而充盈,不致无故耗损外泄。故气足则精盈,气虚则精少,临床可见生长发育迟缓或早衰之象。临床上常常采用补气生精的治疗方法。

三、精能化神,精为神的物质基础

神是生命活动的主宰,精是神得以产生的物质基础,精为神之源,神必须得到精的滋养才能正常发挥作用。《灵枢·本神》说:"生之来谓之精,两精相搏谓之神。"神源于父母的生殖之精,并得到水谷精微的不断充养而旺盛。故《灵枢·平人绝谷》说:"神者,水谷之精气也。"

精能化神,神寓精中,精盛则神旺,精盈则神明,精畅则神健。在病理上,精伤则神失所养,精衰则神无所舍,临床上常见神疲倦怠、精神恍惚、反应迟钝、思维障碍等。故《内经》倡导"积精全神"以养生。

四、神能御精,精赖神而内守

神能调节生命活动,对精的生成、运行、固摄、溢泻起着调节作用,神能御精。《类经·摄生类》说:"虽神由精而生,然所以统驭精气而为运用之主者,则又在吾心之神。"

精赖神而内守,人体脏腑形体官窍的功能活动及精气血等物质的新陈代谢,都必须受神的调控和主宰。神的功能活动正常是维系人体之精固守和充盈的重要条件,神安则精固,神荡则精失,神伤则精亏,神失则精竭。临床上用脑过度,或情志刺激,或功能失常,都会导致精血亏虚,产生各种病证。《灵枢·本神》说:"恐惧而不解则伤精,精伤则骨酸痿厥,精时自下。"

五、气能生神,为神之根本

气是神得以化生的物质基础,神必须得到气的滋养才能正常发挥作用。气由精生,又能化神养神,无气则神无以生。气敷布于全身,通达于表里,濡养脏腑经络,为脏腑的生理功能和人体的神志活动提供动力,神是生命活动的主宰。

神寓于气,气聚则神生,气动则神至,气充则神旺,气调则神明。故气为神之根本。《脾胃论·卷下》"省言箴"说:"气乃神之祖,精乃气之子,气者精神之根蒂也。"病理上,气虚则神衰,气逆则神乱,气散则神灭。临床上常见气虚出现心悸怔忡、意识不清、记忆减退、健忘等;肝气逆上,可见急躁易怒、失眠、多梦等神志病变。

六、神为气主,神失则气乱

神以气为物质基础,但神又能主导、调节气的运动和机体的功能活动。因而,神为气之主,统驭气之变动。气的运动变化受神的调节和控制。

良好的情绪情感是维持气的生成、升降出入运动协调的重要条件。形是神之宅,神乃形之主,神安则气畅,神荡则气衰,神失则气乱,强烈的情志刺激,或异常的情绪变化,易致气机的紊乱,是形成多种证候的基本病机。《素问·举痛论》说:"怒则气上,喜则气缓,悲则气消,恐则气下,寒则气收,炅则气泄,惊则气乱,劳则气耗,思则气结。"

综上,精气神的关系,可概括为形神关系。精有形,气无形,气聚而形成;精、气是形、神的本源。形与神俱,形神合一。因此,形盛则神明,形衰则神惫。范缜《神灭论》说:"形者神之质,神者形之用。"身形是人体神志活动的承载,神志是身形生命力的表现。《素问·移精变气论》说:"得神者昌,失神者亡。"无形则神无以生,无神则形不可存,形神合一即精气神合一,是人体生命的基本特征。精气神三者之间的协调共济,对于修身养性、延年益寿、防病治病具有重大的临床意义。

【知识拓展】

[1] 刘渡舟.谈谈人体的津液链[J].陕西中医,1980(4):1-2+6.
[2] (清)程杏轩.医述[M].王乐匋,李明回,总校订.合肥:安徽科学技术出版社,1983.
[3] 程士德.对《内经》中"气"的概念的认识[J].中医杂志,1984(7),69-70.
[4] 韩葆贤,程士德.《内经》中神的概念及临床意义[J].中医杂志,1988(2):12-14.
[5] 周德生,陈大舜.试论津液循环与津液代谢[J].辽宁中医杂志,1997,24(4):157-158.
[6] 印会河,童瑶.中医基础理论(第2版):气血津液[M].北京:人民卫生出版社,2006.
[7] 孙广仁.《内经》中阳气的概念及相关的几个问题[J].山东中医药大学学报,2005,29(2):140-142.
[8] (清)周学海.读医随笔:气血精神论、升降出入论[M].北京:中国医药科技出版社,2011.
[9] (清)唐荣川.血证论:阴阳气血水火论[M].北京:中国医药科技出版社,2011.

第五章 经　络

导学

经络现象是中医学关于人体生命活动规律的一个重要发现，它从活体、动态的角度揭示了人体内外上下有机联系的特殊通路和信息传递及其整体调节系统。经络使人体成为一个系统有机整体。

本章从经络的概念、经络系统的组成、经络的循行以及经络的生理功能等方面，介绍了中医学有关经络的最基本的理论知识。

本章的学习重点： 经络的概念、组成和生理功能；十二经脉的循行规律以及奇经八脉的含义和功能。

本章的学习要求：

(1) 掌握经络的基本概念、组成和生理功能，十二经脉的走向、交接规律、分布与表里关系、流注次序，以及奇经八脉的含义和督、任、冲、带的循行及其主要功能。

(2) 熟悉经别、别络、经筋、皮部的基本概念和功能。

(3) 了解阴阳跷脉、阴阳维脉的循行与功能；以及经络学说在病理、诊断、治疗上的应用。

【名词术语】

经络　十二经脉　奇经八脉　阳脉之海　阴脉之海　十二经脉之海　十二经别　络脉　别络　孙络　浮络　十二经筋　十二皮部　感应传导

经络是人体结构的重要组成部分，是运行全身气血、联系脏腑肢节官窍、沟通人体上下内外的通路。经络使人体成为一个有机整体。

经络学说，是研究人体经络的基本概念、循行分布、生理功能、病理变化及其与脏腑相互关系的学说，是中医学理论体系的重要组成部分。

经络学说贯穿于人体生理、病理及疾病的诊断、防治等方面，与藏象学说、精气血津液理论、病因学说等基础理论结合起来，可以深刻地说明人体的生理活动和病理变化，它不仅是针灸、推拿等学科的理论基础，而且对于中医临床各科的诊断和治疗，均具有十分重要的指导作用。由于经络在中医学中具有重要的地位，所以经络学说素为历代医家所重视，如《灵枢·经脉》说："经脉者，所以决死生，处百病，调虚实，不可不通。"《扁鹊心书》也说："学医不知经络，开口动手便错。盖经络不明，无以识病证之根源，究阴阳之传变。"

第一节 经络的概念和经络系统

一、经络的基本概念

经络，是经脉和络脉的总称，是运行全身气血、联系脏腑肢节官窍、沟通人体上下内外的通路。经脉的"经"，有路径之意，如《释名》中说："经，径也，如径路无所不通。"是经络系统的主干；络脉的"络"，有网络之意，是经脉系统的分支。经脉较粗大，络脉较细小；经脉有一定的循行径路，而络脉则纵横交错，网络全身，无处不至。如《灵枢·脉度》说："支而横者为络。"经络系统通过其有规律的循行和错综复杂的联络交会，把人体的五脏六腑、四肢百骸、五官九窍、皮肉筋脉等组织器官联结成一个统一的有机整体，从而保证人体生命活动的正常进行。

二、经络系统的组成

经络系统，由经脉、络脉及其连属组织组成，包括了十二经脉、奇经八脉、十二经别、十五络脉、十二经筋和十二皮部。

（一）经脉

经脉是经络系统的主干，由十二经脉、奇经八脉和十二经别组成。

"十二经脉"又称"十二正经"，包括手三阴经、足三阴经、手三阳经和足三阳经。十二经脉有一定的起止、一定的循行部位和交接顺序，在肢体的分布和走向有一定的规律，与脏腑有直接的属络关系，相互之间也有表里关系。十二经脉是气血运行的主要通道。

"奇经八脉"包括督脉、任脉、冲脉、带脉、阴跷脉、阳跷脉、阴维脉、阳维脉，合称为"奇经八脉"。奇经八脉穿插循行于正经之间，"别道奇行"，具有统率、联系和调节十二经脉中气血盛衰的作用。奇经八脉与十二经脉不同，不是气血运行的主要通道，与五脏六腑没有直接的属络关系，相互之间也无表里关系，故《圣济总录》说："脉有奇常，十二经者，常脉也；奇经八脉则不拘于常，故谓之奇经。盖以人之气血常行于十二经脉，其诸经满溢则流入奇经焉。"

"十二经别"，是从十二经脉别出的重要分支，虽与十二经脉有别，但仍属于经脉的范畴。十二经别通过离、合、出、入的分布，沟通了为表里的两经，加强了经脉与脏腑的联系，因此具有加强十二经脉中为表里的两经之间联系的作用，并能通达某些正经所没有达到的部位而补正经之不足，但经别主内，无所属穴位，也无所主病证。

（二）络脉

络脉是经脉的细小分支，按其形状、大小、深浅等的不同又有别络、浮络和孙络之分。

别络，是络脉中较大的和主要的络脉。十二经脉在四肢部各分出一支别络，再加躯干前的任脉别络、躯干后的督脉别络及躯干侧的脾之大络，共十五条，故合称"十五别络"。另外，《素问·平人气象论》有"胃之大络，名曰虚里"之说，若加"胃之大络"，则有十六支别络。别络具有加强十二经脉中为表里的两条经脉之间在体表的联系和统领一身阴阳诸络的作用，并能通达某些正经所没有到达的部位而补正经之不足,别络主外,各有一络穴,并有所主病症。

孙络,是最细小的络脉,分布全身,难以计数。《素问·气穴论》称其有"溢奇邪""通荣卫"的作用。

浮络,是循行于人体浅表部位的络脉,即《灵枢·经脉》所谓的"诸脉之浮而常见者"。浮络分布广泛,没有定位,起着沟通经脉,输达肌表的作用。

(三) 连属组织

包括经筋和皮部,与经脉、络脉有着紧密的联系。

经筋,又称"十二经筋",是十二经脉之气"结、聚、散、络"于筋肉、关节的体系,是十二经脉的附属组织,具有连缀百骸,主司关节运动,保持人体正常的运动功能,维持人体正常的体位姿势的作用。

皮部,又称"十二皮部",是与十二经脉相应的皮肤部分。它是以十二经脉在体表的分布范围作为分区依据,把全身皮肤划分为十二部分,分属于十二经脉。十二皮部是十二经脉功能活动在体表的反应部位,也是络脉之气散布之所在。由于十二皮部位于人体的最外层,是机体的卫外屏障,所以,皮部具有抗御外邪、保卫机体和反映病候、协助诊断的作用。(表5-1)

表5-1 经络系统简表

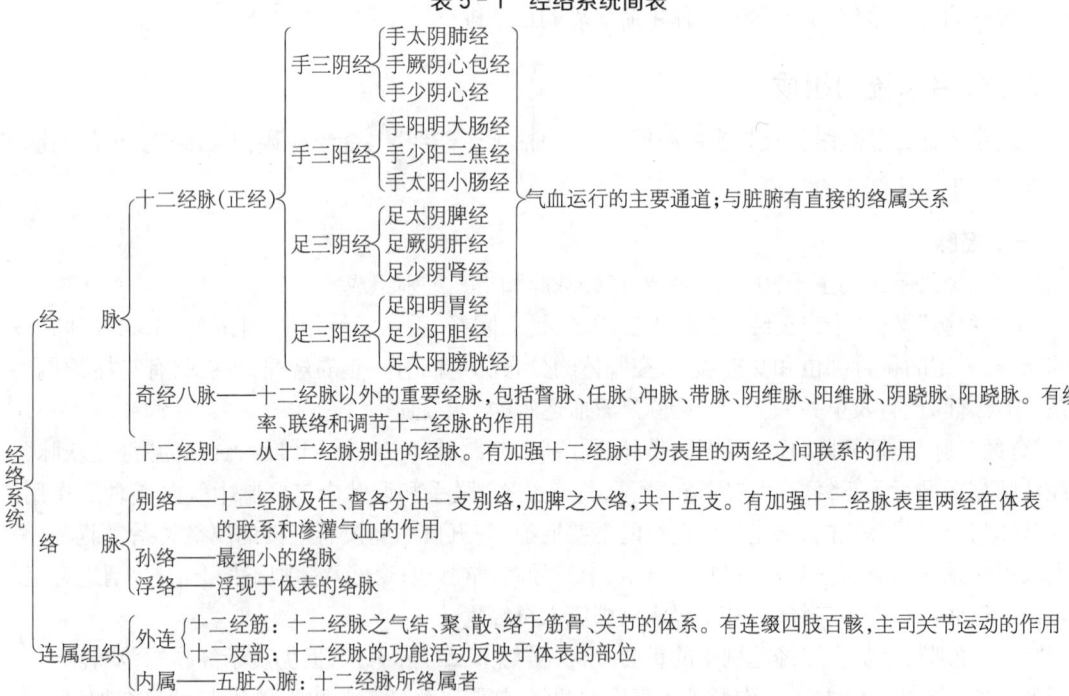

第二节 十二经脉

一、十二经脉的名称

十二经脉的命名,结合了手足、阴阳及脏腑等三方面的要素。起于或止于手部,主要循行于上肢的经脉称为手经;起于或止于足部,主要循行于下肢的经脉称为足经。

分布于四肢内侧阴面的经脉为阴经,分布于四肢外侧阳面的经脉为阳经;根据脏腑阴阳之气的盛衰多少,内侧阴面的阴经又有太阴、厥阴、少阴之别,外侧阳面的阳经又有阳明、少阳、太阳之异。

由于每一条经脉分别隶属于一脏或一腑,所以隶属于脏的经脉为阴经,隶属于腑的经脉为阳经。具体而言,隶属于胸腔内三脏的经脉为手三阴经,隶属于与之表里的三腑的经脉为手三阳经;隶属于腹腔内三脏的经脉为足三阴经,隶属于与之表里的三腑的经脉为足三阳经。例如,隶属于胸腔内肺脏的经脉为手太阴经,隶属于与之表里的大肠腑的经脉为手阳明经,其他经脉的命名均依此类推。

具体命名和分布情况是:起于或止于手部外侧阳面的手三阳经,分别连属大肠(阳明)、三焦(少阳)和小肠(太阳),其经脉分别称为手阳明大肠经、手少阳三焦经和手太阳小肠经,并依次分布于上肢外侧的前缘、中线、后缘;起于或止于手部内侧阴面的手三阴经,分别连属肺(太阴)、心包(厥阴)和心(少阴),其经脉分别称为手太阴肺经、手厥阴心包经和手少阴心经,并依次分布于上肢内侧的前缘、中线、后缘;起于或止于足部外侧阳面的足三阳经,分别连属胃(阳明)、胆(少阳)和膀胱(太阳),其经脉分别称为足阳明胃经、足少阳胆经和足太阳膀胱经,并依次分布于下肢外侧的前缘、中线、后缘;起于或止于足部内侧阴面的足三阴经,分别连属脾(太阴)、肝(厥阴)和肾(少阴),其经脉分别称为足太阴脾经、足厥阴肝经和足少阴肾经,并依次分布于下肢内侧的前缘、中线、后缘(在小腿下半部,足厥阴肝经在前缘,足太阴脾经在中线)。(表5-2)

表5-2 十二经脉的名称、分类及其在四肢部的分布规律

部位	阴经 (属脏)	阳经 (属腑)	循行部位 (阴经行于内侧,阳经行于外侧)	
手	太阴肺经 厥阴心包经 少阴心经	阳明大肠经 少阳三焦经 太阳小肠经	上肢	前缘 中线 后缘
足	太阴脾经* 厥阴肝经* 少阴肾经	阳明胃经 少阳胆经 太阳膀胱经	下肢	前缘 中线 后缘

＊在足背部和小腿下半部,肝经在前缘,脾经在中线,至内踝上八寸处交叉之后,则脾经在前缘,肝经在中线。

二、十二经脉的走向和交接规律

十二经脉对称性地分布于人体的左右两侧,其走向交接、循行分布、表里关系和流注次序等,均有一定的规律。(图5-1)

(一) 走向交接规律

《灵枢·逆顺肥瘦》说:"手之三阴,从脏走手;手之三阳,从手走头;足之三阳,从头走足;足之三阴,从足走腹。"说明手三阴经均起于胸腔内脏,经上肢内侧走向手指末端,在手指末端交于手三阳经;手三阳经均起于手指末端,经上肢外侧走向头面部,在头面部交于足三阳经;足三阳经均起于头面部,经躯干及下肢外侧走向足趾末端,在足趾末端交于足三阴经;足三阴经均起于足趾末端,经下肢内

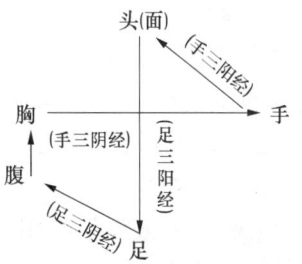

图5-1 十二经脉走向交接规律示意图

侧走向腹、胸部,在胸腔内脏交于手三阴经。这样,就构成了一个"阴阳相贯,如环无端"(《灵枢·营卫生会》)的循环路径。

(二) 交接部位的规律

在十二经脉的循行交接过程中,其交接部位也有明显的规律性。

1. **为表里的阴经与阳经在四肢末端交接** 其中为表里的手三阴经与手三阳经在上肢末端(手指)交接,为表里的足三阳经与足三阴经在下肢末端(足趾)交接。如:手太阴肺经在食指端与手阳明大肠经交接,手少阴心经在小指端与手太阳小肠经交接,手厥阴心包经在环指端与手少阳三焦经交接;足阳明胃经在足大趾与足太阴脾经交接,足太阳膀胱经在足小趾与足少阴肾经交接,足少阳胆经在足大趾爪甲后丛毛处与足厥阴肝经交接。

2. **同名手、足阳经在头面部交接** 如手阳明大肠经和足阳明胃经交接于鼻旁;手太阳小肠经和足太阳膀胱经交接于目内眦;手少阳三焦经和足少阳胆经交接于目外眦。由于手三阳经止于头部,足三阳经起于头部,手足三阳经在头面部交接,故曰"头为诸阳之会"。

3. **异名手、足阴经在胸腔内脏交接** 如足太阴脾经与手少阴心经交接于心中;足少阴肾经与手厥阴心包经交接于胸中;足厥阴肝经与手太阴肺经交接于肺中。十二经脉的交接部位如图 5-2。

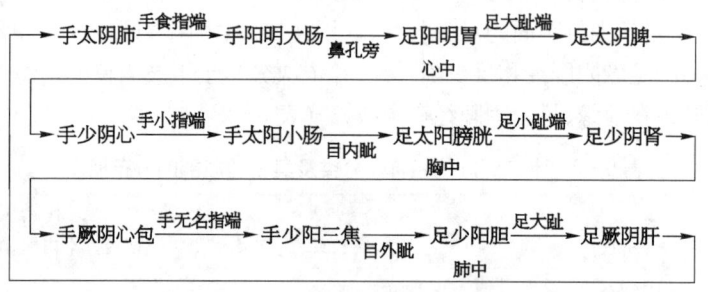

图 5-2 十二经脉交接部位及流注次序图

三、十二经脉的分布规律和表里关系

(一) 分布规律

十二经脉循行于躯干胸腹面、背面及头面、四肢,均是左右对称地分布于人体两侧。除左右侧手阳明大肠经在头面部互走对侧外,其余左右两侧的同名经脉一般不互走对侧;为表里的阴阳两经在体内与脏腑相互属络,在四肢则行于内外相对应的部位,并在手足末端相交接。《灵枢·海论》概括地指出了十二经脉的分布特点:"十二经脉者,内属于腑脏,外络于肢节。"

1. **四肢部位** 阴经分布于四肢内侧面,阳经分布于四肢外侧面。上肢内侧分为三阴,是太阴在前,厥阴在中,少阴在后;上肢外侧分为三阳,是阳明在前,少阳在中,太阳在后。下肢内侧分为三阴,内踝尖上八寸以下是厥阴在前、太阴在中、少阴在后,内踝尖上八寸以上是太阴在前、厥阴在中、少阴在后;下肢外侧分为三阳,是阳明在前,少阳在中,太阳在后。

2. **头面部位** 手三阳经从手走头,足三阳经从头走足,手足六阳经均行经头面部,故《难经·四十七难》说:"人头者,诸阳之会也。"头面部主要分布的是手足阳经,其分布特点是:手、足阳明经行于面部、额部,手、足少阳经行于头侧部,手、足太阳经行于面颊、头顶及头后部。

3. **躯干部位** 十二经脉在其循行分布过程中均与躯干部位发生联系,其分布特点是:手三阴经从胸部行于腋下,手三阳经行于肩部和肩胛部;足三阳经的阳明经行于前(胸腹),太阳经行于后(背面),少阳经行于侧面,足三阴经均行于腹胸。循行于腹胸的经脉,自内向外依次为足少阴肾经、足阳明胃经、足太阴脾经和足厥阴肝经。

(二) 表里关系

脏腑有表里相合关系,十二经脉内属于脏腑,故亦有相应的表里相合关系。手足三阴、三阳,通过各自的经别和别络相互沟通,组合成六对表里相合关系。故《素问·血气形志》说:"足太阳与少阴为表里,少阳与厥阴为表里,阳明与太阴为表里,是为足之阴阳也。手太阳与少阴为表里,少阳与心主为表里,阳明与太阴为表里,是为手之阴阳也。"(表5-3)

表5-3 十二经脉的表里关系表

表	手阳明大肠经	手少阳三焦经	手太阳小肠经	足阳明胃经	足少阳胆经	足太阳膀胱经
里	手太阴肺经	手厥阴心包经	手少阴心经	足太阴脾经	足厥阴肝经	足少阴肾经

阴经为里,属于脏;阳经为表,属于腑。为表里的阴经与阳经在体内有络属关系,阴经属脏络腑,阳经属腑络脏,如手太阴肺经属肺络大肠,手阳明大肠经属大肠络肺。《难经本义·六十七难》说:"阴阳经络,气相交贯。"十二经脉的表里关系,不仅加强了为表里的两经的联系与沟通,同时由于相互络属,使为表里的脏与腑在生理功能上相互配合,在病理上相互影响。如肺经受邪影响大肠腑气不通而便秘,心火亢盛循经下移小肠而见尿痛、尿赤等。在治疗上,可根据为表里的两经的经气互通的原理,交叉使用为表里的两经的腧穴,如肺经的穴位可用以治疗大肠腑或大肠经的疾病。

四、十二经脉的流注次序

十二经脉依次衔接,首尾相贯,如环无端。因此,经脉中的气血也是依次流注,循环不休。由于全身气血主要由中焦脾胃运化的水谷之精化生,故十二经脉气血的流注是从起于中焦的手太阴肺经开始,依次流注各经,最后流注到足厥阴肝经,复再回流到手太阴肺经而进入下一轮循环。十二经脉的流注次序如图5-2。

五、十二经脉的循行

(一) 手太阴肺经

手太阴肺经,起于中焦,下络大肠,还循胃口(下口幽门,上口贲门),通过膈肌上行,属肺。从肺系(与肺相连的气管、支气管及喉咙等)横行至胸部外上方(中府穴),出腋下,沿上肢内侧前缘下行,过肘窝,入寸口,上鱼际,直出拇指桡侧端(少商穴)。

分支:从手腕的后方(列缺穴)分出,经手背走向示指桡侧端(商阳穴),交于手阳明大肠经。(图5-3)

(二) 手阳明大肠经

手阳明大肠经,起于示指桡侧端(商阳穴),经过手背行于上肢伸侧(外侧)前缘,上肩,至肩关节前缘,向后到第七颈椎棘突下(大椎穴),再向前下行入缺盆(锁骨上窝),进入胸腔,络肺,向下通过膈肌下行,属大肠。

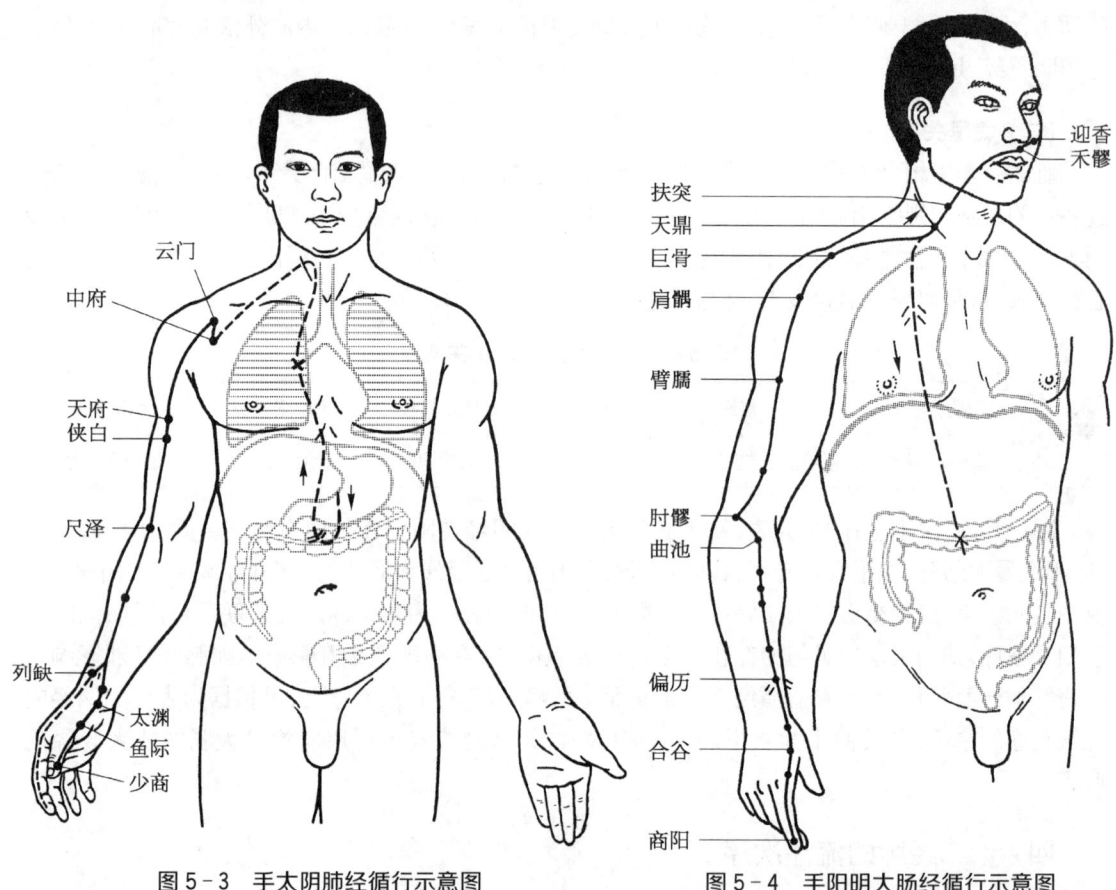

图5-3 手太阴肺经循行示意图　　　　图5-4 手阳明大肠经循行示意图

分支：从缺盆上行，经颈部至面颊，入下齿中，退出挟口两旁，左右交叉于人中，至对侧鼻翼旁（迎香穴），交于足阳明胃经。（图5-4）

（三）足阳明胃经

足阳明胃经，起于鼻翼旁（迎香穴），挟鼻上行，左右交会于鼻根部，旁行入目内眦，与足太阳膀胱经相交，向下沿鼻柱外侧，入上齿中，退出挟口两旁，环绕口唇，在颏唇沟承浆穴处左右相交，退回沿下颌骨后下缘到大迎穴处，沿下颌角上行过耳前，经过上关穴（客主人），沿发际，到额前。

分支：从颌下缘大迎穴分出，下行到人迎穴，沿喉咙向下后行至大椎，折向前行，入缺盆，进入胸腔，下行穿过膈肌，属胃，络脾。

直行者：从缺盆出体表，沿乳中线下行，挟脐两旁（脐中央旁开2寸），下行至腹股沟处的气街（气冲穴）。

分支：从胃下口幽门处分出，在腹腔内下行至气街（气冲穴），与直行之脉会合，而后沿大腿之前侧下行，至膝膑，向下沿胫骨前缘行至足背，入足第二趾外侧端（厉兑穴）。

分支：从膝下三寸处（足三里穴）分出，下行入足中趾外侧端。

分支：从足背（冲阳穴）分出，前行入足大趾内侧端（隐白穴），交于足太阴脾经。（图5-5）

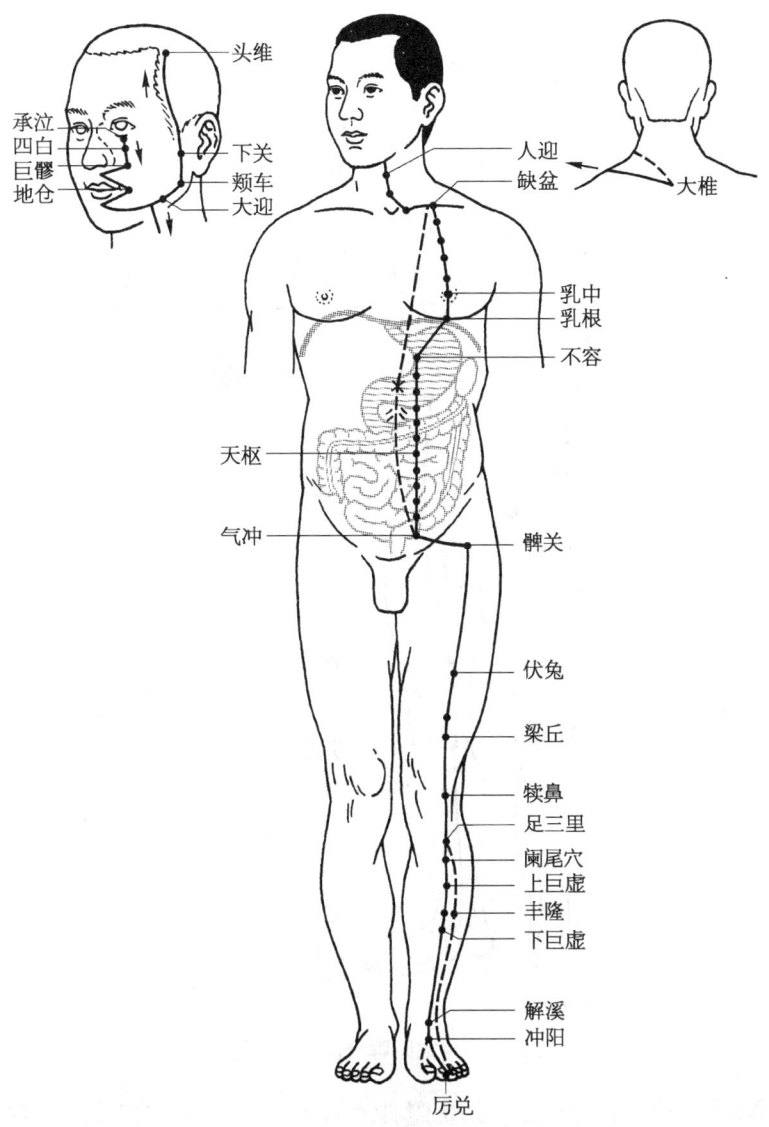

图 5-5 足阳明胃经循行示意图

(四) 足太阴脾经

足太阴脾经,起于足大趾内侧端(隐白穴),沿内侧赤白肉际,上行过内踝的前缘,沿小腿内侧正中线上行,在内踝上八寸处,交出足厥阴肝经之前,沿大腿内侧前缘上行,进入腹部,属脾,络胃。向上穿过膈肌,沿食道两旁上行,连舌本,散舌下。

分支:从胃别出,上行通过膈肌,注入心中,交于手少阴心经。(图 5-6)

(五) 手少阴心经

手少阴心经,起于心中,走出后属心系,向下穿过膈肌,络小肠。

分支:从心系分出,挟食道上行,连于目系。

直行者:从心系出来,折回上行,经过肺,向下浅出腋下(极泉穴),沿上肢内侧后缘,过肘中,经

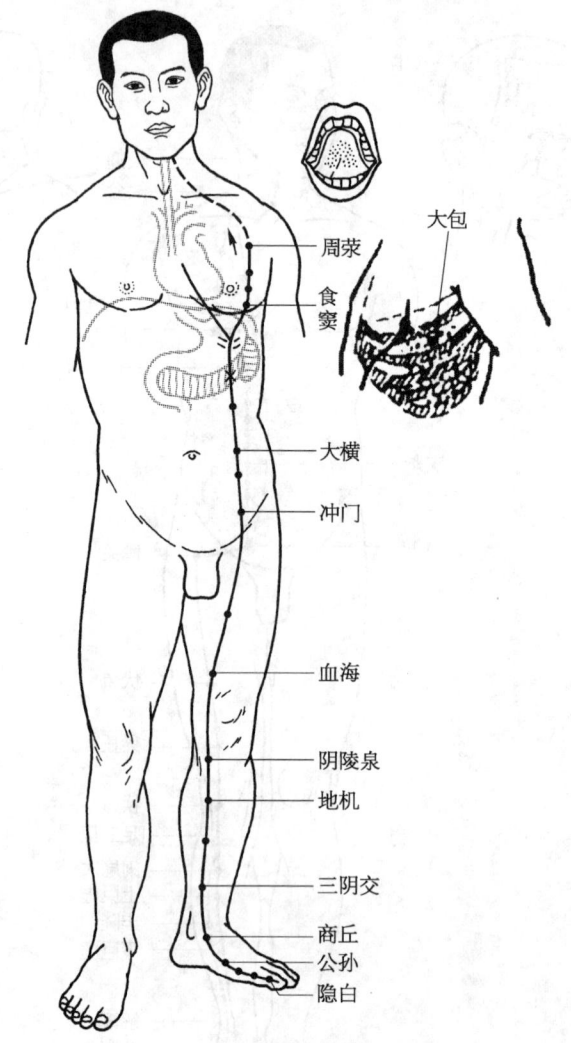

图 5-6 足太阴脾经循行示意图

掌后锐骨端,进入掌中,沿小指桡侧,出小指桡侧端(少冲穴),交于手太阳小肠经。(图 5-7)

(六)手太阳小肠经

手太阳小肠经,起于小指外侧端(少泽穴),沿手背、上肢外侧后缘,过肘部,到肩关节后面,绕肩胛部,交肩上,会于大椎穴,折向前行入缺盆,深入胸腔,络心,沿食道,向下穿过膈肌,到达胃部,下行,属小肠。

分支:从缺盆出来,沿颈部上行到面颊,至目外眦后,退行进入耳中(听宫穴)。

分支:从面颊部分出,向上行于目下,至目内眦(睛明穴),交于足太阳膀胱经。(图 5-8)

(七)足太阳膀胱经

足太阳膀胱经,起于目内眦(睛明穴),向上到达额部,左右交会于头顶部(百会穴)。

分支:从头顶部分出,到耳上角部。

直行者:从头顶部分出,向后行至枕骨处,进入颅腔,络脑,退出后下行到项部(天柱穴),下行

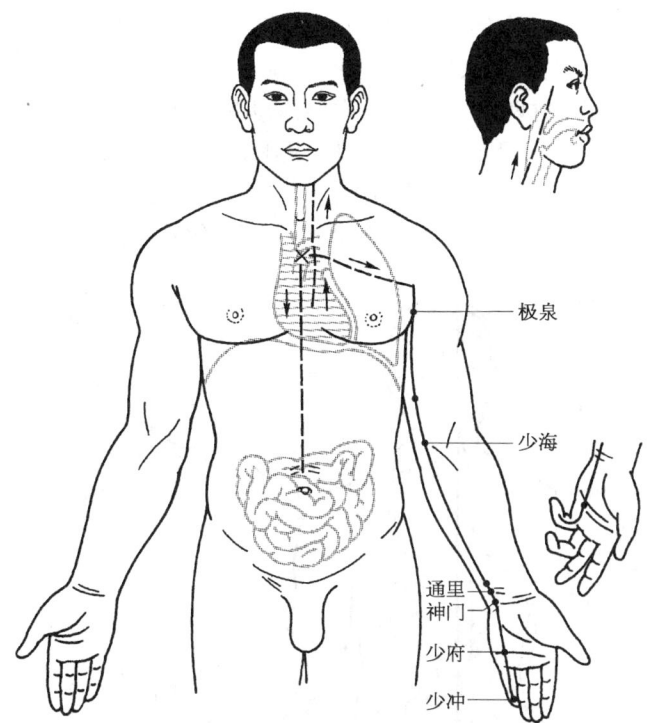

图 5-7　手少阴心经循行示意图

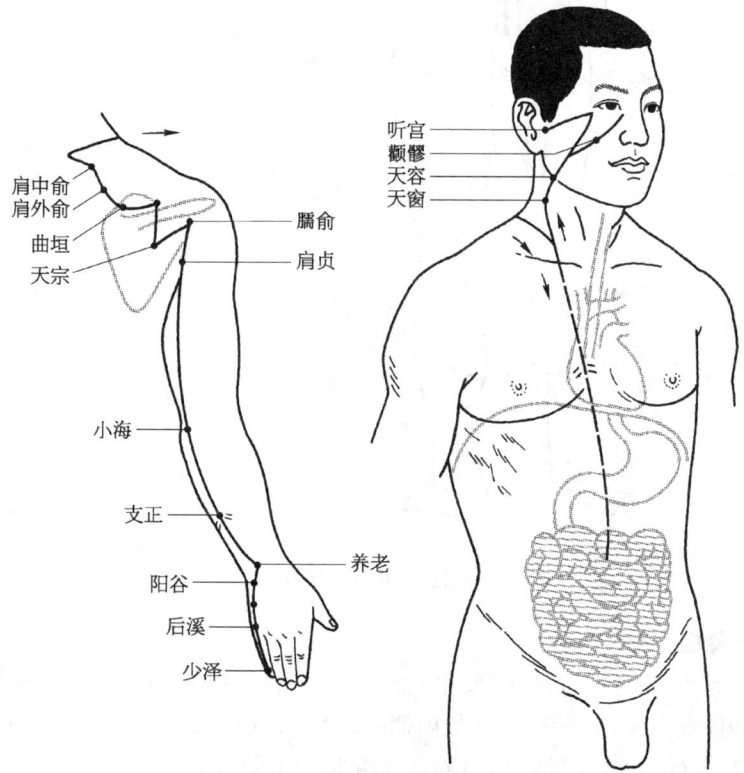

图 5-8　手太阳小肠经循行示意图

交会于大椎穴,再分左右沿肩胛内侧、脊柱两旁(脊柱正中旁开一寸五分下行),到达腰部(肾俞穴),进入脊柱两旁的肌肉(膂),深入腹腔,络肾,属膀胱。

分支:从腰部分出,沿脊柱两旁下行,穿过臀部,从大腿后侧外缘下行至腘窝中(委中穴)。

分支:从项部(天柱穴)分出下行,经肩胛内侧,从附分穴挟脊(脊柱正中旁开三寸)下行至髀枢(大转子部,当环跳穴处),经大腿后侧至腘窝中与前一支脉会合,然后下行穿过腓肠肌,出走于足外踝后,沿足背外侧缘至足小趾外侧端(至阴穴),交于足少阴肾经。(图5-9)

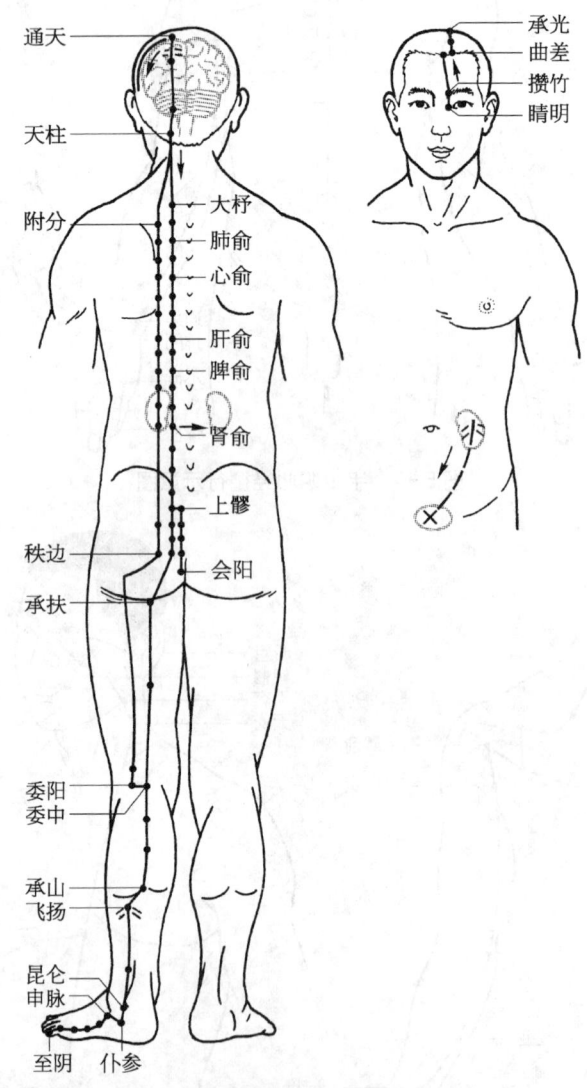

图5-9 足太阳膀胱经循行示意图

(八) 足少阴肾经

足少阴肾经,起于足小趾下,斜行于足心(涌泉穴),出行于舟骨粗隆之下,沿内踝后分出进入足跟部,向上沿小腿内侧后缘,至腘内侧,上股内侧后缘入脊内(长强穴),穿过脊柱,属肾,络膀胱。

直行者:从肾上行,穿过肝和膈肌,进入肺,沿喉咙,到舌根两旁。

分支:从肺中分出,络心,注入胸中,交于手厥阴心包经。(图5-10)

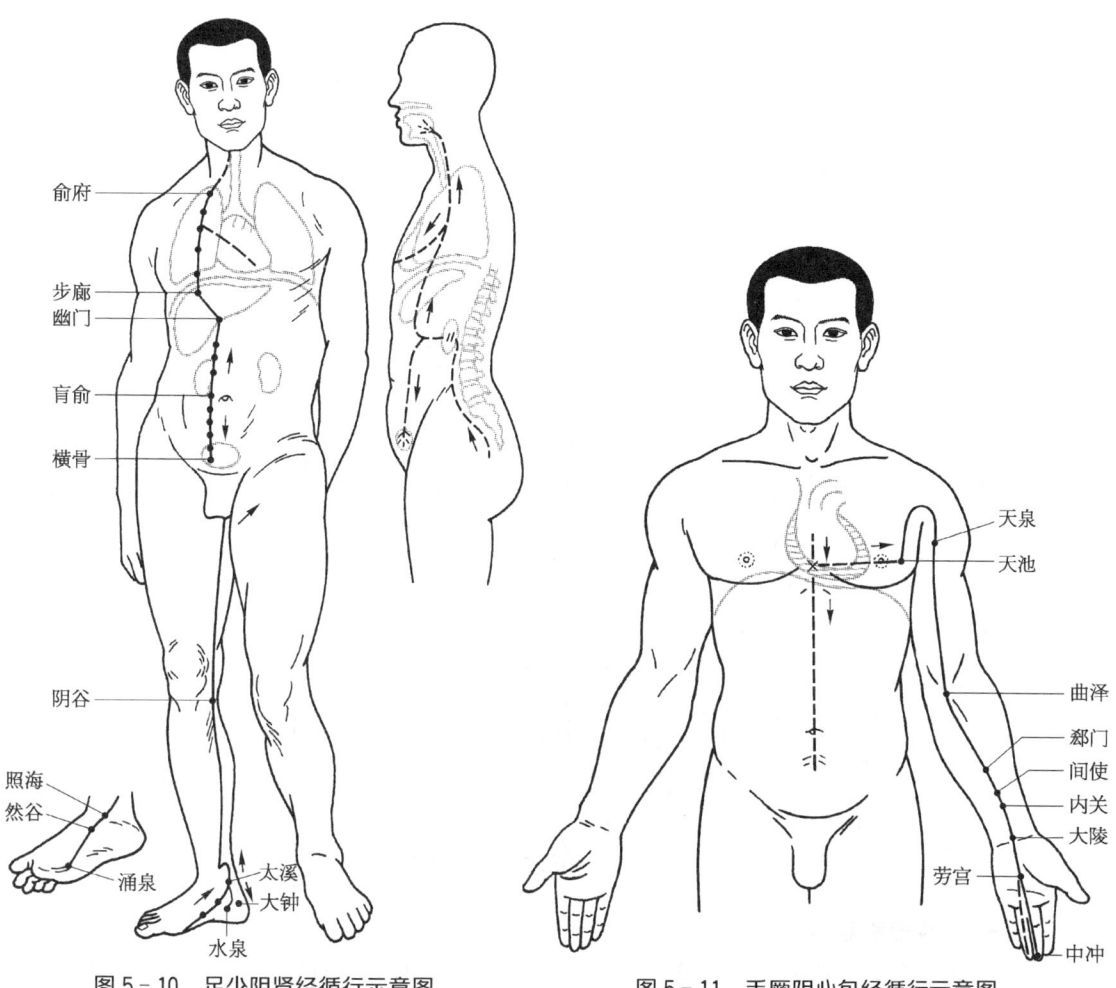

图 5-10 足少阴肾经循行示意图　　　图 5-11 手厥阴心包经循行示意图

(九) 手厥阴心包经

手厥阴心包经,起于胸中,出属心包,向下穿过膈肌,依次络于上、中、下三焦。

分支:从胸中分出,浅出胁部当腋下三寸处(天池穴),向上至腋窝下,沿上肢内侧中线入肘,过腕部,入掌中(劳宫穴),沿中指桡侧,出中指桡侧端(中冲穴)。

分支:从掌中分出,沿环指出其尺侧端(关冲穴),交于手少阳三焦经。(图 5-11)

(十) 手少阳三焦经

手少阳三焦经,起于环指尺侧端(关冲穴),向上沿环指尺侧至手腕背面,上行前臂外侧尺骨、桡骨之间,过肘尖,沿上臂外侧向上至肩部,向前行入缺盆,布于膻中,散络心包,穿过膈肌,依次属上、中、下三焦。

分支:从膻中分出,上行出缺盆,至肩部,左右交会于大椎,分开上行到项部,经耳后(翳风穴)直上,出耳上角,然后屈曲向下经面颊部至目眶下。

分支:从耳后分出,进入耳中,出走耳前,经上关穴前,在面颊部与前一分支相交,至目外眦(瞳子髎穴),交于足少阳胆经。(图 5-12)

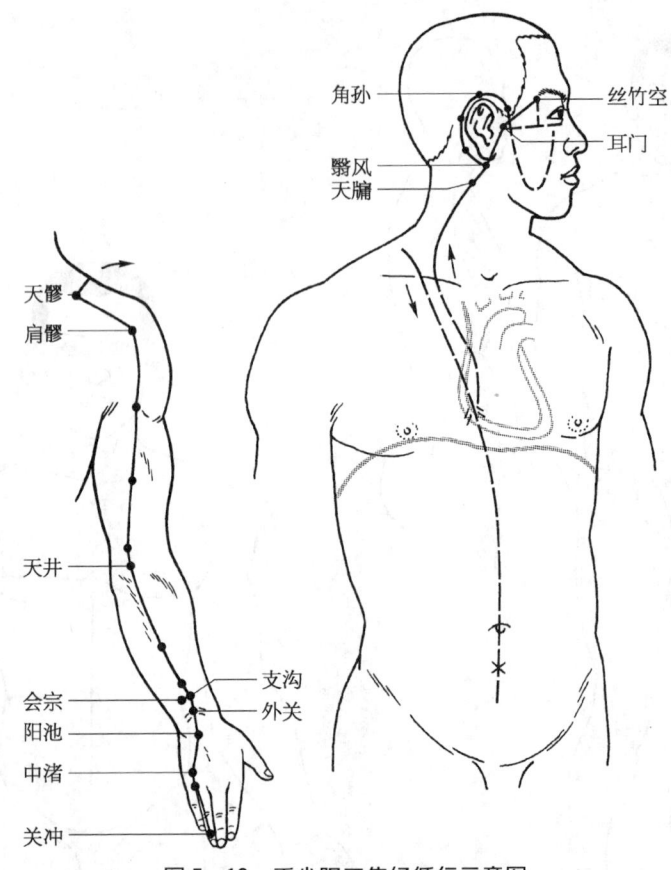

图 5-12 手少阳三焦经循行示意图

(十一) 足少阳胆经

足少阳胆经,起于目外眦(瞳子髎穴),上至头角(颔厌穴),再向下到耳后(完骨穴),再折向上行,经额部至眉上(阳白穴),又向后折至风池穴,沿颈下行至肩上,左右交会于大椎穴,分开前行入缺盆。

分支:从耳后完骨穴分出,经翳风穴进入耳中,出走于耳前,过听宫穴,至目外眦后方。

分支:从目外眦分出,下行至下颌部的大迎穴,与手少阳三焦经分布于面颊部的支脉相合,复行至目眶下,再向下经过下颌角部,下行至颈部,与前脉会合于缺盆,然后进入胸腔,向下穿过膈肌,络肝,属胆,从胁里下行,浅出气街,绕毛际,横向至环跳穴处。

直行者:从缺盆下行至腋,沿胸侧,过季胁,下行至环跳穴处与前脉会合,再向下沿大腿外侧、膝关节外缘,行于腓骨前面,直下至腓骨下端(绝骨穴),下出外踝之前,沿足背行出于足第四趾外侧端(窍阴穴)。

分支:从足背(足临泣穴)分出,前行出足大趾外侧端,折回穿过爪甲,至足大趾爪甲后丛毛处,交于足厥阴肝经。(图 5-13)

(十二) 足厥阴肝经

足厥阴肝经,起于足大趾爪甲后丛毛处,向上沿足背至内踝前一寸处(中封穴),向上沿胫骨内缘,在内踝上八寸处交出足太阴脾经之后,上行过膝内侧,沿大腿内侧中线进入阴毛中,绕阴器,至小腹,挟胃两旁,属肝,络胆,向上穿过膈肌,分布于胁肋部,沿喉咙之后,向上进入鼻咽部,上行连接

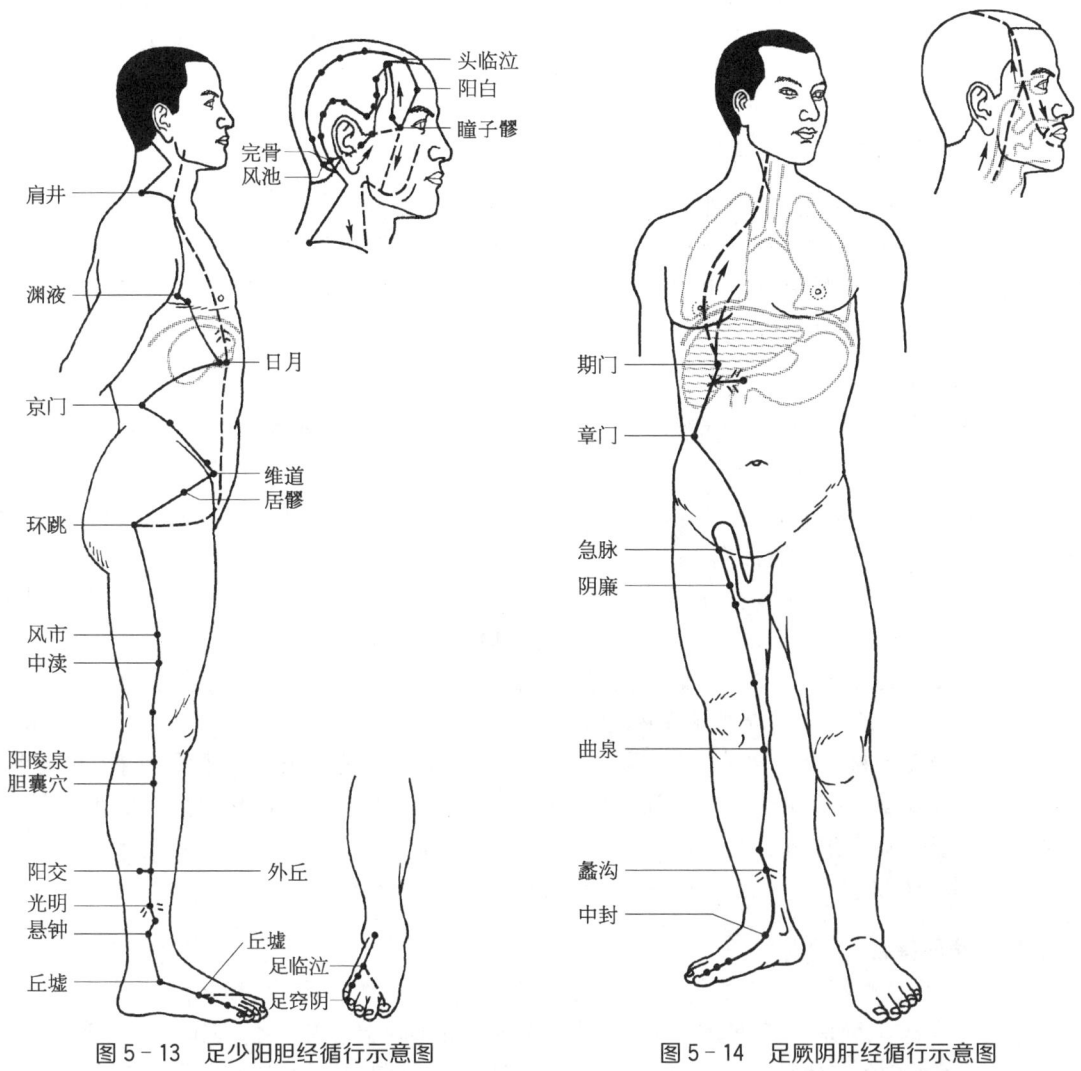

图 5-13 足少阳胆经循行示意图　　图 5-14 足厥阴肝经循行示意图

目系,出于额,上行与督脉会于头顶部。

分支:从目系分出,下行颊里,环绕口唇的里边。

分支:从肝分出,穿过膈肌,向上注于肺,交于手太阴肺经。(图 5-14)

第三节　奇经八脉

一、奇经八脉的基本概念

奇经八脉,是指十二经脉之外"别道奇行"的八条经脉,包括督脉、任脉、冲脉、带脉、阴跷脉、阳跷脉、阴维脉、阳维脉。这八条经脉的分布不像十二经脉那样规则,与五脏六腑没有直接的相互属络关系,相互之间也没有表里相合关系。奇者,异也。由于这八条经脉在循行分布和与内脏的联系上均有异于十二正经,故《难经·二十七难》说:"凡此八脉者,皆不拘于经,故曰奇经八脉也。"

二、奇经八脉的循行与功能特点

奇经八脉纵横交错地循行分布于十二经脉之间,其循行分布不像十二经脉之有特定规律。八脉中,督脉行于人体后正中线,任脉行于人体前正中线,冲脉行于腹部、下肢及脊柱前,带脉横行腰部,阳跷脉行于下肢外侧、腹部、胸后及肩、头部,阴跷脉行于下肢内侧、腹胸及头目,阳维脉行于下肢外侧、肩和头项,阴维脉行于下肢内侧、腹部和颈部。

(一) 循行特点

奇经八脉在人体的循行分布虽然没有十二经脉那样的规律性,但相对十二经脉而言也有它自己的特点,主要在如下几个方面。

1. **走向与分布无规律** 奇经八脉中,除带脉横行围腰腹一周、冲脉有一分支向下循行外,其余六条经脉均是从下肢或少腹部向上循行,不像十二经脉那样有向上循行的,也有向下循行的;带脉、督脉、任脉都只有一条而单行,冲脉的大部分也是单行的,不像十二经脉那样都存在左右对称的复行关系;上肢无奇经八脉的分布,不像十二经脉那样上下肢都有分布。

2. **与五脏六腑无属络** 奇经八脉在循行过程中,只与部分脏腑有一定的联系,如督脉络肾、贯心。但从总体上讲,奇经八脉与五脏六腑没有固定的络属。

3. **与奇恒之腑相关联** 冲、任、督三脉均起于胞中,督脉入颅络脑,与奇恒之腑具有密切的关系。

4. **无表里配合关系** 奇经八脉之间虽然存在密切的关系,如督脉与任脉相互衔接,但八脉之间并无十二经脉那样的表里配合关系。

此外,奇经八脉也不像十二经脉那样具有显著的流注交接规律。

(二) 功能特点

奇经八脉是人体经络系统的重要组成部分,它们与十二正经相互结合,相互补充,在人体经络系统中发挥着统率、联系、调节等重要作用。由于奇经八脉不同于十二正经,在循行分布等方面均有异于经络系统中的其他组成部分,故其功能也具有自己的特点,主要表现在以下几方面。

1. **密切十二经脉的联系** 奇经八脉在其循行分布的过程中,不但与十二经脉中的某些经脉交叉相接,紧密地沟通着多条经脉之间的联系,补充了十二经脉在循行分布上的不足,而且对十二经脉的联系还起着分类组合的作用。如督脉"总督诸阳",能联系手足三阳经脉而交会于督脉的大椎穴,故又有"阳脉之海"之称;任脉"总督诸阴",其脉多次与手足三阴经脉交会,故又有"阴脉之海"之称;冲脉通行上下前后,渗灌三阴三阳,故有"十二经脉之海"之称;带脉约束纵行诸经,沟通循行于腰腹部的经脉;阳维、阴维脉可组合所有的阳经和阴经,其中阳维脉维络诸阳而有"阳维维于阳"之说,阴维脉维络诸阴而有"阴维维于阴"之说;阳跷、阴跷脉左右成对,对分布于腿膝内外侧的阴经和阳经有协调作用,故有"分主一身左右阴阳"之说。

2. **调节十二经脉的气血** 奇经八脉(除任、督外)虽然不参与十四经气血循环,但具有蓄溢和调节十二经脉气血的功能。当十二经脉的气血旺盛而有余时,就会流注于奇经八脉,蓄以备用;当人体生理活动需要或十二经脉的气血不足时,奇经中所蓄的气血则可溢出、渗灌和供应于全身组织,予以补充。《灵枢·逆顺肥瘦》指出,冲脉上行能"渗诸阳""灌诸精",下行则"渗三阴""渗诸络而温肌肉",说明奇经八脉对十二经脉气血的涵蓄和调节是双向性的,既能蓄入也能溢出。奇经八脉的这些功能,不仅有利于保持十二经脉气血的相对恒定状态,而且有利于维持人体生命活动对气血的需要。

3. **与某些脏腑关系密切** 奇经八脉虽然不像十二经脉那样与五脏六腑有直接的属络关系,但它在循行分布过程中与脑、髓、女子胞等奇恒之腑以及肝、肾等脏有较为密切的联系。奇经在循行过程中直接与脑、髓发生联系,如督脉"入颅络脑""行脊中""属肾"等,说明奇经八脉参与人体脑髓功能的调节,与脑髓之间在生理和病理上有着一定的联系和影响;任、督、冲三脉,同起于胞中,带脉约束胞系,说明奇经八脉参与人体生殖功能的调节,与女子的经、带、胎、产密切相关,故有"冲为血海""任主胞胎"之说。

三、奇经八脉的循行及基本功能

(一) 督脉

1. **循行** 起于胞中,下出会阴,沿脊柱里面上行,至项后风府穴处进入颅内,络脑,并由项沿头部正中线,经头顶、额部、鼻部、上唇等部位,循行到上唇系带(龈交穴)处。

分支:从脊柱里面分出,络肾。

分支:从小腹内分出,直上贯脐中央,上贯心,到喉部,向上到下颌部,环绕口唇,再向上到两眼下部的中央。(图5-15)

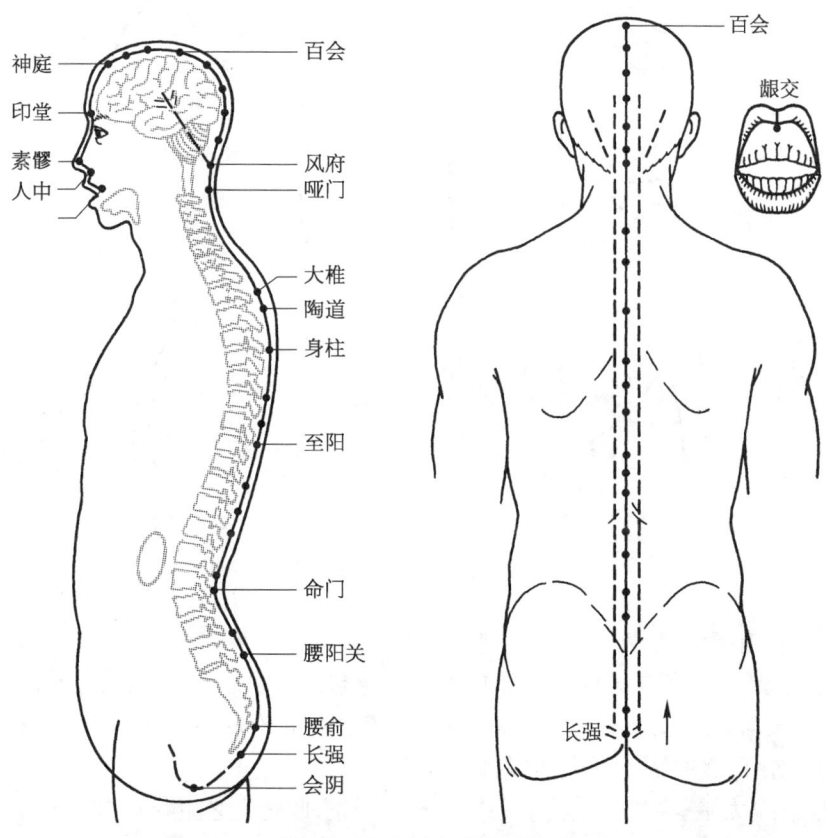

图5-15 督脉循行示意图

2. 功能　督,有总督、督管、统率的含义。督脉的主要功能如下。

(1) 调节阳经气血:督脉主要行于背部正中,背为阳,与手足三阳经脉会于大椎,与足三阳经会于百会、脑户等,与阳维脉会于风府、哑门。因其与各阳经都有联系,故能调节全身阳经之气血。因其能总督全身阳经之气,故又称其为"阳脉之海"。

(2) 反映脑、髓和肾的功能:督脉行于脊里,入颅络脑,分支络肾,故督脉与脑、髓和肾的功能活动有着密切的联系。《素问·骨空论》说:"督脉为病,脊强反折。"《难经·二十九难》说:"督之为病,脊强而厥。"督脉过脊络脑,故"脊强"和"厥"等脊髓和脑的病变与督脉相关。督脉络肾,肾藏精主生殖,所以精冷不孕等生殖系统疾患也可能与督阳之虚有关。

(二) 任脉

1. 循行　起于胞中,下出会阴,经阴阜,沿腹部和胸部正中线上行,至咽喉,上行至下颌部,环绕口唇,沿面颊,分行至两目眶下。

分支:由胞中别出,与冲脉相并,上行脊里。(图5-16)

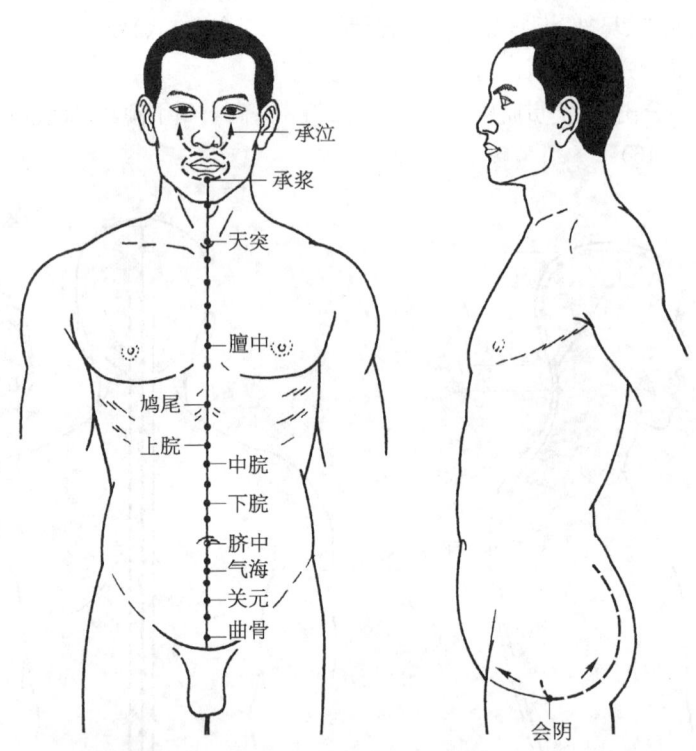

图5-16　任脉循行示意图

2. 功能　任,有担任、妊养的含义。任脉的主要功能如下。

(1) 调节阴经气血:任脉循行于腹面正中线,其脉与足三阴经会于中极、关元,而足三阴经上接于手三阴经;又与阴维脉会于廉泉、天突。因其与各阴经都有联系,故能调节全身阴经之气血。因其能总任全身阴经之气,故又称其为"阴脉之海"。

(2) 主胞胎:《太平圣惠方·卷一》说:"夫任者,妊也,此是人之生养之本。"任脉起于胞中,与女子月经来潮及妊养、生殖功能有关,故有"任主胞胎"之说。

(三) 冲脉

1. **循行** 起于胞中,下出会阴后,从气街部起与足少阴经相并,挟脐上行,散布于胸中,再向上行,经喉,环绕口唇,到目眶下。

分支:从气街浅出,沿大腿内侧进入腘窝,再沿胫骨内缘,下行到足底;又有小支脉从内踝后分出,向前斜入足背,进入足大趾。

分支:从胞中出,向后与督脉相通,上行于脊柱内。(图5-17)

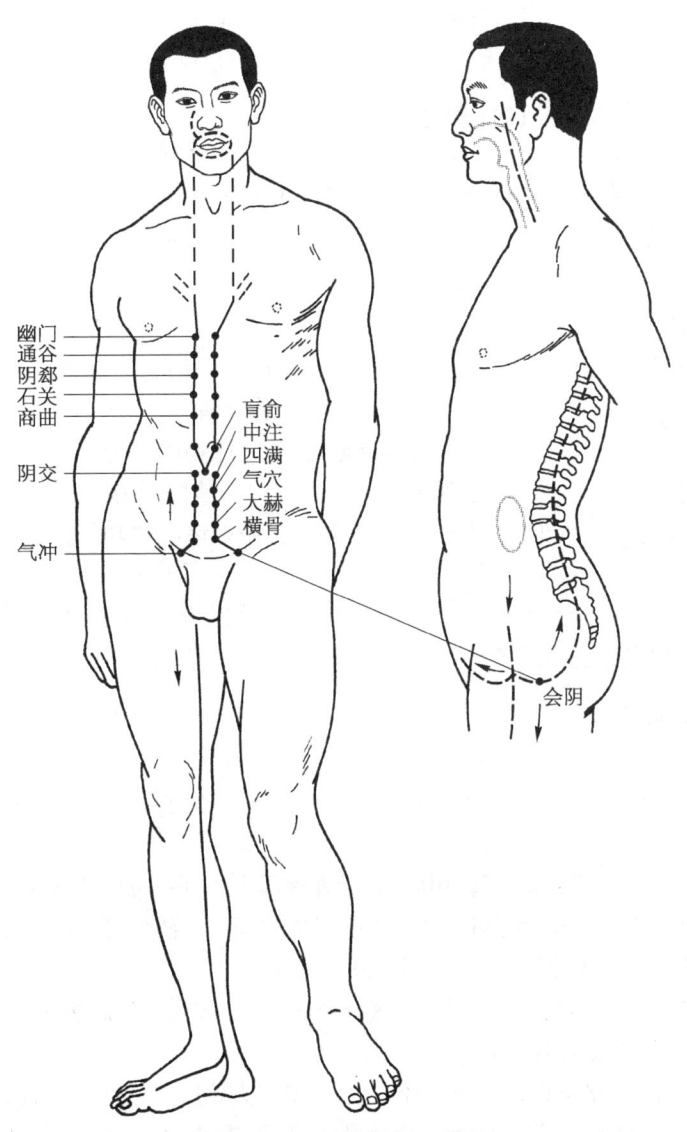

图5-17 冲脉循行示意图

2. **功能** 冲,有要冲之意。冲脉的主要功能如下。

(1) 调节十二经气血:冲脉上达于头,下至于足,后行于背,前布于胸腹,布达全身,故能通受十二经气血,而为一身气血之要冲。且上行者,行于脊内渗诸阳;下行者,行于下肢渗诸阴,故能调节十二经脉及五脏六腑之气血。当脏腑经络气血有余时,冲脉能加以蓄贮,而在脏腑经络气血不足时,则冲脉能给予补充灌注,从而维持人体各组织器官正常生理活动的需要。由于冲脉能调节十二经脉气血,故又称其为"十二经脉之海"和"五脏六腑之海"。

(2) 与女子月经及孕育功能有关:女子月经来潮及孕育功能,皆以血为基础,冲脉起于胞中,为"十二经脉之海",又称"血海",具有调节女子月经的功能。《素问·上古天真论》说:"太冲脉盛,月事以时下,故有子。""太冲脉",即冲脉。王冰注:"冲为血海,任主胞胎,两者相资,故能有子。"说明冲脉的盛衰与女子的月经来潮及妊娠密切相关。

(四) 带脉

1. **循行** 起于季胁,斜向下行到带脉穴,绕身一周,环行于腰腹部。并于带脉穴处再向前下方沿髂骨上缘斜行到少腹。(图 5-18)

2. **功能** "带",有束带之意。因带脉环腰一周,犹如束带,故名。带脉的主要功能如下。

(1) 约束纵行诸经:十二正经与奇经中的其余七脉均为上下纵行,唯有带脉环腰一周,故能总束诸脉。《太平圣惠方·辨奇经八脉法》说:"夫带者,言束也,言总束诸脉,使得调柔也。"说明带脉具有约束纵行经脉,以调节脉气,使之通畅的功能。《儒门事亲》说:"冲任督三脉,同起而异行,一源而三歧,皆络带脉。"故带脉与女子胞宫的关系非常密切。由于带脉具有约束诸脉的功能,因此就有摄下元、固胎儿的作用。

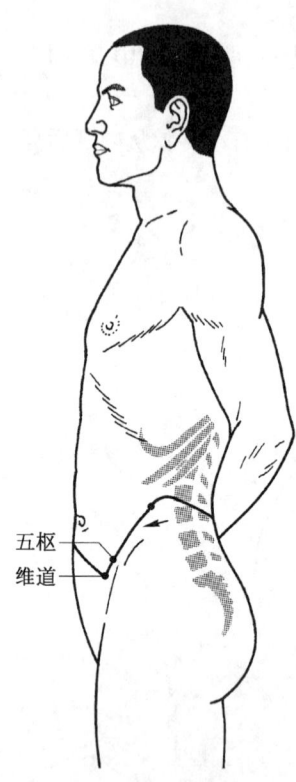

图 5-18 带脉循行示意图

五枢
维道

(2) 主司妇女带下:因带脉亏虚,不能约束经脉,多见妇女带下量多、腰酸无力等症。故《傅青主女科》说:"夫带下俱是湿证,而以带名者,因带脉不能约束而有此病。"

(五) 阴跷脉、阳跷脉

1. **循行** 跷脉左右成对。阴跷脉起于内踝下足少阴肾经的照海穴,沿内踝后直上小腿、大腿内侧,经前阴,沿腹、胸进入缺盆,出行于人迎穴之前,经鼻旁到目内眦,与手足太阳经、阳跷脉会合。

阳跷脉起于外踝下足太阳膀胱经的申脉穴,沿外踝后上行,经小腿、大腿外侧,再向上经腹、胸侧面与肩部,由颈外侧上挟口角,到达目内眦,与手足太阳经、阴跷脉会合,再上行进入发际,向下到达耳后,与足少阳胆经会合于项后。(图 5-19、图 5-20)

2. **功能** 跷,有轻健跷捷的含义。李时珍《奇经八脉考》认为:"阳跷主一身左右之阳,阴跷主一身左右之阴。"跷脉的主要功能如下。

(1) 司下肢运动:《太平圣惠方·辨奇经八脉法》说:"夫跷脉者,捷疾也,言此脉是人行走之机要,动作之所由也,故曰跷脉也。"跷脉,起于内外踝下,从下肢内、外侧分别上行头面,具有调节肢体肌肉运动的功能,可维持下肢运动灵活跷捷。

(2) 司眼睑开合:阴、阳跷脉交会于目内眦,阴阳二气相并,能共同濡养眼目,故有司眼睑开合的功能。当阳跷气盛时,则表现为目开而不欲睡;阴跷气盛时,则表现为目合而入睡。故《灵枢·寒热病》说:"阴跷、阳跷,阴阳相交……交于目锐眦,阳气盛则瞋目,阴气盛则瞑目。"

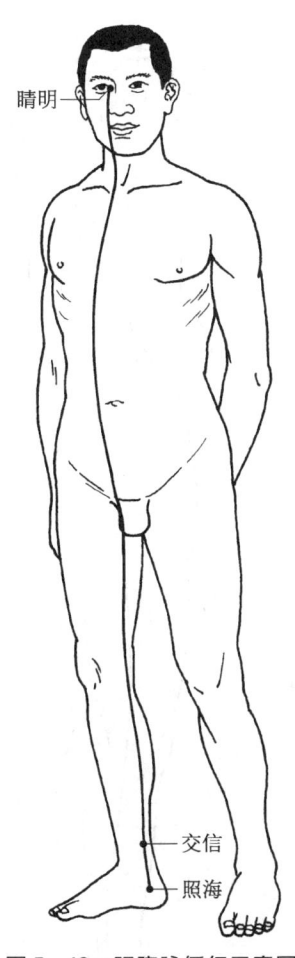

图 5-19 阴跷脉循行示意图

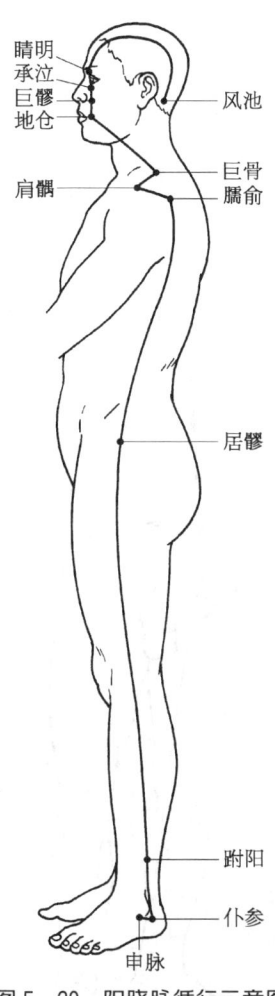

图 5-20 阳跷脉循行示意图

(六) 阴维脉、阳维脉

1. **循行** 阴维脉起于小腿内侧足三阴经交会之处,沿下肢内侧上行至腹部,与足太阴脾经同行到胁部,与足厥阴肝经相合,然后上行至咽喉,与任脉相会。

阴维脉起于外踝下,与足少阳胆经并行,沿下肢外侧向上,经躯干部后外侧,从腋后上肩,经颈部、耳后,前行到额部,分布于头侧及项后,与督脉会合。(图 5-21、图 5-22)

2. **功能** 维,有维系的意思。维脉的主要功能如下。

(1) 维系全身经脉:《难经集注·二十八难》说:"阳维者,维络诸阳,起于诸阳会也;阴维者,维络诸阴,起于诸阴交也。"由于阴维脉在循行过程中与足三阴经相交会并最后合于任脉,阳维脉在循行过程中与手足三阳经相交并最后合于督脉,故阳维脉有维系联络全身阳经的作用,阴维有维系联络全身阴经的作用。

(2) 调和营卫运行:由于阴维脉、阳维脉纵行身之两侧,各如一纲,串于阴脉、阳脉各自构成的网上,故能调和营卫,沟通表里。王叔和《脉经·平奇经八脉病》认为"阳维为卫,上行于卫分""阴维为荣,上行于营分",李时珍《奇经八脉考·二维为病》引张元素语"阴阳相维则营卫和谐矣",故《难经·二十九难》记载阳维主卫而卫于表,其为病则"苦寒热"、阴维主营而营于里,故其为病"苦心痛"。

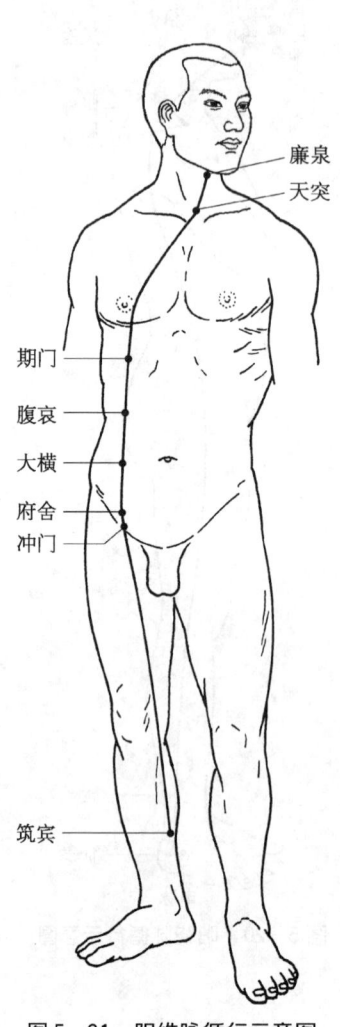
图5-21 阴维脉循行示意图

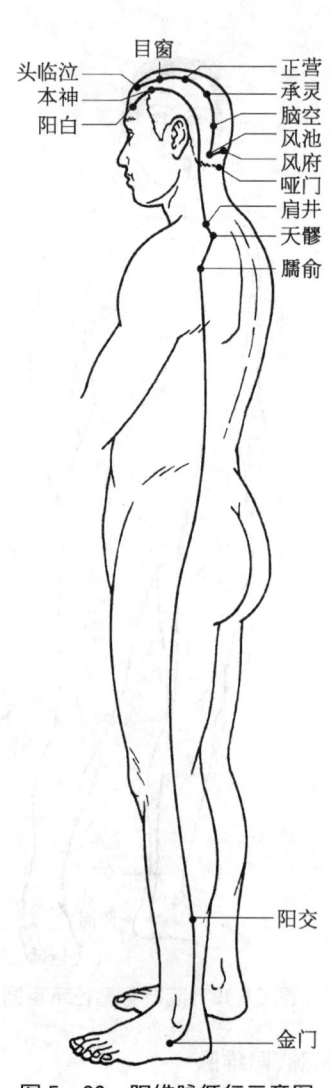
图5-22 阳维脉循行示意图

第四节 经 别

一、经别的概念

经别，是别行的正经。十二经别，就是从十二经脉别行分出，循行于胸、腹及头部的重要支脉。

二、生理功能

十二经别是从经脉分出的另一类重要支脉，它们循行所到的有些部位是十二经脉循行所不及之处,因而与人体的生理、病理及疾病的诊断、治疗等方面都有一定的关系。

(一) 加强十二经脉中为表里的两经在体内的联系

十二经脉中,阳经为表,阴经为里,在循行分布和功能活动上,表里两经关系密切。十二经别则通过其循行分布,更加强了十二经脉中为表里的两经在体内的联系,主要表现在十二经别进入体腔后,为表里的两经的经别相并而行,经过为表里的两经所属络的脏腑,并在浅出体表时,阴经经别又都合入阳经经别,一起注入体表的阳经,从而加强了为表里的两经之间的内在联系。

(二) 加强体表与体内、四肢与躯干的向心性联系

十二经别一般都是从十二经脉的四肢部分别出,进入体内后,又都呈向心性循行,这对扩大经络的联系以及加强由外向内的信息传递起着重要的作用。

(三) 加强十二经脉与头面部的联系

十二经脉中的六条阳经循行分布于头面部,而十二经别中不仅六条阳经的经别循行于头面部,六条阴经的经别亦上达头部。如足三阴经经别在合入阳经后上达头部;手三阴经经别均经喉咙上头面。其中手太阴经别沿喉咙合入手阳明经别,手厥阴经别浅出耳后与手少阳经合于完骨之下,手少阴经别浅出面部后与手太阳经合于目内眦。这样,不仅加强了十二经脉与头部的联系,而且为《灵枢·邪气藏府病形》中"十二经脉,三百六十五络,其血气皆上于面而走空窍"的理论奠定了基础,也为近代发展的耳针、面针、鼻针等提供了依据。

(四) 扩大十二经脉的主治范围

十二经别的循行分布扩大到了十二经脉未到之处,因而就相应地扩大了经络穴位的主治范围。例如,足太阳膀胱经并不到达肛门,但足太阳膀胱经的经别则"别入于肛",所以足太阳膀胱经的某些穴位如承山、承筋等,可以治疗肛门疾病。

(五) 加强足三阴、足三阳经脉与心脏的联系

足三阴、足三阳的经别上行经过腹、胸,除加强了腹腔内脏腑的表里联系外,又都与胸腔内的心脏相联系。因此,十二经别对于阐释腹腔内脏腑与胸腔内心的生理、病理联系有重要的意义,所以十二经别对"心为五脏六腑之大主"的理论亦提供了一定的理论依据。

三、循行部位

十二经别的循行分布特点,可用"离、合、出、入"来加以概括。十二经别的循行,多从四肢肘膝以上部位别出,称为"离";走入体腔脏腑深部,呈向心性循行,称为"入";然后浅出体表而上头面,称为"出";阴经的经别合于互为表里的阳经经别,然后一并注入六条阳经,称为"合"。每一对为表里的经别组成一"合",十二经别共组成"六合"。

(一) 足太阳与足少阴经别(一合)

足太阳经别:从足太阳经脉的腘窝部分出,其中一条支脉在骶骨下五寸处别行进入肛门,上行归属膀胱,散布联络肾脏,经脊柱两旁的肌肉到心脏后散布于心脏;直行的一条支脉,从脊柱两旁的肌肉处继续上行,浅出项部,脉气仍注入足太阳本经。

足少阴经别:从足少阴经脉的腘窝部分出,与足太阳的经别相合并行,上至肾,在十四椎(第二腰椎)处分出,归属带脉;直行的一条继续上行,系舌根,再浅出项部,脉气注入足太阳经的经别。

（二）足少阳与足厥阴经别（二合）

足少阳经别：从足少阳经脉在大腿外侧循行部位分出，绕过大腿前侧，进入毛际，同足厥阴的经别会合，上行季胁，进入胸腔，归属于胆，散布于肝，通过心脏，挟食道上行，浅出下颌、口旁，散布面部，系目系，到目外眦部，脉气仍注入足少阳本经。

足厥阴经别：从足厥阴经脉的足背处分出，上行至毛际，与足少阳的经别会合并行。

（三）足阳明与足太阴经别（三合）

足阳明经别：从足阳明经脉的大腿前面处分出，进入腹腔里面，归属于胃，散布到脾脏，向上通过心脏，沿食道浅出口腔，上达鼻根及目眶下，折回联系目系，脉气仍注入足阳明本经。

足太阴经别：从足太阴经脉的股内侧分出后到大腿前面，同足阳明的经别相合并行，向上结于咽，贯通舌中。

（四）手太阳与手少阴经别（四合）

手太阳经别：从手太阳经脉的肩关节部分出，向下入于腋窝，行向心脏，联系小肠。

手少阴经别：从手少阴经脉的腋窝两筋之间分出后，进入胸腔，归属于心脏，向上走到喉咙，浅出面部，在目内眦与手太阳经相合。

（五）手少阳与手厥阴经别（五合）

手少阳经别：从手少阳经脉的头顶部分出，向下进入锁骨上窝，经过上、中、下三焦，散布于胸中。

手厥阴经别：从手厥阴经脉的腋下三寸处分出，进入胸腔，分别归属于上、中、下三焦，向上沿着喉咙，浅出于耳后，在完骨下同手少阳经会合。

（六）手阳明与手太阴经别（六合）

手阳明经别：从手阳明经脉的肩髃穴处分出，进入项后柱骨，向下者走向大肠，归属于肺；向上者，沿喉咙，浅出于锁骨上窝，脉气仍归属于手阳明本经。

手太阴经别：从手太阴经脉的渊腋处分出，行于手少阴经别之前，进入胸腔，走向肺脏，散布于大肠，向上浅出锁骨上窝，沿喉咙，合于手阳明的经别。

第五节　络　脉

一、络脉的概念

络脉是经脉的细小分支，多纵横交错的行于人体的浅表部位。《内经》中有孙络、三百六十五络、阴络、阳络、血络等不同的称谓。如《灵枢·脉度》谓："支而横者为络，络之别者为孙。"《灵枢·邪气藏府病形》曰："十二经脉，三百六十五络。"《灵枢·百病始生》云："阳络伤则血外溢……阴络伤则血内溢。"

二、络脉的分类

根据络脉的大小、深浅、内外等不同，又有别络、孙络、浮络之分。

(一) 别络

1. 别络的概念 别络,也是从经脉分出的支脉,大多分布于体表。别络有十五条,即十二经脉各有一条,加上任脉、督脉的络脉和脾之大络。另外,如再加上胃之大络,也可称为十六别络。

别络是络脉中较为重要的部分,对全身无数细小的络脉起着主导作用。从别络分出的细小络脉称为"孙络",即《灵枢·脉度》所谓"络之别者为孙"。分布在皮肤表面的络脉称为"浮络",即《灵枢·脉度》所谓"诸脉之浮而常见者"。

2. 生理功能

(1) 加强了十二经脉中为表里的两条经脉之间的联系:它们主要是通过阴经别络走向阳经、阳经别络走向阴经的途径,沟通和加强了为表里的两条经脉之间在肢体的联系。别络和经别都有加强表里两经联系的作用,但有一定的区别。① 别络从四肢肘膝关节以下分出,大多分布于体表,虽然也有进入胸腹腔和内脏的,但都没有固定的属络关系;经别多从四肢肘膝关节以上分出,循行多深入体腔深部,然后浅出体表。② 别络着重沟通体表的阳经和阴经,经别则既能密切表里经在体内的沟通连接,又能加强其脏腑属络关系。③ 别络和经别联系表里经的方式也不同,经别是借阴经经别会合于阳经经别,以阴经归并于阳经的方式进行联系,突出了阳经的统率作用;别络则是通过阴经别络走向阳经别络和阳经别络走向阴经别络,从而加强相为表里的两经之间的联系。④ 经别没有所属穴位,也没有所主病证;别络有络穴,并有所主病证,在针刺选穴上有特殊意义。

(2) 加强人体前、后、侧面的统一联系,统率其他络脉:十二经脉的别络,其脉气汇集于十二经的"络穴";督脉的别络散布于背部,其脉气还散于头,别走太阳;任脉的别络散布于腹部;脾之大络散布于胸胁部。故别络可加强十二经脉及任、督二脉与躯体组织的联系,尤其是加强人体前、后、侧面的联系,并统率其他络脉以渗灌气血。别络为经脉的斜行细支脉,是络脉中的重要部分,从别络再分出的细小络脉,即为"孙络",若浮现于体表则称"浮络",故别络对众多小络脉有主导作用。

(3) 渗灌气血以濡养全身:孙络、浮络等小络脉从别络等大的络脉分出后,愈分愈细,其脉气也逐渐细小,呈网状扩散,密布全身,同全身各组织发生紧密联系。循行于经脉中的气血,通过别络的渗灌作用注入孙络、浮络,并逐渐扩散到全身而起濡养作用。

3. 循行部位 别络的分布有一定的部位,其中十二经脉的别络都是从四肢肘膝以下分出,表里两经的别络相互联系;任脉之络分布于腹部,督脉之络分布于背部,脾之大络分布在身之侧部。其具体的分布部位如下。

(1) 手太阴别络:手太阴别络名曰"列缺"。从列缺穴处分出,起于腕关节上方,在腕后半寸处走向手阳明经;其支脉与手太阴肺经相并,直入掌中,散布于鱼际部。

(2) 手阳明别络:手阳明别络名曰"偏历"。从偏历穴处分出,在腕后三寸处走向手太阴经;其支脉向上沿着臂膊,经过肩髃,上行至下颌角,遍布于牙齿根部;另一支脉进入耳中,与耳中所聚集的众多经脉(宗脉)会合。

(3) 足阳明别络:足阳明别络名曰"丰隆"。从丰隆穴处分出,在外踝上八寸处,走向足太阴脾经;其支脉沿着胫骨外缘,上行络于头项部(会大椎),与该处其他各经的脉气相会合,向下绕喉咙及咽峡部。

(4) 足太阴别络:足太阴别络名曰"公孙"。从公孙穴处分出,在第一趾跖关节后一寸处,别行走向足阳明胃经;其支脉上行进入腹腔,络肠胃。

(5) 手少阴别络:手少阴别络名曰"通里"。从通里穴处分出,在腕后一寸处走向手太阳小肠经;其支脉在腕后一寸半处别而上行,沿着手少阴肾经上行,入于心中,再向上系舌本,连属目系。

(6) 手太阳别络：手太阳别络名曰"支正"。从支正穴处分出，在腕后五寸处向内注入手少阴心经；其支脉上行经肘部，网络肩髃部。

(7) 足太阳别络：足太阳别络名曰"飞阳"。从飞阳穴处分出，在外踝上七寸处，走向足少阴肾经。

(8) 足少阴别络：足少阴别络名曰"大钟"。从大钟穴分出，在足内踝后绕足跟，走向足太阳膀胱经；其支脉与足少阴肾经上行的经脉相并上行，走到心包下，再向外贯穿腰脊。

(9) 手厥阴别络：手厥阴别络名曰"内关"。从内关穴处分出，在腕后二寸处浅出于两筋之间，沿着手厥阴心包经上行，维系心包，络心系。

(10) 手少阳别络：手少阳别络名曰"外关"。从外关穴处分出，在腕后二寸处，绕行于臂膊外侧，进入胸中，与手厥阴心包经会合。

(11) 足少阳别络：足少阳别络名曰"光明"。从光明穴处分出，在外踝上五寸处，走向足厥阴肝经，向下联络足背。

(12) 足厥阴别络：足厥阴别络名曰"蠡沟"。从蠡沟穴处分出，在内踝上五寸处，走向足少阳胆经；其支脉经过胫骨，上行到睾丸，结聚于阴茎。

(13) 督脉别络：督脉别络名曰"长强"。从长强穴处分出，挟脊柱两旁上行到项部，散布于头上；下行的络脉从肩胛部开始，向左右别走足太阳经，进入脊柱两旁的肌肉(膂)。

(14) 任脉别络：任脉别络名曰"鸠尾"(尾翳)。从鸠尾(尾翳)穴分出，沿胸骨剑突下行，散布于腹部。

(15) 脾之大络：脾之大络名曰"大包"。从大包穴分出，浅出于渊腋穴下三寸处，散布于胸胁部。

(二) 孙络

孙络，是最细小的络脉，分布全身，难以计数，即《灵枢·脉度》所谓"络之别者为孙"。孙络在人体有"溢奇邪""通荣卫"的作用。若络气不足，或由于外邪留注孙络，会导致孙络气行不畅，血行滞涩而产生瘀血、积聚等变证。《素问·三部九候论》曰："经病者治其经，孙络病者治其孙络血"指出了孙络病变的治疗大法。

(三) 浮络

浮络，是循行于人体浅表部位的络脉，即《灵枢·经脉》所谓"诸脉之浮而常见者"。浮络分布广泛，没有定位，起着沟通经脉，输达肌表的作用。

第六节　经筋、皮部

一、经筋

(一) 经筋概念

经筋，是十二经脉连属于筋骨的体系，其功能活动有赖于十二经脉气血的濡养，并受十二经脉的调节,所以也划分为十二个系统,称为"十二经筋"。

(二) 生理功能

经筋多附于骨和关节,具有约束骨骼、主司关节运动的功能。如《素问·痿论》说:"宗筋主束骨而利机关也。"此外,经筋还满布于躯体和四肢的浅部,对周身各部分的脏器组织具有一定的保护作用。

(三) 循行部位

经筋的分布,一般都在浅部,从四肢末端走向头身,多结聚于关节和骨骼附近;有的进入胸腹腔,但不属络脏腑。经筋的循行,同十二经脉在体表的循行部位基本上是一致的,但多呈向心性循行,其循行走向也不尽相同。手足三阳的经筋分布于肢体的外侧;手足三阴的经筋分布于肢体的内侧,有的还进入胸腔和腹腔。

1. **足太阳经筋** 起于足小趾,向上结于外踝,斜上结于膝部,在下者沿外踝结于足跟,向上沿跟腱结于腘部,其分支结于腓肠肌(踹)部,上行腘内侧,与腘部另支合并上行结于臀部,向上挟脊到达项部;分支入结于舌根;直行者结于枕骨,上行至头顶,从额部下结于鼻;分支形成"目上网"(一作"目上纲",即上睑),向下结于鼻旁。背部的分支从腋后外侧结于肩髃,一支进入腋下,向上出缺盆,上方结于耳后完骨;又有分支从缺盆出,斜上结于鼻旁。

2. **足少阳经筋** 起于足第四趾,向上结于外踝,上行沿胫外侧缘,结于膝外侧;其分支另起于腓骨部,上走大腿外侧,前边结于"伏兔",后边结于骶部。直行者,经季胁,上走腋前缘,系于胸侧和乳部,结于缺盆。直行者,上出腋部,通过缺盆行于太阳经筋的前方,沿耳后,上额角,交会于头顶,向下走向下颌,上结于鼻旁;分支结于目外眦,成"外维"。

3. **足阳明经筋** 起于足第二、第三、第四趾,结于足背;斜向外上盖于腓骨,上结于膝外侧,直上结于髀枢(大转子部),向上沿胁肋,连属脊椎。直行者,上行胫骨,结于膝部。分支结于腓骨部,并合足少阳的经筋。直行者,沿伏兔向上,结于股骨前,聚集于阴部,向上分布于腹部,结于缺盆,上颈部,挟口旁,会合于鼻旁,下方结于鼻部,上方合于足太阳经筋——太阳为"目上网"(上睑),阳明为"目下网"(下睑)。其分支从面颊结于耳前。

4. **足太阴经筋** 起于足大趾内侧端,向上结于内踝;直行者,络于膝内辅骨(胫骨内踝部),向上沿大腿内侧,结于股骨前,聚集于阴部,上向腹部,结于脐,沿腹内,结于肋骨,散布于胸中;其在里者,附着于脊椎。

5. **足少阴经筋** 起于足小趾下边,同足太阴经筋并斜行内踝下方,结于足跟,与足太阳经筋会合,向上结于胫骨内睆下,同足太阴经筋一起向上,沿大腿内侧,结于阴部,沿脊里,挟膂,向上至项,结于枕骨,与足太阳经筋会合。

6. **足厥阴经筋** 起于足大趾上,向上结于内踝之前,沿胫骨向上结于胫骨内踝之下,向上沿大腿内侧,结于阴部,联络各经筋。

7. **手太阳经筋** 起于手小指上,结于腕背,向上沿前臂内侧缘,结于肘内锐骨(肱骨内上踝)的后面,进入并结于腋下,其分支向后走腋后侧缘,向上绕肩胛,沿颈旁出走足太阳经筋的前方,结于耳后完骨;分支进入耳中;直行者,出耳上,向下结于下颌,上方连属目外眦。另有一条支筋从颌部分出,上下颌角部,沿耳前,连属目外眦,上额,结于额角。

8. **手少阳经筋** 起于手环指末端,结于腕背,向上沿前臂结于肘部,上经上臂外侧缘上肩,走向颈部,合于手太阳经筋。其分支当下颌角处进入,联系舌根;另一支从下颌角上行,沿耳前,连属目外眦,上经额部,结于额角。

9. **手阳明经筋**　起于手食指末端,结于腕背,向上沿前臂结于肘外侧,上经上臂外侧,结于肩髃;其分支,绕肩胛,挟脊旁;直行者,从肩髃部上颈;分支上面颊,结于鼻旁;直行的上出手太阳经筋的前方,上额角,络头部,下出对侧下颌。

10. **手太阴经筋**　起于手拇指上,沿拇指上行,结于鱼际后,行于寸口动脉外侧,上沿前臂,结于肘中;再向上沿上臂内侧,进入腋下,出缺盆,结于肩髃前方,上面结于缺盆,下面结于胸里,分散通过膈部,会合于膈下,到达季胁。

11. **手厥阴经筋**　起于手中指,与手太阴经筋并行,结于肘内侧,上经上臂内侧,结于腋下,向下散布于胁肋的前后;其分支进入腋内,散布于胸中,结于膈。

12. **手少阴经筋**　起于手小指内侧,结于腕后锐骨(豌豆骨),向上结于肘内侧,再向上进入腋内,交手太阴经筋,行于乳里,结于胸中,沿膈向下,系于脐部。

二、皮部

(一) 皮部概念

皮部,是指体表的皮肤按经络循行分布部位的分区。《素问·皮部论》说:"皮有分部。""欲知皮部,以经脉为纪。"由于正经有十二条,所以体表皮肤亦相应地划分为十二个部分,称之为"十二皮部"。皮部不仅是经脉在体表的分区,也与络脉的分布有密切的关系。故《素问·皮部论》说:"凡十二经络脉者,皮之部也。"因此认为,十二皮部是指十二经脉及其所属络脉在皮表的分区,也是十二经脉之气的散布所在。

(二) 生理功能

1. **抗御外邪,保卫机体**　皮部分布于人体的浅表部位,故能最先广泛地接触到病邪,当外邪侵犯时,则皮部与散布于皮部的卫气就能发挥其抗御病邪,保卫机体的作用。

2. **反映内在脏腑、经络病变**　由于十二皮部分属于十二经脉,而十二经脉又内属于脏腑,所以脏腑、经络的病变亦能在相应的皮部分区反映出来,故在临床上观察不同部位的皮肤的色泽和形态变化,即可以诊断某些脏腑、经络的病变。

此外,皮部还有扩展治疗方法、增加治疗效应等作用。如根据皮部理论,邪在表当发汗,可以防止病邪沿经络传变入里而发展成里证。若邪已入里,亦可使其由里达表,透过皮部而解。此外,根据经络穴位的主治功能,使用敷贴、药浴、温灸、热熨等疗法,通过对浅表皮部的刺激和渗透作用,可以起到温通气血、疏通经络、振奋气机、增强机体抗病能力的效果。在针刺治疗方面,《灵枢·官针》已载有浅刺皮部的"分刺""毛刺"等法,现代广泛应用的"皮肤针""皮内针""滚刺筒"等,亦是由古代的"分刺""毛刺"发展而成。

(三) 循行部位

十二皮部作为十二经脉及其所属络脉在体表的分区,与十二经脉及络脉的循行分布基本一致,其不同之处在于:经脉呈线状分布,络脉呈网状分布,而皮部则成片状分布。因此,皮部的分布范围比经络更为广泛。(图5-23)

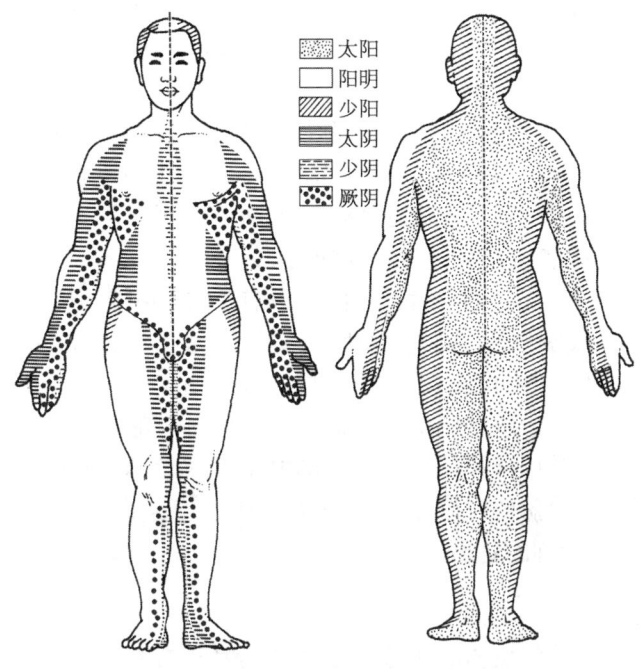

图 5-23 十二皮部分布示意图

第七节 经络的生理功能

经络是人体内的一个重要系统,其生理功能主要表现在沟通表里上下,联系脏腑器官;运行气血,濡养脏腑组织;感应传导,以及调节人体各部分功能等方面。

(一) 沟通联系作用

人体是由五脏六腑、四肢百骸、五官九窍、皮肉筋骨和经脉系统组成的,它们虽有各自不同的生理功能,但却是相互协作,有机配合,共同保持其协调和统一。这些脏器组织的协调统一,主要是依赖经络系统的沟通联系作用来实现的。十二经脉、十二经别纵横交错,入里出表,通上达下,属络脏腑,联系官窍;奇经八脉联系并调节正经;十五别络加强表里两条经脉之间的联系;十二经筋与十二皮部联系筋脉皮肉。因此,通过经络系统的联系作用,使人体成为一个内外统一的整体,其沟通联系的主要表现如下。

1. **脏腑与外周肢节之间的联系** 主要是通过十二经脉实现的,十二经脉内与五脏六腑相络属,其经脉之气在外散络结聚于经筋,并布散于皮部。四肢为筋肉会聚之所,这样就使皮肤及四肢筋肉组织与内脏之间,通过经络系统而联系起来。故《灵枢·海论》说:"夫十二经脉者,内属于府藏,外络于肢节。"

2. **脏腑与官窍之间的联系** 目、耳、鼻、口、舌、前阴、后阴等官窍,都是经脉循行所经过的部位,而经脉又多内属络于脏腑。这样,五官九窍同内脏之间,亦可通过经脉的沟通而联系起来。例如手少阴心经属心、络小肠、上连"目系",其别络上行于舌;足厥阴肝经属肝、络胆、上连"目系";足阳明胃经属胃、络脾、环绕口唇等。

3. 脏腑之间的联系 十二经脉中的每一经脉都分别属络于一脏一腑,从而加强了为表里的一脏一腑之间的联系。有的经脉还联系多个脏腑,如胃经的经别上通于心,脾经注心中,胆经的经别贯心,肾经出络心,心经却上肺,肾经入肺,肝经注肺中,小肠经抵胃,肝经挟胃,肺经循胃口,肾经贯肝,等等。这样,就构成了脏腑与脏腑之间的多种联系。

4. 经脉之间的联系 十二正经阴阳表里相接而具有一定的衔接和流注次序,十二正经与奇经八脉之间纵横交错,奇经八脉之间又彼此相互联系,从而构成了经脉与经脉之间的多种联系。如十二正经的手三阳经与足三阳经均会于督脉之大椎穴;阳跷脉与督脉会于风府穴,故称督脉为"阳脉之海";十二正经的足三阴经及奇经中的阴维脉、冲脉均会于任脉,而足三阴经又上接手三阴经,所以称任脉为"阴脉之海";冲脉,前与任脉相并于胸中,后则通督脉,而督、任两脉又通会于十二经脉,且冲脉能容纳来自十二经脉的气血,故称冲脉为"十二经脉之海";督、任、冲三脉都起于胞中。这些都说明了经脉与经脉之间的复杂联系。

(二) 运行气血作用

人体各个组织器官,均需气血的濡润滋养,才能维持其正常的生理活动。气血之所以能通达全身,发挥其营养脏腑组织器官,抗御外邪,保卫机体的作用,就是依赖经络的传注而实现的。故《灵枢·本藏》说:"经脉者,所以行血气而营阴阳,濡筋骨,利关节者也。"《灵枢·脉度》说:"气之不得无行也,如水之流,如日月之行不休,故阴脉荣其藏,阳脉荣其府,如环之无端,莫知其纪,终而复始。其流溢之气,内溉藏府,外濡腠理。"说明经络不断地将气血输送到全身各部,在内灌注脏腑组织,在外濡养腠理皮毛。脏腑腠理的气血充盛,生理功能得以正常发挥,则机体强健,能抵御外邪的侵袭。

(三) 感应传导作用

感应传导,是指经络系统对于针刺或其他刺激的感觉传递和通导作用,又称为"经络感传现象"。经络感传现象,是指当某种刺激作用于一定穴位时,人体会产生某些酸、麻、胀、重等感觉,并可沿经脉的循行路线而传导放散。中医将此称之为"得气"或"气至"。《灵枢·邪气藏府病形》所谓的"中气穴,则针游于巷",可能就是对这种经络感传现象的最早记载。经络的这种感应传导作用,可以沟通人体各部之间的联系,传递各种生命活动信息,引导"气至病所",反映治疗效应。《灵枢·九针十二原》更强调:"刺之要,气至而有效。"

如胃肠痉挛的患者,胃脘部出现剧烈的疼痛,根据"肚腹三里留"的循经取穴规律,针刺足阳明胃经的合穴足三里,有的患者自感有一股气从足三里穴向上沿大腿向胃脘部传递,当经气循经到达病所时,疼痛就会减轻乃至消失,异常的功能即趋于恢复。经络通过感应传导作用,可以把整体的信息传递到每一个局部,从而使每一个局部成为整体的缩影,如面、耳、鼻、手、足都可以反映整体,所以用面针、耳针、鼻针、手针、足针能够治疗某些全身性的疾患。

(四) 调节平衡作用

经络能运行气血和协调阴阳,可使机体的功能活动保持相对的平衡。当人体发生疾病时,出现气血不和或阴阳偏盛偏衰等证候,即可运用针灸等治疗方法以激发经络的调节作用,从而达到

"泻其有余,补其不足,阴阳平复"(《灵枢·刺节真邪》)之目的。实验研究结果表明,针刺有关经络的穴位,可以调节脏腑的功能活动,抑制病理性的亢奋状态,兴奋病理性的抑制状态,从而恢复其相对平衡。

如针刺手厥阴心包经的内关穴,既可使心动加速,又可抑制心动过速,故该穴在临床上既可治心动过缓,又可治心动过速。可见,经络这种调节作用表现出"适应原样效应",即原来亢奋的,可通过它的调节使之抑制;原来抑制的,又可通过它的调节而使之兴奋,经脉的这种调整作用是一种良性双向调整作用,在针灸、推拿等疗法中具有重要意义。

第八节 经络学说的临床应用

经络学说是中医基础理论的重要组成部分,因此,经络学说除了用以阐释人体的生理功能外,还被广泛用以阐释人体的病理变化,指导疾病的诊断、治疗以及养生保健。

(一) 阐释病理变化

正常生理情况下,经络有运行气血、沟通表里、联系脏腑及感应传导等作用,所以在病理情况下,经络就可能成为传递病邪和反映病变的途径,因此,经络学说也可以用来阐释人体的病理变化。《素问·皮部论》说:"邪客于皮则腠理开,开则邪入客于络脉,络脉满则注于经脉,经脉满则入客于府藏也。"说明经络是外邪从皮毛腠理内传于脏腑的传变途径。由于脏腑之间有经脉沟通联系,所以经络还可以成为脏腑之间病变相互影响的途径。如足厥阴肝经挟胃、注肺中,所以肝病可以犯胃、犯肺;足少阴肾经入肺、络心,所以肾虚水泛可以凌心、射肺。为表里的两经,因属络于相同的脏腑,因此,为表里的一脏一腑在病理上常相互影响,如心火可下移小肠;大肠实热,腑气不通,可使肺气不利而喘咳胸满,等等。

经络不仅是外邪由表入里和脏腑之间病变相互影响的途径,通过经络的传导,内脏的病变也可以反映于外表,表现在某些特定的部位或其相应的官窍。如肝气郁结常见两胁、少腹胀痛,因为足厥阴肝经抵小腹、布胸胁;真心痛,不仅表现为心前区疼痛,且常引及上肢内侧后缘,即是因为手少阴心经行于上肢内侧后缘之故。其他如胃火可见牙龈肿痛,肝火上炎可见目赤,等等,都是经络传导的反映。

(二) 指导临床诊断

由于经络具有一定的循行路线和络属脏腑,因此它可以反映所属脏腑的病证。在临床上,可以根据疾病症状出现的部位,结合经络循行的部位及所联系的脏腑,作出相应疾病的诊断。例如两胁疼痛,多为肝胆疾病;缺盆中痛,常是肺的病变。又如头痛一症,痛在前额者,多与阳明经有关;痛在两侧者,多与少阳经有关;痛在后头及项部者,多与太阳经有关;痛在巅顶者,多与厥阴经有关。《伤寒论》的六经辨证,也是在经络学说的基础上发展起来的辨证体系。

临床实践发现,在经络循行部位,或在经气聚集的某些穴位,常见明显的压痛,或见结状、条索状反应物,或局部皮肤出现某些形态变化等,这些现象都有助于疾病的诊断。如:肺脏有病时可在肺俞穴处出现结节或中府穴处表现出压痛;肠痈可在阑尾穴处表现出压痛;长期营养不良的患者可在脾俞穴处见到异常变化等。《灵枢·官能》说:"察其所痛,左右上下,知其寒温,何经所在。"说明经络对临床诊断具有重要意义。

(三) 指导疾病治疗

经络学说被广泛地用以指导临床各科的治疗,是针灸、推拿和药物疗法的理论基础。

针灸与推拿疗法,主要是根据某一经或某一脏腑的病变,在病变的邻近部位或经络循行的远隔部位上取穴,通过针灸或推拿,以调整经络气血的功能活动,达到治疗的目的。而穴位的选取,必须按经络学说进行辨证,判定疾病属于何经后,根据经络的循行分布路线和联系范围来取穴,这就是"循经取穴"。

药物治疗也要以经络为渠道,通过经络的传导转输,才能使药到病所,发挥其治疗作用。

药物的四气、五味理论,与经络学说的关系十分密切。经络的十二经脉病候,按经脉、脏腑对病证的寒热虚实做了提示性的归纳,对后世脏腑、经络辨证论治,应用药物的四气、五味理论,正确遣药有很大的启发作用。

在临床中,不同的脏腑、经络病证,对药物有特殊的要求和选择,这就产生了药物归经理论。北宋寇宗奭在前人的五味入五脏、五味走五体、五色补五脏等认识的基础上,提出了药物归经的理论,该理论能把药物的特殊功效更加细微地反映出来,从而更准确地指导临床复杂多变病证的治疗。如同是泻火药,可以将其再细分,黄连泻心火、黄芩泻肺火、大肠火、柴胡泻肝胆火、三焦火、白芍泻脾火、知母泻肾火、木通泻小肠火、石膏泻胃火等。金元时期的张洁古、李杲根据经络学说,提出了"引经报使"理论。如治疗头痛,属太阳经的可用羌活,属阳明经的可用白芷,属少阳经的可用柴胡。羌活、白芷、柴胡,不仅分别归入手足太阳、阳明、少阳经,而且能引导其他药物归入上述各经而发挥治疗作用。

此外,用于临床的耳针、电针、穴位埋线及穴位结扎等治疗方法,都是以经络学说为理论基础的治疗方法。

(四) 指导养生保健

在经络理论指导下的针灸、推拿、气功、刮痧等疗法广泛运用于人体的养生和保健。针灸刺激人体经络上的相关腧穴使阴阳调和、气血流畅,从而增强了机体的调节能力和抗病能力。清代潘伟如《卫生要求》说:"人之脏腑经络血气肌肉,日有不慎,外邪干之则病。古之人以针灸为本……所以利关节和气血,使速去邪,邪去而正自复,正复而病自愈。"如针刺足三里可以调整肠胃、内分泌,针刺心俞可改善心脏供血,增加冠状动脉的血流量,针刺或灸风门、肺俞有益于肺的宣降功能,针刺三阴交可以调整肝脾肾的功能等。

中医临床的保健灸法,也具有和血气、调经络、养脏腑、延年益寿作用。宋代窦材《扁鹊心书》记载:"人于无病时,常灸关元、气海、命门……虽未得长生,亦可得百余岁矣。"足三里穴是抗衰老增强人体免疫力的主要穴位,用于养生保健有着悠久的历史。常灸足三里穴位,可使气血调和,身体安康。正如《医说》记载:"若要安,三里莫要干。"任脉上的关元穴,具有补肾温阳的作用,也是保健灸的要穴。《扁鹊心书》云:"王超者……年至九十精彩腴润……每夏秋之交,即灼关元千炷,久久不畏寒暑,累日不饥,至今脐下如火之暖。"

推拿运用于防病、治病、健身益寿也有悠久的历史。《素问·调经论》中指出:"按摩勿释,着针勿斥,移气于不足,神气及得复。"《千金要方·养性》记载:"每日必须调气补泻,按摩导引为佳。"推拿相应的经络腧穴,可以调节脏腑气血,增强五脏的生理功能。如按揉足三里、推脾经可增强脾胃的运化功能。推拿肝经相关穴位能增强肝的疏泄功能。

此外,经络理论也对中医内外妇儿骨等各科也有着重要的指导作用。近年来,随着科学技术的快速发展和经络理论研究的深入,经络理论得到更广泛的应用,出现了许多体现经络理论与现代高科技手段相结合的治疗仪器、治疗方法和研发的新药。络脉与络病学理论的研究,对心脑血管病、糖尿病、神经肌肉类等疾病的科学研究与临床实践有着一定的指导意义,进一步拓展和深化了经络理论的运用。总之,经络理论一直有效地指导着中医各科临床实践,又在实践中得到修正与发展。

【知识拓展】

[1] (明) 李时珍.奇经八脉考[M].上海:上海科学技术出版社,1990.
[2] 吴以岭.络病学[M].北京:中国科学技术出版社,2004.
[3] 陈锦明,黄泳,王升旭.胚胎学对经络实质的启示[J].上海针灸杂志,2010,29(4):251-254.
[4] (元) 滑寿.十四经发挥[M].北京:中国医药科技出版社,2011.
[5] 张欣,刘明军,尚坤,等.中医传统"皮部"理论研究思路[J].中医杂志,2013,54(15):1343-1345.
[6] 吴以岭,魏聪,贾振华,等.脉络学说概要及其应用[J].中医杂志,2014,55(3):181-184.
[7] 沈国权,龚利,房敏,等.经筋-经络的初始形式——从马王堆帛书探讨经络学说的形成[J].上海针灸杂志,2014,33(1):72-74.
[8] 张富强,钟丽.奇经八脉理论源流及应用[J].中医药导报,2017,23(22):26-28.

第六章 体 质

导学

世界上找不到完全相同的两个人,原因在于存在个体体质的差异。中医体质理论,是中医基础理论体系的重要组成部分,比较集中体现了中医同中求异、"因人制宜"的理念。

本章从体质的概念、构成特点、影响体质形成因素、分类原则及对临床诊疗的指导意义等方面介绍了中医体质学说的相关理论知识。

本章的学习重点:体质构成特点;影响体质形成因素;中医学对体质分类的原则。

本章的学习要求:
(1) 掌握体质构成特点、影响体质形成的主要因素。
(2) 熟悉体质偏性对疾病从化的影响。
(3) 了解中医学体质分类的基本原则及对临床诊疗的指导意义。

【名词术语】

体质学说 体质 禀赋 太阴之人 少阴之人 太阳之人 少阳之人 阴阳和平之人 木形之人 火形之人 土形之人 金形之人 水形之人 从化

中医体质学说是以中医理论为指导,阐释体质的基本概念,研究体质形成、类型特征及其对疾病发生、发展、诊断、治疗和预防关系的理论。中医理论认为,体质是源于先天禀赋、受影响于后天的个体在形态结构、生理功能和心理因素相对稳定的特性。形态结构、生理功能、心理因素是构成体质的三大要素,其形成主要受先天禀赋与后天作用的影响。机体既有生理共性,即脏腑经络、形体官窍、精气血津液等相同的形质和功能活动;但由于个体脏腑阴阳气血的偏性不同,通过这些功能活动又表现出形质、功能、心理上的差异性。体质的特性,不仅表现为对外来刺激生理反应性的差异,还表现为对病邪的易感性、发病的倾向性、病证的从化和传变性。因此学习和掌握体质的基本概念、分类特点、影响因素等,对于从整体上把握个体的生命特征,指导临床诊断、治疗、康复都具有重要的指导意义。

第一节 体质的概念和形成

中医体质学说内容源于《内经》。《内经》对体质的分类,体质与疾病、治疗的关系都有较详细的论述;并用"素""质"等术语表述体质。如《素问·逆调论》中的"是人者,素肾气胜",《素问·厥论》中的"是人者质壮,秋冬夺于所用"等。指出人在生命活动过程中可以显示出刚柔、弱强、短长、阴阳的差异,体质差异与脏腑组织的形态、结构、位置、气血阴阳之偏颇密不可分。《灵枢·阴阳二十五人》和《灵枢·通天》首先提出了体质的分类方法,将人分为阴阳之人和五行之人,并认识到体质盛衰与正气强弱关系密切,决定发病与否。如《素问·刺法论》说:"正气存内,邪不可干。"继《内经》之后,东汉张仲景在所著《伤寒杂病论》中出现了"酒客""尊荣人"等含有体质意义的名词,并十分重视体质与外感热病和内伤杂病的关系,以体质理论指导临床辨证。唐代孙思邈在《千金要方》中提出了"禀质"的概念。宋代《小儿卫生总微方论》称为"赋禀",并已认识到体质形成于胎儿时期。钱乙的《小儿药证直诀》将小儿体质特点精辟地概括为"成而未全""全而未壮""脏腑柔弱,易虚易实,易寒易热"。明代张介宾的《景岳全书》称体质为"禀赋",强调脾肾对体质形成的重要影响。明清医家则称体质为"气禀""气体""形质"等。自清代叶桂始直称为"体质"后,人们渐渐接受"体质"这一概念,用其表示个体的生理特性。特别是自20世纪70年代以来,随着对中医理论系统研究的深入,对体质的概念、形成基础、类型特征、体质差异与病证、治疗关系等进行了深入探讨和研究,逐渐形成中医体质学说,使之成为中医理论体系的重要组成部分。

一、体质的概念

体质是指形成于先天、定型于后天的个体在形态结构、生理功能和心理因素方面综合的、相对稳定的特性。先天禀赋是体质形成的基本要素,在此基础上受后天因素的影响,在生长、发育和衰老过程中所形成的相对稳定的特性,它通过形态、功能和心理活动的差异性表现出来。在生理上表现为功能、代谢及对外界刺激反应的个体差异性;在病理上表现为对病邪的易感性、疾病的易罹性、从化和传变的倾向性。体质学说,是研究人群中不同个体所具有的身心特性及其对生命延续和疾病发生、发展影响等重要内容的理论知识。人虽有着一些相同的形质和功能活动,但不同的个体在生理、心理上又存在着各自的偏性,故临床诊断、治疗、预防疾病都应把握体质的特殊性。

二、体质构成特点

构成体质的生理学基础是脏腑、经络及精气血津液。脏腑是构成人体并维持正常生命活动的中心,人体的各项生理活动均离不开脏腑,脏腑的形态结构和功能特点是构成并决定体质差异的最根本因素。不同个体在先天因素与后天调养相互作用下,而表现出某一藏象系统的相对优势与劣势化的倾向。如《灵枢·本藏》说:"五藏者,固有小大、高下、坚脆、端正、偏倾者;六府亦有小大、长短、厚薄、结直、缓急。"凡此不同,则形成了个体体质的差异。精气血津液的充盈与否,直接影响着功能的盛衰、影响着体质的强弱。故《灵枢·阴阳二十五人》说:"其肥而泽者,血气有余;肥而不泽者,气有余,血不足;瘦而无泽者,气血俱不足。"精血津液亏耗者,易表现为阴虚偏性的体质;体内水液滞留者,多表现为痰湿偏性的体质。总之,脏腑、经络的结构变化和功能盛衰,精气血津液的盈亏都是决定体质的重要因素,不同的体质,往往通过形态、功能、心理的差异性表现出来。一定的形态结构必然表现出特有的生理功能和心理特征;良好的生理功能和心理特征又是正常形态结构的反映。可见,形态结构、生理功能、心理因素是构成体质的基本要素。

(一)体质与形态

体质是形态结构与功能活动的综合体。机体的各种生理功能及其对各种外来刺激的反应性,与机体的形态结构之间有着密切的关系,形态结构是功能活动的基础。不同个体在形态结构上的差异性,影响着机体的功能活动,从而构成了不同的体质特征。机体的形态结构包括外部形态结构和内部形态结构。

外部形态结构,是以躯体形态为基础,包括体格、体型、性征、体姿、面色、毛发、舌象、脉象等。体格是人体生长发育水平、营养状况、锻炼程度的反映。一般通过观察和测量身体各部分的大小、形状、匀称度、体重、胸围、肩宽、骨骼、皮肤等来进行判断。体型是指身体各部分大小比例的形态特征,是衡量体格的重要指标。中医观察体型,主要是观察形体之肥瘦长短、皮肉之厚薄坚松、肤色之黑白苍嫩等差异。如《灵枢·逆顺肥瘦》及《灵枢·卫气失常》以体型为分类标准,将人分为肥人与瘦人;又以其形态特征为主,将人划分为膏型、脂型和肉型。元代朱丹溪《格至余论》则进一步将体型与发病相联系,提出了"肥人湿多,瘦人火多"的著名观点。

内部形态结构是指脏腑、经络、精气血津液等的形态结构,是决定体质差异的最根本因素。脏腑、经络、精气血津液等的形态结构是产生其功能的基础。不同的形态结构特点决定着机体生理功能的差异性;反之不同生理功能的表现,又反映了相应形态结构。根据中医学"整体观念"与"司外揣内"的思维方法,内部形态结构与外观形象是有机的整体,内部形态结构是体质的内在基础,外部形态结构是体质的外在表现。由于体表形态最为直观,因此,内部形态结构是否完好与协调,主要通过身体外形及功能活动体现出来。

(二) 体质与功能

功能活动状态是体质组成的重要部分。脏腑、经络及精气血津液等功能正常是内部形态结构完整性、协调性的反映。生理功能正常须以完整的形态结构为前提,但形态结构完整,不一定生理功能正常。人体生理功能的差异性,反映了脏腑功能的盛衰、精气血津液的盈亏、新陈代谢的强弱与自我协调能力、防病抗病能力强盛与否等。了解脏腑、经络及精气血津液的功能状态,可从精神、意识、思维、心率、心律、面色、唇色、脉象、舌象、呼吸、语声、食欲、口味、体温、生殖、生长发育、二便、姿态、活动能力、寒热喜恶、睡眠状况、视听嗅触觉、耐痛程度、皮肤肌肉弹性、毛发光泽等方面进行观察,也是了解体质状况的重要内容。

(三) 体质与心理

人的心理特征不仅与形态、功能有关,还与不同个体的心理因素有关。心理因素包括情感、记忆、思维、性格、感觉、知觉等,属于中医学"神"的范畴。中医学认为"形与神俱",形是神的物质基础和所舍之处,神是形的结构与功能体现。体质是特定的形态结构、生理功能与心理因素的综合体,形态、功能与心理之间具有内在的相关性。某种特定的形态结构与之相应的功能,常表现为某种情感、情绪反应,认知活动等方面的心理倾向。如有人善怒、有人善悲、有人胆怯等。《素问·阴阳应象大论》说:"人有五脏化五气,以生喜怒悲忧恐。"心理特征的差异性,主要表现在人格、气质、性格等方面。

三、体质的形成

体质的形成主要受先天禀赋和后天作用的相互影响。脏腑、经络、精气血津液是构成体质的生理基础,凡能影响脏腑、经络、精气血津液强弱盛衰的因素,均可影响体质。

(一) 先天禀赋

先天禀赋,又称禀赋,源于父母生殖之精,以及在母体胞宫中孕育所禀受的一切。《灵枢·决气》说"两神相搏,合而成形",父母之精气是构成生命个体的物质基础,是决定体质形成和发展的主要因素。先天禀赋与父母自身的体质、生殖之精的质量、血缘关系的远近、生育时的年龄,母体在孕期中的营养状况、生活、起居、情志、疾病等因素有关,并对胎儿期体质的形成起着关键性的作用。新的个体在形态结构形成的同时,由于获得了父母之精的遗传性,从而形成了个体的体质特性。先天禀赋的强弱,决定了体质差异的基调。即子代的一切均由父母所赋予,使子代承袭了父母的某些特点,在后天生长发育过程中,构成了自身体质特征的相对稳定性。《小儿卫生总微论方·禀受论》说:"人禀父母精血化生……生阴阳夫妇自然之理也。人之禀赋,自受气至胎化,自成形至生养,亦皆由焉。"先天禀赋强,子代出生后体质强壮少偏颇,脏腑功能强盛,生长发育正常;先天禀赋不足,则子代体质多弱,脏腑功能易偏颇,生长发育障碍或致先天性生理缺陷和遗传性疾病。《论衡·气寿》指出:"禀气渥则其体强,体强则命长;气薄则体弱,体弱则命短,命短则多病短寿。"先天禀赋对体质的影响主要表现为性情与功能活动两方面。

1. **先天禀赋与性情** 性情,指人的心理和行为特征,为体质的组成部分。性情是表现于精神与行为的比较稳定的个体心理特征,主要指个体对现实的稳定态度和习惯化的行为方式,如骄傲与谦虚、勤劳与懒惰、勇敢与怯懦、热情与冷漠、诚恳与虚伪、镇定与慌乱、自律与散漫、理智与冲动、细心与粗心、空想与理想、创造与模仿、坚持己见与见异思迁等,是个性心理特征的重要组成部分。

个体的性情在很大程度上取决于整体体质状况,是先天禀赋与生长发育、社会环境、教育修养、生活经历等后天因素交互作用的结果。先天禀赋是性情形成的基调,但发展的趋势和结果,主要受着后天因素的影响。父母之精气的盈亏盛衰遗传给后代,使子代阴阳气血有所偏颇,产生了不同体质类型,而表现出不同的性情。不同性情之人,反映了机体阴阳气血运动的特性。一般而言,先天禀赋充足,体质强盛者,性情多和顺;先天禀赋缺陷,阴阳气血失调,常在性情表现上有所偏颇,或急躁,或怠慢;或寡欢,或开朗;或诚恳,或虚伪等。《灵枢·通天》正是根据性情的差异,应用阴阳学说将人分为太阴、少阴、太阳、少阳、阴阳和平五态之人,反映出五种人的不同性情特征。当然,有时体质虽同,性情却不一;或体质虽异,性情却相似。即体质与性情既有相关性又有差异性,两者以不同的形式相互联合,形成不同的个体体质特征。

2. **先天禀赋与功能** 人体的生理功能是指脏腑、经络、精气血津液等功能及代谢活动,以形态结构为基础。功能活动盛衰与先天禀赋关系极为密切,因父母形质精血的强弱,是产生子代体质的基础。一般而言,父母肾中精气充足,脏腑气血功能及代谢旺盛,此时受胎生子,禀赋足而周全,子代方能获得较强的生命力,结构健全,功能旺盛,体质强壮。反之,若父母体质缺陷,先天之精不足,脏腑气血虚少,勉强受胎,禀赋弱或易偏颇,其子多羸弱,或结构缺陷,或功能低下。如鸡胸、龟背、癫痫、哮喘等疾病的遗传特点,在受胎之时,可由父精母血传给子代,使子代禀受一种特异性体质,在后天因素的作用下,诱发与父母相同的疾病。

(二) 后天因素的影响

体质的形成是秉承于先天,得养于后天。先天禀赋虽决定着个体体质的特异性和相对稳定性,但在后天各种因素的综合影响下而演变,使机体体质类型发生改变,因而又具有可变性。后天对体质的影响主要包括饮食居处、养生调节等。

1. **饮食居处的作用** 体质在形成过程中,饮食结构、营养状况、居住环境、生活条件、季节变化等都可对其产生一定的影响。

饮食物各有不同成分和性味特点,长期偏嗜,可致体内某些成分增减,脏气偏盛或偏衰而致体质发生改变。如嗜食肥甘厚味可助湿生痰,易形成痰湿型或湿热型体质;嗜食辛辣易化火伤津,形成阳热型或阴虚火旺型体质;嗜食生冷,或饮食粗粝,或饥饱不时,易于损伤脾胃,形成脾胃虚弱体质。另外,若摄入的饮食量不均衡,也可影响体质。如饮食充足,营养均衡者,精气血津液化生充盛,形体多丰腴,体质较强;饮食不足,营养失衡者,精气血津液化生不足,体质较弱。

居住地域的差异,生活环境、水土性质、气候特点、生活习俗等不同,会形成不同地域的人在体质上的差异性。一般而论,如生活条件优越之人,多居于高房广厦之中,体力劳动较少,体多丰腴易虚,腠理疏松,易患各种外感性疾病;生活条件较艰苦之人,多居于陋巷,体力劳动较多,体多偏瘦但强壮,腠理致密,不易患外感病。北方寒燥,其人形体壮实,腠理偏致密,病后易转化为阳虚;东南之人体型瘦弱,腠理偏疏松,病后易转化为阴虚湿热;滨海临湖之人,多湿多痰等。正如《素问·异法方宜论》所记载:东方之人,海滨傍水,食鱼而嗜咸,肤色较黑;西方之人,陵居而多风,水土刚强,多食肥甘之物;南方之人,地处低下,水土弱,多雾露,喜食酸与肉类,肤色红润;中原之人,地处平原而多温,杂食五谷,不爱运动等。《医学源流论》也言:"人禀天地之气以生,故其气体随地不同。西北之人气深而厚,东南之人气浮而薄。"这些记载均说明,由于地理环境不同,人们受着不同的水土条件、气候类型、饮食结构、居住条件、生活方式的影响,从而形成了不同的体质类型。

2. 后天摄养的作用 后天摄养对体质演变的影响,是一个缓慢、持续、渐进的过程,因人而异,显现出明显的个体化倾向。人成年之后,其个体表现出他所特有的体质特征。一般而言,后天调养得当,可补先天不足,使体质由弱变强,得长寿尽天年;后天调摄无节,禀赋虽足,也可耗气伤精,易罹各种疾病,使体质由强变弱,早衰或夭折。后天调养对体质的影响,主要包括劳动锻炼、精神调养等。

适度劳作和体育锻炼,可使血脉流通,关节通利,筋骨强壮,谷气易消,脏腑功能强盛,增强体质。若劳作过度,则易损伤筋骨,消耗气血,功能减弱,形成虚性体质。适当休息,有利于消除疲劳,恢复体力与脑力,保持心身健康与良好的体质。若过度安逸,四体不勤,无所事事,则易使气血不畅,脏腑功能衰退,代谢减弱,肉松皮缓,形成虚与痰、瘀兼挟型体质。

情志是指喜、怒、忧、思、悲、恐、惊等心理活动,是机体对外界客观事物刺激的正常反应。气血阴阳、脏腑功能是情志活动产生的基础,故气血阴阳的活动必伴随相应的情志活动。情志变化,可通过影响气血阴阳、脏腑功能活动的变化,进而影响人体体质的改变。一般而论,情志和调,气血调畅,阴阳平衡,脏腑功能协调,体质易强壮。反之,强烈或长期持久的情志刺激,超过了机体生理调节能力,则可损伤气血阴阳,脏腑功能紊乱,导致体质改变或形成病理性体质。如临床中常见的气郁型、阴虚火旺型、血瘀型等病理性体质,多与情志不调有关。致情志不调的原因,多与暂时不易改变的经济、精神、生活、工作条件有关。于是,家庭的贫贱富贵、社会地位的高低、婚姻的成败、大志大欲的实现与否、和平与战乱,可成为判断体质的重要依据。

此外,性别、年龄也可影响体质。性别不同,因先天禀赋、形态结构等方面的差异,则生理功能、心理特征也就有所不同。男性多禀阳刚之气,脏腑功能较强,体魄健壮魁梧;性格多粗犷心胸开阔。女性多禀阴柔之气,脏腑功能较弱,体格娇小苗条;性格内向、喜静、细腻。随着年龄的变化也会对体质造成一定影响,从而改变体质特征。如小儿脏腑娇嫩,形气未充,易虚易实、易寒易热;成人精气血津液充足,脏腑功能旺盛,体质特征定型且稳定;老年人脏腑功能衰退,精气血津液日趋减少,代谢减慢,易形成虚夹痰、夹瘀型体质。

第二节　体质分类

中医体质分类方法,主要是根据中医学阴阳、五行、藏象、精气血津液的基本理论,来确定人群中不同个体的体质特性。如《灵枢·通天》根据人体阴阳的盛衰,把体质分为太阳、少阳、阴阳平和、少阴、太阴等"五态"之人;《灵枢·阴阳二十五人》运用五行学说,结合人体的肤色、体形、禀性、态度等特征,将体质划分为木型质、火型质、土型质、金型质、水型质五种类型。根据心理特征有刚柔分类法、勇怯分类法、形志苦乐分类法等。此外,还根据脏腑形态、脏腑功能、气血津液的多少及代谢状况、体态等进行分类。《内经》以后的医家在论述体质时,虽有对体质生理反应性方面的观察,但大多侧重于对体质的病理倾向性描述,其分类标准主要根据阴阳、脏腑、寒热、燥湿、强弱等偏颇来进行划分。

由于机体的阴阳气血在生理状态下,总是处于动态的消长变化之中,使正常体质出现偏阴偏阳的状态。所以,着眼于整体阴阳气血的偏颇,功能活动的盛衰,运用阴阳对体质进行分类是体质分类的基本方法。其他体质类型常是在阴阳分类的基础上派生、发展而成的。主要介绍阴阳分类与五行分类两种方法。

一、阴阳分类法

这种分类法主要根据《灵枢·通天》,按阴阳气血的多少,从外观形态特征和性情表现的观察,将体质分成太阴、少阴、太阳、少阳、阴阳平和五种类型。

(一) 太阴之人

太阴之人是指这类体质多阴而无阳(无,极少之意),其阴血浊,其卫气涩,阴阳不和。外观面色阴沉黑暗,身体本来高大,但喜卑躬屈膝,故作姿态,而非真有佝偻之病。性情是贪而不仁,外貌谦虚,内怀疑虑,好得恶失,喜怒不形于色,胆小而阴柔寡断,不识时务,保守自私。

(二) 少阴之人

少阴之人是指这类体质多阴少阳(多与少是相对而言),小胃大肠,阳明脉小,太阳脉大。外观貌似清高但行为鬼祟,立时躁动不安,行时伏身向前。性情是冷淡沉静,善别是非,谨慎细心,稳重耐受性好;爱幸灾乐祸,心怀嫉妒而无感恩之心。

(三) 太阳之人

太阳之人是指这类体质多阳而少阴。其外观表现趾高气扬,仰腰挺胸。性情傲慢自用,主观冲动,好高骛远,言过其实,意气用事;但有魄力,有进取之心,敢于坚持己见。

(四) 少阳之人

少阳之人是指这类体质经小络大,血在中而气在外,实阴而虚阳。外观表现为立时好仰,行时好摇,多动少静。性情为做事精细,自尊心强,善于外交,敏捷开朗,但轻浮易变。

（五）阴阳平和之人

阴阳和平之人是指这类体质阴阳之气和，血脉调。表现于外从容稳重，举止大方，待人和善，目光慈祥，办事条理分明。性情和顺，无私无畏，恬淡虚无，遇事不争，位高却谦逊，以理服人，具有极好的治理才能。

上述说明，由于体内阴阳多少差异，反映出了五种不同性情及相应行为动态的体质类型。

二、五行分类法

这种分类法主要根据《灵枢·阴阳二十五人》，运用阴阳五行学说，结合人体肤色、体形、禀性、态度以及对自然界变化的适应能力等方面的特征，将体质分成木、火、土、金、水五类。

（一）木形之人

木形之人肤色苍，头小面长，两肩宽阔，身体小弱，手足灵活；有才劳心，多忧于事；大多耐于春夏不耐秋冬。

（二）火形之人

火形之人肤赤，背部肌肉宽厚，头小面尖，肩背髀腹匀称，手足小步履稳；性情急，好漂亮，多气轻财，少信多虑；大多耐于春夏不耐秋冬。

（三）土形之人

土形之人面圆肤黄，头大腹大，肩背丰厚，手足不大但腿部壮实，步履稳重；安心好利于人，不喜权势，爱结交人；大多能耐秋冬而不能耐春夏。

（四）金形之人

金形之人面方正，肤色白，头小腹小，肩背、手足小，骨轻；性情急躁刚强，清心廉洁，办事果断；大多耐秋冬不耐春夏。

（五）水形之人

水形之人肤色黑面少光，头大腹大，肩窄颊腮清瘦，手足好动；性情无所畏惧，善于欺人；大多耐秋冬不耐春夏。

此外，现代医家结合临床实践，文献研究、流行病学等方法，根据脏腑形态、脏腑功能、气血津液盛衰与代谢状况、体态、性情等不同特点，从不同的观察角度，还提出了四分法、五分法、六分法、七分法、九分法、十二分法等多种分类方法。

第三节　体质学说应用

中医学认为，决定疾病的发生、发展与变化主要有两大因素，一是正气，二是邪气。正气亏虚是疾病发生的内在因素，邪气有无是疾病发生的外在条件。体质揭示了脏腑经络的偏颇、精气血津液的盛衰所形成的个体差异、特征及规律，体质强弱是正气盛衰的反映，其差异性与疾病发生、病证从化、治疗都有着密切关系。

一、体质与发病

体质是在发病前机体就存在的一种特性,是一切疾病发生的重要基础。个体体质特征一是决定着是否发病,二是影响发病性质,三是影响对某些病邪的易感性。一般而言,体质强则正气强盛,抗病力强,病邪难易入侵;或虽有邪气侵入,正气能及时地抑制或消灭病邪,故不易发病。体质弱则正气虚,病邪易于乘虚入侵而发病。《素问·金匮真言论》指出:"夫精者,身之本也。故藏于精者,春不病温。"说明疾病的发生与正气强弱关系密切。发病过程中因体质差异与邪气交争盛衰的不同,表现出感邪即发、徐发、伏而后发、复发等不同发病类型。由于个体体质的阴阳气血,脏腑功能偏性不同,对某些病邪具有易感性或疾病的易罹性。如偏阳质者易受风、暑、热邪的侵入,表现为风热证、暑热证;偏阴质者则易感寒、湿之邪,表现为寒证、湿证。肥人多痰湿,善病中风;瘦人多火,易患痨咳;小儿气血未充,稚阴稚阳之体,易受外邪或被饮食所伤;老人多虚、痰、瘀之质,易致咳喘、眩晕、心悸、消渴等疾。如《灵枢·五变》说:"肉不坚,腠理疏,则善病风……五藏皆柔弱者,善病消瘅……粗理而肉不坚者,善病痹。"

二、体质与病证从化

所谓"从化",是指不同性质的邪气侵入人体后,可随人的阴阳、虚实、燥湿等不同的体质,而发生不同性质变化的现象。任何病证的发生与邪正双方相争的形式与性质有关。当感受邪气的属性与患者体质阴阳寒热一致时,其病证性质可保持着发病之时的属性;若病邪性质与患者体质阴阳寒热属性有着根本对立时,使可出现"从化"。因六淫之邪属性各不相同,伤人各有所偏。个体体质阴阳气血的偏性是相对稳定且长期存在,当外邪入侵,邪正交争而发病,这种偏性就会加重,便可产生不同的病机反应,表现出不同的病证特性。即同一种邪气致病,因患者体质不同,病机演变可表现出不同的病证特点;不同的邪气致病,若患者体质相同,病机演变则可表现出相似的病证特点。如《医宗金鉴》说:"人感邪气难一,因其形藏不同,或从寒化,或从虚化,或从实化,故多端不齐也。"临床中根据体质阴阳脏腑偏颇不同,病证从化有一定规律,偏阳质者,功能活动相对亢奋,受邪后多从热化、实化;偏阴质者,功能活动相对抑制,受邪后多从寒化、虚化。《临证指南医案》说:"六气伤人,因人而化。阴虚者火旺,邪归营分为多;阳虚者湿胜,邪伤气分为多。"

此外,疾病的转归与预后不仅与邪气盛衰、治疗得当有关,还与体质因素关系密切。一般而言,体质相对较强者,正能抗邪,疾病不易传变而单纯,容易治疗,预后好;体质相对较弱者,正不胜邪,邪气易于深入,疾病传变快而繁杂,预后不佳。

三、体质与治疗

体质特征在很大程度上决定着疾病的证候类型和个体对治疗反应的差异性,故治疗疾病时诊察体质就成了辨证论治的重要环节。如偏阴质者,无论感受何种病邪,在疾病演变过程中,易于化寒、化湿而伤阳,治疗时寒凉伤阳之品当慎用;偏阳质者,则易化热而伤阴,治疗时温燥伤阴之剂宜慎用。同病异治,异病同治的治疗特点与体质因素对证候形成、病机演变有关。同一种疾病因体质不同,病证从化不一,则治疗不同;不同疾病,若体质相同,病证演变相似则治疗相同。此外,在治疗中还应注意患病机体年龄、性别、生活条件、地理环境等因素造成的体质差异而施以不同的治疗。

【知识拓展】

[1] 项平.浅析《黄帝内经》的体质观及其实践意义[J].南京中医学院学报,1983(4):10-12.
[2] 匡调元.中医体质病理学[M].上海:上海科学普及出版社,2000.
[3] 王琦.中医体质学[M].北京:人民卫生出版社,2005.
[4] 吴承玉,李向荣.中医体质与辨证论治的相关性研究[J].南京中医药大学学报,2008,24(1):1-3.
[5] 匡调元.再论人体体质与气质及其分型[J].中华中医药学刊,2011,29(7):1478-1481.
[6] 黄满玉,郭艳幸,高书图,等.《黄帝内经》中体质学说及临床价值[J].天津中医药大学学报,2013,32(2):72-75.
[7] 俞若熙,王琦,王济,等.体质辨识应用研究现状分析[J].中国中医药信息杂志,2013,20(2):107-109.
[8] 盛增秀,庄爱文.中医体质学说十论[M].北京:中国中医药出版社,2015.

第七章 病因与发病

导学

中医学通过观察比较大量生理、病理之"象"和运用"辨证求因"这一特有的思维方法,将导致疾病的复杂原因分为外感病因、内伤病因、病理产物性病因及其他病因四大类,并结合临床实际认识了这些致病原因的发病特点。

本章主要介绍了病因的概念、分类、性质和致病特点,以及正气、邪气与疾病的关系,分析了疾病发生的机理,同时介绍了影响发病的因素、发病途径以及发病类型等。

本章的学习重点:外感、内伤病因的概念、分类和致病特点;痰饮、瘀血的形成和致病特点;邪正与发病。

本章的学习要求:

(1) 掌握中医学认识病因的方法,以及对病因的分类;六淫、疠气、七情内伤、痰饮、瘀血的概念和致病特点;邪气、正气的概念,以及发病的基本原理。

(2) 熟悉引起疫病流行的因素,以及饮食劳逸所伤的概念和致病特点;影响发病的因素。

(3) 了解结石的形成因素;其他病因的概念和致病特点;发病的途径及发病形式。

【名词术语】

病因　辨证求因　六淫　疠气　七情内伤　痰饮　水湿　瘀血　发病　正气　邪气　发病　发病类型　复发

病因学说,是研究各种病因的概念、形成、性质和致病特点及其所致病证临床表现的理论,是中医学理论体系的重要组成部分。在一定致病因素的作用下,人体稳定有序的生命活动遭到破坏,出现阴阳失调、形质损伤或功能障碍,表现为一系列临床症状和体征的生命过程,即为疾病。疾病发生的过程称之为发病。

第一节　病　因

病因,即致病因素,泛指能导致人体发生疾病的原因,是认识疾病的基础。疾病发生的原因多种多样,诸如气候异常、疫疠传染、精神刺激、饮食所伤、劳逸失度、水湿、痰饮、瘀血、结石、各种外伤、虫兽所伤、药邪、医过以及先天因素等,在一定条件下都可导致疾病的发生。《医学源流论·病同因别论篇》也说:"凡人之所苦,谓之病;所以致此病者,谓之因。"

中医学对病因的观察和研究源远流长,历代医家提出了不同的分类方法。《内经》提出了阴阳分类法。如《素问·调经论》说:"夫邪之生也,或生于阴,或生于阳。其生于阳者,得之风雨寒暑。其生于阴者,得之饮食居处,阴阳喜怒。"汉代张仲景在《金匮要略》中指出:"千般疢难,不越三条:一者,经络受邪,入脏腑,为内所因也;二者,四肢九窍,血脉相传,壅塞不通,为外皮肤所中也;三者,房室、金刃、虫兽所伤。以此详之,病由都尽。"宋代陈无择著《三因极一病证方论·卷之二》,在前人病因分类的基础上明确提出了"三因学说"他说:"六淫,天之常气,冒之则先自经络流入,内合于脏腑,为外所因;七情,人之常性,动之则先自脏腑郁发,外形于肢体,为内所因;其如饮食饥饱,叫呼伤气,尽神度量,疲极筋力,阴阳违逆,乃至虎狼毒虫,金疮踒折,疰忤附着,畏压溺等,有背常理,为不内外因。"始以六淫邪气为"外所因",情志所伤为"内所因",而饮食劳倦、跌仆金刃,以及虫兽所伤等则为"不内外因"。这种把致病因素与发病途径结合起来进行研究的分类方法较之以往更趋合理、明确,对后世影响很大。综合历代医家对病因分类的认识,目前通常根据疾病的发生途径、形成过程,一般将病因分为外感病因、内伤病因、病理产物性病因和其他病因四类。

中医学认为,任何疾病的发生都是在致病因素的作用下,机体所产生的病理反映。因此,中医学认识病因,除了通过问诊了解可能作为致病因素的客观条件外,主要是以病证的临床表现为依据,通过分析疾病的症状、体征来推求病因,为治疗用药提供依据,这种方法称为"辨证求因"。"辨证求因"是中医探求病因的主要方法。

一、外感性致病因素

外感性致病因素,是指来自自然界,从肌表或口鼻侵犯人体,引发外感病的致病因素。由于邪自外入,多导致一系列表证,故称外感病因,又称外邪,包括六淫和疠气。

(一)六淫

1. **六淫的概念** 六淫,即风、寒、暑、湿、燥、火(热)六种外感病邪的统称。风、寒、暑、湿、燥、火在正常的情况下,称为"六气",是自然界六种不同的气候变化。"六气"是万物生长和人类赖以生存的条件,对于人体是无害的,《素问·宝命全形论》曰:"人以天地之气生,四时之法成。"

但在自然界气候变化异常,超过了人体的适应能力,或人体的正气不足,抵抗力下降,不能适应气候变化而发病时,六气则成为致病因素。此时,伤人致病的六气,便称之为"六淫"。淫,有太过和浸淫之意。由于六淫是致病邪气,所以又称其为"六邪"。

自然界气候变化异常与否是相对的。这种相对性主要表现在两个方面:一是与该地区常年同期气候变化相比,或太过,或不及,或非其时而有其气,如春应温而热,夏应热而寒,冬应寒而暖;或气候变化过于剧烈急骤,如严寒酷热,暴冷暴热等。二是气候变化作为致病条件,与人体正气的强弱及调节适应能力是相对而言的。若气候剧变,正气强盛者可自我调节而不病;反之,气候正常,如果个体正气不足,仍可发病,这时对于患者而言,六气即成为致病邪气,所致病证也属六淫致病范畴。

2. **六淫致病的共同特点** 六淫致病一般具有下列共同特点。

(1)外感性:六淫之邪多从肌表、口鼻侵犯人体而发病。如风寒湿邪易犯人肌表,温热燥邪易自口鼻而入。由于六淫病邪均自外界侵犯人体,故称外感性致病因素,其所致疾病即称为"外感病"。

(2) 季节性：六淫致病常有明显的季节性。如春季多风病，夏季多暑病，长夏、初秋多湿病，深秋多燥病，冬季多寒病。六淫致病与时令气候变化密切相关，故又称之为"时令病"。六淫致病常常受到诸多因素的影响，因此在夏季也可见寒病，在冬季也有热病。

(3) 地域性：六淫致病与生活、工作的区域和环境密切相关。一般而言，西北多燥病、东北多寒病、江南多湿热为病；久居潮湿环境或水中作业者多湿病；长期高温环境作业者，多燥热或火邪为病等。

(4) 相兼性：六淫邪气既可单独伤人致病，又可两种或两种以上同时侵犯人体而为病。如风热感冒、湿热泄泻、风寒湿痹等。

此外，六淫致病还具有病性转化的特点。例如感受风寒之邪，一般多表现为风寒表证，但若患者素体阳盛，邪气可从阳化热而表现为风热表证。此外，在疾病的发展过程中，初起的风寒表证，亦可入里化热而转变为里热证，甚或伤阴化燥等。这种转化是有一定条件的，多与病人的体质或治疗等因素有关。

六淫致病从现代临床实践看，除气候因素外，还包括了生物（细菌、病毒等）、物理、化学等多种致病因素作用于机体所引起的病理反应在内。

3. 六淫各自的性质和致病特点　中医学阐释风、寒、暑、湿、燥、火各自的性质和致病特点，主要是运用取象比类的思维方法，即以自然界之气象、物候与人体病变过程中的临床表现相类比，经过反复临床实践的验证，不断推演、归纳、总结出来的。

(1) 风邪：凡致病具有善动不居、轻扬开泄等特性的外邪，称为风邪。

风为春季的主气，但四季皆有风，故风邪致病，虽以春季为多见，但四季皆有，终岁常在。风邪多从皮毛肌腠侵入人体，从而产生外风证。中医学认为风邪为外感病极为重要的致病因素，故称风为"百病之长"。

风邪的性质和致病特点主要如下。

1) 风为阳邪，轻扬开泄，易袭阳位：风邪善动不居，具有轻扬、发散、向上、向外的特性，故属于阳邪。风性开泄，指其伤人易使腠理疏泄开张而汗出。阳位是指病位多在上、在表，如头面、肺系、肌表、腰背等部位。如风邪上扰，使头面经气失和，则头痛项强、口眼歪斜；风邪袭肺，则鼻塞流涕、咽痒咳嗽；风水相搏，肺通调水道不利，则面目浮肿；风邪袭表，导致营卫失和而见恶风发热等表证。故《素问·太阴阳明论》说："伤于风者，上先受之。""故犯贼风虚邪者，阳先受之。"《素问·平人气象论》谓："面肿曰风。"

2) 风性善行而数变："善行"，指风性善动不居、游移不定的特点。故其致病具有病位游移、行无定处的特征。如风、寒、湿三气杂至而引起的"痹证"，若风邪偏盛，可见游走性关节疼痛，痛无定处，称为"行痹""风痹"。"数变"指风邪致病具有变幻无常和发病迅速的特性。如风疹块表现为皮肤瘙痒时作、疹块发无定处、此起彼伏、时隐时现等特点。以风邪为先导的外感病，一般发病急，传变也较快。如风中于头面，可突发口眼㖞斜；小儿风水证，起病仅有表证，短时间内即可出现头面一身俱肿、小便短少等。故《素问·风论》说："风者，善行而数变。"

3) 风性主动："主动"，指风邪致病具有动摇不定的特征。如风邪入侵，出现面部肌肉颤动，或口眼㖞斜，为风中经络；因金刃外伤，复受风邪而出现四肢抽搐、角弓反张等症，为破伤风。故《素问·阴阳应象大论》说："风胜则动。"《太平圣惠方·二十一》记载："身体强直，口噤不开，筋脉拘挛，四肢颤掉，骨髓疼痛，面目㖞斜，此皆损伤之处中于风邪，故名破伤风也。"

4) 风为百病之长：长，始也、首也。风为百病之长，一是指风邪常兼他邪合而伤人，为外邪致病的先导。凡寒、暑、湿、燥、热诸邪，常依附于风而侵犯人体，从而形成风寒、暑风、风湿、风燥、风热等证。《临证指南医案·卷五》中曰："盖六气之中，惟风能全兼五气，如兼寒则曰风寒，兼暑则曰暑风，兼湿曰风湿，兼燥曰风燥，兼火曰风火。盖因风能鼓荡此五气而伤人，故曰百病之长也。"二是指风邪袭人致病最多。风邪终岁常在，故发病机会多；风邪袭人无孔不入，表里内外均可遍及，侵害不同的脏腑组织，可发生多种病证，由于其致病极为广泛，古人甚至将风邪作为外感致病因素的总称。故《素问·骨空论》说："风者，百病之始也。"《素问·风论》曰："风者，百病之长也。"

(2) 寒邪：凡致病具有寒冷、凝结、收引等特性的外邪，称为寒邪。

寒为冬季的主气。当水冰地坼之时，伤于寒者为多，故冬多寒病。但寒邪为病也可见于其他季节，如气温骤降、涉水淋雨、汗出当风、空调过凉，亦常为感受寒邪的重要原因。寒邪伤人多从肌表而入，或直中于脏腑，从而产生外寒证。寒伤肌表，郁遏卫阳者，称为"伤寒"；寒邪直中于里，伤及脏腑阳气者，称为"中寒"。

寒邪的性质和致病特点主要如下。

1) 寒为阴邪，易伤阳气：寒为阴气盛的表现，故其性属阴，即所谓"阴盛则寒"。寒邪伤人，人体阳气不足以驱除阴寒之邪，甚至反被阴寒所伤，出现"阴胜则阳病"。所以，感受寒邪，最易损伤人体阳气，出现阳气温煦气化功能减退的寒证。如外寒侵袭肌表，卫阳被遏，肺气失宣，可见恶寒发热、无汗、鼻塞等症；寒邪直中脾胃，脾阳受损，可见脘腹冷痛、呕吐、腹泻等症；若寒邪直中少阴，损伤心肾阳气，则可见精神萎靡、恶寒蜷卧、手足厥冷、小便清长、下利清谷、脉微细等症。

寒邪伤阳，阳气的温煦、气化功能减退，水津不化，从而出现分泌物、排泄物清稀而寒冷之证，如鼻流清涕、呕吐物清稀、下利清谷等。故《素问·至真要大论》说："诸病水液，澄澈清冷，皆属于寒。"

2) 寒性凝滞，主痛：凝滞，即凝结阻滞。寒性凝滞，指寒邪侵入，易使气血津液凝结、经脉阻滞。人身气血津液之所以畅行不息，全赖一身阳和之气的温煦推动。一旦阴寒之邪侵犯，阳气受损，失其温煦，易使经脉气血运行不畅，甚或凝结阻滞不通，不通则痛。《素问·举痛论》所谓："寒气入经而稽迟，泣而不行，客于脉外则血少，客于脉中则气不通，故卒然而痛。"故疼痛是寒邪致病的重要临床表现。感受寒邪所致疼痛的特点是得温则减，遇寒加重。由于寒邪侵犯部位不同，因而可出现多种疼痛症状。如寒客肌表经络，气血凝滞不通，则头身肢体关节疼痛，痹病中若以关节冷痛为主者，称为"寒痹""痛痹"；寒邪直中胃肠，则脘腹剧痛；寒客肝脉，可见少腹或阴部冷痛等。正如《素问·痹论》所说："痛者，寒气多也，有寒故痛也。"

3) 寒性收引："收引"，收缩牵引。寒性收引，即指寒邪侵袭人体，可使气机收敛，腠理、经络、筋脉收缩而挛急。如寒邪侵及肌表，毛窍腠理闭塞，卫阳被郁，不得宣泄，可见恶寒、发热、无汗等症。故《灵枢·岁露》说："寒则皮肤急而腠理闭。"寒客血脉，则气血凝滞，血脉挛缩，可见头身疼痛，脉紧；寒客经络关节，则经脉收缩拘急，甚则挛急作痛，屈伸不利，或冷厥不仁等。如《素问·举痛论》说："寒则气收。""寒气客于脉外则脉寒，脉寒则缩踡，缩踡则脉绌急，绌急则外引小络，故卒然而痛。"缩踡、绌急，即为寒邪所伤，经络、血脉收引而致。

(3) 暑邪：凡夏至之后，立秋以前，致病具有炎热、升散、兼湿等特性的外邪，称为暑邪。

暑为夏季的主气。暑为火热之气所化。《素问·五运行大论》说："其在天为热，在地为火……其性为暑。""暑胜则地热。"暑邪致病，有明显的季节性，主要发生于夏至以后，立秋之前。故《素问·热论》说："先夏至日者为病温，后夏至日者为病暑。"

暑邪致病，有伤暑和中暑之别。起病缓，病情轻者为伤暑；发病急，病情重者为中暑。暑邪纯属外邪,而无内暑之说。

暑邪的性质和致病特点主要如下。

1) 暑为阳邪,其性炎热:暑为夏季火热之气所化,火热属阳,故暑为阳邪。暑邪伤人多表现为一系列阳热症状,如高热、心烦、面赤、脉象洪大等。

2) 暑性升散,扰神伤津耗气:夏季暑热之气蒸发升腾,故其性升散。"升",即暑邪易上犯头目,或热扰心神,出现头昏目眩,面赤,心胸烦闷不宁等。"散",指暑邪侵犯人体,多直入气分,可致腠理开泄而多汗。汗出过多,不仅伤津,而且耗气,故临床除见口渴喜饮、尿赤短少等津伤之症外,往往伴随气短乏力,严重者出现突然昏倒、不省人事等气随津脱之象。故《素问·举痛论》说:"炅则腠理开,荣卫通,汗大泄,故气泄矣。"《素问·刺志论》曰:"气虚身热,得之伤暑。"

3) 暑多挟湿:暑季气候炎热,且多雨而潮湿,热蒸湿动,水气弥漫,故暑邪致病,多挟湿邪为患。其临床表现除发热、烦渴等暑热症状外,常兼见身热不扬、四肢困倦、胸闷呕恶、大便溏泄不爽等湿阻症状。如夏季的感冒病,多属暑邪兼挟湿邪而致。

(4) 湿邪:凡致病具有重浊、黏滞、趋下等特性的外邪,称为湿邪。

湿为长夏的主气。长夏,时值夏秋之交,阳热尚盛,雨水且多,热蒸水腾,湿气弥漫,为一年中湿气最盛的季节。湿邪为病,长夏居多,但四季均可发生。湿邪侵入所致的病证,称为外湿病证。外湿证多由气候潮湿、涉水淋雨、居处潮湿、水中作业等环境中感受湿邪所致。

湿邪的性质和致病特点主要如下。

1) 湿为阴邪,易伤阳气,阻遏气机:湿性类水,故为阴邪。阴邪侵入,机体阳气与之抗争,故湿邪侵入,易伤阳气。脾主运化水液,性喜燥而恶湿,故外感湿邪,常易困脾,致脾阳不振,运化无权,从而使水湿内生、停聚,发为泄泻、水肿、尿少、痰饮等症。故清代叶桂《温热论·外感温热篇》说:"湿胜则阳微。"《素问·六元正纪大论》说:"湿胜则濡泄,甚则水闭胕肿。"

湿为重浊有质之邪,故侵人最易留滞于脏腑经络,阻遏气机,使气机升降失常。湿为弥漫存在的水,故其致病可弥漫于上中下三焦。如湿阻上焦,清阳不升,气机不畅可见头部沉重、胸闷;湿阻中焦,脾胃气机升降失常,纳运失司,则脘痞腹胀、食欲不振;湿阻下焦,肾与膀胱气化不利,则小腹胀满、小便淋涩不畅等。湿阻部位不同,可出现内、外、妇、儿、五官、皮肤等各科多种病证。

2) 湿性重浊:重,即沉重、重着。湿邪致病,出现以沉重感为特征的临床表现。《素问·生气通天论》说:"因于湿,首如裹。"即指湿浊之气上泛,困阻蒙蔽清窍,清阳失宣所致。若湿邪阻滞于经络关节,则见周身困重、关节重痛、肢倦等。痹病中以肢体关节疼痛重着为主者,称为"湿痹""著痹"。"浊",即秽浊、垢浊。湿邪为患,易出现排泄物和分泌物秽浊不清的病变特点。如湿浊在上,则面垢、眵多、口糜;湿浊下注,则小便浑浊,妇女黄白带下;湿滞大肠,则大便溏泄,或下痢脓血黏液;湿邪浸淫肌肤,可见疮疡、湿疹之流水秽浊等。

3) 湿性黏滞,易兼他邪:"黏",即黏腻;"滞",即停滞。湿邪黏滞主要表现在两个方面:一是症状的黏滞性。湿病症状多黏滞而不爽,如排泄物和分泌物多黏滞不爽。如痢疾的大便排泄不爽,淋证的小便淋涩不畅,以及口黏、口甘和舌苔厚滑黏腻等。二是病程的缠绵性。因湿性黏滞,易阻气机,气不行则湿不化,其体胶着难解,故湿邪为病多见起病隐缓,病程较长,往往反复发作,或缠绵难愈。如湿温、湿疹、湿痹等,皆因其湿而不易速愈,或反复发作。所以吴瑭《温病条辨·上焦篇》谓:"其性氤氲黏腻,非若寒邪之一汗即解,温热之一凉即退,故难速已。"

此外,湿为有形之质,其性重浊黏滞,他邪易于粘着依附,其中以寒、热、暑邪尤多,如湿与热合则为湿热,与寒结则成寒湿与暑邪相合则成暑湿,为临床最常见的湿邪致病证型。

4)湿性趋下,易袭阴位:湿性类水属阴,有趋下特性。故湿邪致病多见下部的症状,如湿脚气、臁疮等。水肿也多以下肢较为明显。此外,小便浑浊、带下、泄泻等病证,多由湿邪下注所致。故《素问·太阴阳明论》曰:"伤于湿者,下先受之。"

(5)燥邪:凡致病具有干燥、收敛等特性的外邪,称为燥邪。

燥为秋季的主气。秋季天气收敛,其气清肃,气候干燥,失于水分滋润,自然界呈现一派肃杀之景象。燥邪伤人,多自口鼻而入,首犯肺卫,发为外燥病证。

外燥有温燥、凉燥之分。初秋尚有夏末之余热,燥与热合,侵犯人体,发为温燥;深秋近冬之寒气与燥相合,侵犯人体,则发为凉燥。

燥邪的性质和致病特点主要如下。

1)燥性干涩,易伤津液:燥邪为干涩之病邪,侵犯人体,最易损伤人体的津液,出现各种干燥、涩滞的症状,如口鼻干燥,咽干口渴,皮肤干涩,甚则皲裂,毛发不荣,小便短少,大便干结等。故《素问·阴阳应象大论》说:"燥胜则干。"

2)燥易伤肺:肺为娇脏,喜清润而恶燥。肺主气司呼吸,直接与自然界大气相通;且外合皮毛,开窍于鼻,燥邪多从口鼻而入,故最易损伤肺津,从而影响肺气之宣降,甚或燥伤肺络,出现干咳少痰,或痰黏难咯,或痰中带血,甚则喘息胸痛等。由于肺与大肠相表里,肺津耗伤,大肠失润,传导失司,可见大便干涩不畅等症。

(6)火(热)邪:凡致病具有炎热、升腾等特性的外邪,称为火热之邪。

火热旺于夏季,但火并不像暑那样具有明显的季节性,也不受季节气候的限制,故火热之气太过,伤人致病,一年四季均可发生。火热之邪侵入所致的病证,称为外感火热病证。

火与热异名同类,本质皆为阳盛,都是外感六淫邪气,致病也基本相同。火邪与热邪的主要区别是:热邪致病,临床多表现为全身弥漫性发热征象;火邪致病,临床多表现为某些局部症状,如红、肿、热、痛,或口舌生疮,或目赤肿痛等。

另外,与火热之邪同类的尚有温邪。温邪是温热病的致病因素,一般多在温病范畴中应用。

火热之邪的性质和致病特点主要如下。

1)火热为阳邪,其性炎上:火热之性燔灼、升腾,故为阳邪。阳邪侵入,导致人体阳气偏亢,发为实热病证,即所谓"阳胜则热"。临床多见高热、恶热、烦渴、汗出、脉洪数等症。火性趋上,火热之邪易侵害人体上部。故火热病证,多发生在人体上部,尤以头面部为多见,如目赤肿痛、咽喉肿痛、口舌生疮糜烂、牙龈肿痛、耳内肿痛或流脓等。其病势多有急迫之性。故《素问·至真要大论》说:"诸逆冲上,皆属于火。"

2)火热易扰心神:火热与心相通应,故火热之邪入于营血,尤易影响心神,轻者心神不宁,心烦失眠;重者可扰乱心神,出现狂躁不安,或神昏谵语等症。故《素问·至真要大论》说:"诸躁狂越,皆属于火。"

3)火热易伤津耗气:火热之邪侵人,热淫于内,一方面迫津外泄;另一方面则直接消灼煎熬阴津,耗伤人体的阴液。故火热之邪致病,临床表现除热象显著外,往往伴有口渴喜冷饮,咽干舌燥,小便短赤,大便秘结等津伤液耗的症状。阳热太盛,势必耗气过多,故《素问·阴阳应象大论》曰:"壮火食气。"此外,热邪迫津外泄,气随津脱,临床可见体倦乏力、少气懒言等气虚之症,甚则可致全身津气脱失的虚脱证。

4)火热易生风动血:"生风",指火热之邪侵犯人体,燔灼肝经,耗劫阴液,筋脉失养,易引起肝风内动的病证。由于此肝风为内热甚引起,故称为"热极生风"。临床表现为高热、四肢抽搐、两目上视、角弓反张等。《素问·至真要大论》说："诸热瞀瘛，皆属于火。""动血"，指火热之邪入于血分，可以加速血行，甚则灼伤脉络，迫血妄行，而致各种出血，如吐血、衄血、便血、尿血、皮肤发斑及妇女月经过多、崩漏等病证。

5) 火邪易致疮痈：火热之邪入于血分，可聚于局部，腐蚀血肉，发为痈肿疮疡。由火毒壅聚所致之痈疡，其临床表现以疮疡局部红、肿、热、痛为特征。《灵枢·痈疽》说："大热不止，热胜则肉腐，肉腐则为脓，故名曰痈。"《医宗金鉴·痈疽总论歌》说："痈疽原是火毒生。"《素问·至真要大论》又曰："诸痛痒疮，皆属于心。"

(二) 疠气

疠气有别于六淫，是具有强烈传染性的外感邪气。疠气致病，主要通过空气传染，从口鼻而入，也可随饮食入里、蚊叮虫咬而发病。

疫病种类很多，如大头瘟、虾蟆瘟、疫痢、白喉、烂喉丹痧、天花、霍乱、鼠疫等。实际包括了现代许多传染病和烈性传染病。

1. **疠气的基本概念** 疠气泛指具有强烈传染性和致病性的外感病邪。疠气以其"为病颇重""如有鬼厉之气"而名。在中医文献中，疠气又称为"疫毒""疫气""异气""戾气""毒气""乖戾之气""杂气"等。疠气引起的疾病称为"疫病"。《说文解字》曰："疫，民皆疾也。"即在同一时期，众多的人发生症状相似之病。

2. **疠气的致病特点**

(1) 传染性强，易于流行：疠气具有强烈的传染性和流行性，可通过空气、食物等多种途径在人群中传播。当处在疠气流行的地域时，无论男女老少，体质强弱，凡触之者，多可发病。《诸病源候论·卷十》说："人感乖戾之气而生病，则病气转相染易，乃至灭门。"疠气致病，既可大面积流行，也可散在发生。

(2) 发病急骤，病情危笃：疠气多属热毒之邪，其性疾速暴戾，且常挟毒雾、瘴气等秽浊之邪，故其致病具有发病急骤，来势凶猛，变化多端，病情险恶的特点。常见热盛、扰神、动血、生风、剧烈吐泻等危重症状。《温疫论·杂气论》曾提及某些疫病，"疫气者……为病颇重""缓者朝发夕死，急者顷刻而亡"。足见疠气致病来势凶猛，病情危笃，其死亡率也高。

(3) 一气一病，症状相似：疠气致病具有一定的特异性，一种疠气，只导致一种特异性的疫病发生，而且其临床表现也基本相似。即所谓"一气一病"。例如痄腮，无论男女，一般都表现为耳下腮部肿胀。说明疠气有一种特异的亲和力，某种疠气可专门侵犯某脏腑、经络或某一部位而发病，所以"众人之病相同"。故《素问·刺法论》说："五疫之至，皆相染易，无问大小，病状相似。"

3. **疠气的形成和疫病流行的因素**

(1) 气候反常：自然气候的反常变化，如久旱、酷热、水涝、湿雾瘴气等，均可滋生疠气而导致疾病的发生。《证治准绳·伤寒》说："时气者，乃天疫暴疠之气流行，凡四时之令不正者，乃有此气行也。若人感之，则长幼相似而病，及能传染于人。"

(2) 环境污染和饮食不洁：环境卫生不良，如水源、空气污染等，均可滋生疠气。食物污染、饮食不当也可引起疫病发生。如疫毒痢、疫黄等病，多是疠气通过饮食进入人体而发病。不良生活方式也是导致疫病发生的原因之一。

(3) 预防隔离措施不当：由于疠气具有强烈的传染性，人触之者皆病。若预防隔离不当，往往会使疫病发生或流行。因此，《疫证集说·防疫刍言》中告诫人们："凡有疫之家，不得以衣服、饮食、器皿送于无疫之家,而无疫之家亦不得受有疫之家之衣服、饮食、器皿。"

(4) 社会因素:社会因素对疠气的发生与疫病的流行也有一定的影响。若战乱不停,或社会动荡不安,或工作环境恶劣,或生活极度贫困,易致疫病发生和流行。《温疫论·伤寒例正误》说:"夫疫者,感天地之戾气也……多见于兵凶之岁。"若国家安定,且注意卫生防疫工作,采取一系列积极有效的防疫和治疗措施,疫病即能得到有效的控制。

4. 疫气发生的类型及特点 根据瘟疫邪气致病的不同特点,其发病又可分为温疫、寒疫和湿热疫。

(1) 温疫:主要表现为高热,自汗而渴,不恶寒,或先憎寒而后发热,后但热而无憎寒,头疼身痛,脉数。其发病多与四时不正之气温热太过有关。《温疫论·温疫初起》曰:"温疫初起,先憎寒而后发热,日后但热而无憎寒也。初得之二三日,其脉不浮不沉而数,昼夜发热,日晡益甚,头疼身痛。"《温病条辨·上焦篇》:"温疫者,疠气流行,多兼秽浊,家家如是,若役使然也。"

(2) 寒疫:主要表现为憎寒壮热,头痛骨节烦疼,虽发热而不甚渴,或咳嗽气壅,或鼻塞声重。多与气运的寒水太过有关。如《温病条辨·杂说》中说:"寒疫者,究其病状,则憎寒壮热,头痛骨节烦疼,虽发热而不甚渴……故名曰寒疫耳。盖六气寒水司天在泉,或五运寒水太过之岁,或六气中加临之客气为寒水,不论四时,或有是证。"《松峰说疫·卷之二》:"寒疫……系天作之孽,众人所病皆同……或喘嗽气壅,或鼻塞声重。"

(3) 湿热疫:主要表现为始恶寒,后但热不寒,汗出胸痞,苔白或黄,口渴不引饮,身重头痛,目黄,胸满丹疹,泄泻等,多与季节气候的过热挟湿有关。如薛雪《湿热论》说:"湿热症,始恶寒,后但热不寒,汗出胸痞,舌白或黄,口渴不引饮……身重头痛。"叶天士《医效秘传·卷之一》中说:"时毒疠气,必应司天,癸丑太阴湿土气化运行,后天太阳寒水,湿寒合德,挟中运之火,流行气交,阳光不治,疫气乃行。故凡人之脾胃虚者,乃应其厉气,邪从口鼻皮毛而入。病从湿化者,发热目黄,胸满,丹疹,泄泻。"

上述疫病发作的分类及特点,对于疫病的临床辨证有重要参考价值。

二、内伤性致病因素

内伤性致病因素,是指能直接伤及脏腑气血阴阳而发病的一类致病因素,它是与外感病因相对而言的,具体包括七情内伤、饮食失宜、劳逸失度等。此类病因所致的疾病非由外邪所侵,因病起于内,故其所致疾病称为内伤疾病。

(一) 七情内伤

七情,是指喜、怒、忧、思、悲、恐、惊七种正常的情志活动,是机体对外界环境刺激的不同反应,一般不会导致或诱发疾病。七情内伤,是指七情过激引起脏腑精气损伤、功能紊乱,从而导致或诱发多种身心疾病的一类致病因素。

七情致病与否,一方面取决于情志的异常变化是否过于剧烈;另一方面取决于个体情志的适应能力、调节能力的强弱。如当强烈的、持久的、突然的情志刺激,超越了人体适应能力,损伤脏腑精气,导致功能失调,或当机体脏腑精气虚衰,对情志刺激的适应调节能力低下等,均可导致或诱发疾病的发生。

1. 七情内伤的致病基础 情志是以五脏精气为物质基础,受外界环境影响,经五脏气化而表现于外的情感反应。《素问·阴阳应象大论》说:"人有五藏化五气,以生喜怒悲忧恐。"五脏精气的充盛协调，可产生相应的情志活动，如《素问·阴阳应象大论》所说："肝在志为怒，心在志为喜，脾在志为思，肺在志为忧，肾在志为恐。"若五脏精气或虚或实或其功能紊乱，气血运行失常，则可出现情志的异常变化。如《灵枢·本神》说："肝气虚则恐，实则怒……心气虚则悲，实则笑不休。"《素问·调经论》说："血有余则怒，不足则恐。"

2. 七情内伤的致病特点 七情内伤致病，除与外界情志刺激的强度、方式等有关外，主要与个体身心的功能状态、防御、调节和适应能力具有密切关系。

七情内伤致病与外感六淫有诸多不同之处。六淫侵人，自口鼻或皮肤而入，发病之初多见表证，而七情内伤则直接影响相应的内脏，使脏腑气机紊乱，气血失调，久而脏腑精气耗伤，导致多种病变的发生。

(1) 直接伤及内脏，首伤心神：七情内伤可直接伤及相应的内脏。《素问·阴阳应象大论》说："怒伤肝。""喜伤心。""思伤脾。""忧伤肺。""恐伤肾。"临床不同的情志刺激，可对内脏有不同的影响。然而七情内伤，既可一种情志单独伤人，又可两种及以上情志交织伤人致病，如忧思、悲忧、郁怒、悲怒、惊喜、惊恐等。数情交织致病，可损伤一个或多个脏腑。如大惊、过喜或猝受惊恐，既可伤心，又可及肾；郁怒太过，既可伤肝，又可影响心脾；忧思过度，既可伤脾，也可影响心肺等脏。

由于人体是一个有机的整体，又因心主血而藏神，为五脏六腑之大主，故情志所伤，多见首先影响心神，然后伤及相应脏腑，导致脏腑精气血阴阳功能失常而发病。《灵枢·口问》说："心者，五藏六府之大主也……故悲哀愁忧则心动，心动则五藏六府皆摇。"这里就指出了各种情志刺激均与心有关，心神受伤，可涉及其他脏腑。正如《类经》所云："故忧动于心则肺应，思动于心则脾应，怒动于心则肝应，恐动于心则肾应，此所以五志惟心所使也。"

此外，情志内伤还可以化火，即"五志化火"，久之可致阴虚火旺等证；或导致湿、食、痰诸郁为病。

(2) 影响脏腑气机：《素问·举痛论》提出"百病生于气也，怒则气上，喜则气缓，悲则气消，恐则气下……惊则气乱……思则气结"。

怒则气上：是指暴怒而致肝气疏泄太过，气机上逆，甚则血随气逆，并走于上的病理变化。临床可见头胀头痛，面红目赤，呕血，甚则昏厥卒倒；若兼肝气横逆，可兼见腹痛、腹泻等症。《素问·生气通天论》说："大怒则形气绝，而血菀于上，使人薄厥。"《素问·举痛论》说："怒则气逆，甚则呕血及飧泄。"《素问·调经论》说："血之与气并走于上，则为大厥，厥则暴死，气复反（返）则生，不反则死。"若郁怒则致肝气郁滞，久怒则肝气耗伤。

喜则气缓：是指过度喜乐伤心，导致心气涣散不收，甚则心气暴脱或神不守舍的病理变化。临床可见精神不能集中，甚则神志失常、狂乱，或见心气暴脱的大汗淋漓、气息微弱、脉微欲绝等症。故《淮南子·精神训》说："大喜坠阳。"

悲则气消：是指过度悲忧伤肺，导致肺气抑郁及肺气耗伤的病理变化。临床可见意志消沉、精神不振、气短胸闷、乏力懒言等症。《素问·举痛论》说："悲则心系急，肺布叶举，而上焦不通，荣卫不散，热气在中，故气消矣。"

恐则气下：是指过度恐惧伤肾，致肾气失固，气陷于下的病理变化。临床可见二便失禁，甚则骨酸腿软、滑精等症。《灵枢·本神》说："恐惧而不解则伤精，精伤则骨痠痿厥，精时自下。"

惊则气乱：是指猝然受惊伤心肾，导致心神不定，气机逆乱，肾气不固的病理变化。临床可见惊悸不安，慌乱失措，甚则神志错乱，或二便失禁。《素问·举痛论》说："惊则心无所倚，神无所归，虑无所定，故气乱矣。"

思则气结：是指过度思虑伤心脾，导致心脾气机结滞，运化失职的病理变化。临床可见精神萎靡、反应迟钝、不思饮食、腹胀纳呆、便溏等症状。

情志内伤可导致脏腑气机失调，影响脏腑气化，引起精气血津液的代谢失常而引发精神情志病证。

气机郁滞不畅，除可产生血瘀、痰饮、癥积、化热化火等病证，又可发为精神情志病证，如郁证、癫、狂等；同时情志刺激也可引发胸痹、真心痛、眩晕、消渴、瘿病、乳癖等疾病，并且其病情也会随其情绪变化而有相应的变化。

(3) 数情可交织为病，最易伤及心肝脾：七情致病，既可一种情志单独伤人，又可两种及以上情志相兼为病。如忧思伤人，既可伤肺，又可伤心脾；郁怒伤肝，也可伤心脾；卒喜大惊既可伤心，亦可累肾等。情志活动属心神的功能，神的主要物质基础是血，血气充盈且运行畅利，是神志活动正常进行的保障。而心行血、生血，肝藏血、主疏泄，脾为气血生化之源，脾胃为气机升降之枢纽，心肝脾三脏在人体生理活动和情志活动中发挥着重要作用。故情志内伤的病证，以心肝脾三脏和气血失调为多见。如思虑劳神过度，易损伤心脾，导致心脾气血两虚，出现神志异常和脾失健运等症。郁怒或暴怒伤肝，肝气郁滞或横逆或上逆，可出现肝经气血郁滞的两胁胀痛、刺痛、善叹息，妇女痛经、闭经、癥瘕；又可犯及脾胃，出现肝脾不调，肝胃不和；肝气上逆，气迫血升又可见出血等症。

(4) 可致病情加重或迅速恶化：情绪积极乐观，当怒则怒，怒而不过，当悲则悲，悲而不甚，有利于病情的好转乃至痊愈。若情志悲观、消沉、失望，或异常波动，则可加重病情，使之迅速恶化甚则死亡。如素有眩晕病史的患者，若遇情志刺激而恼怒，可致肝阳暴张，诱发眩晕，甚至突然昏厥，或口眼㖞斜、半身不遂。心病患者，常因情志异常波动使病情加重或迅速恶化，甚则死亡。

(二) 饮食失宜

饮食是人体后天生命活动所需营养物质的重要来源，但饮食要有一定的节制。饮食失宜，是指不合理的膳食，主要损伤脾胃运化功能，故而称"饮食内伤"。可分为饮食不节、饮食不洁、饮食偏嗜，可导致脏腑功能失调或正气损伤而发生疾病。在其病理过程中，还可导致食积、聚湿、化热、生痰、气血不足等病变。

1. 饮食不节　正常的饮食，应以适度为宜。如过饥过饱，或饥饱无常，则可导致疾病发生。

(1) 过饥：过饥，指摄食不足，或饥而不得食，或有意识限制饮食，或因脾胃功能虚弱而纳少，或因七情刺激而不思饮食等。长期摄食不足，营养缺乏，气血生化减少，一方面因气血亏虚而脏腑组织失养，功能活动衰退，全身虚弱；另一方面又因正气不足，抗病力低下，易招致外邪入侵，继发其他疾病。《灵枢·五味》说："谷不入，半日则气衰，一日则气少矣。"此外，长期摄食过少，胃腑失于水谷濡养，也可损伤胃气而致胃部不适或胃脘疼痛等；如果长期有意抑制食欲，又可发展成厌食等较为顽固的身心疾病。儿童时期，如果饮食过少可致营养不良，影响其正常的生长发育。

(2) 过饱：过饱，指饮食超量，或暴饮暴食，或中气虚弱而强食，超过脾胃消化、吸收、运化能力而致病。轻者表现为饮食积滞不化，可见脘腹胀满疼痛、嗳腐吞酸、呕吐泄泻、厌食纳呆等，故《素问·痹论》说："饮食自倍，肠胃乃伤。"严重者，可因脾胃久伤或营养过剩，而发展为消渴、肥胖等。若经常饮食过量，以及消化不良，还可影响气血流通，筋脉郁滞，出现痢疾或痔疮。如《素问·生气通天论》所说"因而饱食，筋脉横解，肠澼为痔""高粱（膏粱）之变，足生大丁（疔）"等。若食积停滞日久，可进一步损伤脾胃功能，还可聚湿、化热、生痰而引起其他病变。

此外,若时饥时饱等,也易损伤脾胃。尤其小儿喂养失当,易致消化不良,食滞日久则可致"疳积",出现手足心热、心烦易哭、脘腹胀满、面黄肌瘦等症。大病初愈,若饮食不当,如暴食、过于滋腻,或过早进补等,可致疾病复发。

2. **饮食不洁** 饮食不洁是指进食不洁净或有毒的食物,而导致疾病的发生。如进食陈腐变质,或被疫毒、寄生虫等污染的食物,造成脾胃功能紊乱,升降失常,出现脘腹疼痛、恶心呕吐、肠鸣腹泻、痢疾或黄疸等。如进食被寄生虫污染的食物,则可导致各种寄生虫病,如蛔虫病、蛲虫病、绦虫病等,常表现为腹痛时作、嗜食异物、面黄肌瘦等。此外,饮食不洁也是肠道寄生虫孳生的必要条件。然而进食被疫毒污染的食物,则可发生某些传染性疾病。轻则脘腹疼痛,呕吐腹泻;重则毒气攻心,神志昏迷,甚至导致死亡。

3. **饮食偏嗜** 饮食偏嗜是指特别喜好某种性味的食物或专食某类食物而导致某些疾病的发生。如饮食偏寒偏热,或饮食五味偏嗜,或烟酒成癖等,久之可导致人体阴阳失调,或导致某些营养物质缺乏而引起疾病发生。

(1) 寒热偏嗜:饮食要求寒温适中。《灵枢·师传》说:"食饮者,热无灼灼,寒无沧沧。寒温中适,故气将持,乃不致邪僻也。"若过分偏嗜寒热饮食,可导致人体阴阳失调而发生某些病变。如偏嗜生冷寒凉之品,则损伤脾胃阳气,导致里寒或寒湿内生,临床可见腹痛、泄泻等;若偏嗜辛温燥热饮食,又可使肠胃积热,出现口臭、腹满疼痛、便秘,或酿成痔疮等。

(2) 五味偏嗜:五味不可偏废,且五味与五脏,又各有其一定的亲和性。《素问·至真要大论》说:"夫五味入胃,各归所喜,故酸先入肝,苦先入心,甘先入脾,辛先入肺,咸先入肾。"如果长期嗜好某种性味的食物,就会导致相应之脏的脏气偏盛,功能活动失调而发生多种病变。故《素问·至真要大论》又说:"久而增气,物化之常也。气增而久,夭之由也。"

五味偏嗜,既可引起本脏功能失调,也可因脏气偏盛,以致脏腑之间平衡关系失调而出现他脏的病理改变。《素问·五藏生成》说:"多食咸,则脉凝泣而变色;多食苦,则皮槁而毛拔;多食辛,则筋急而爪枯;多食酸,则肉胝䐢而唇揭;多食甘,则骨痛而发落。"即指五味偏嗜,脏气偏盛而出现的各种的病理变化。

(3) 食类偏嗜:若仅食某种或某类食品,或膳食中缺乏某些食物等,久之也可成为某些疾病发生的原因。如过食肥甘厚味,可聚湿生痰、化热,易致肥胖、眩晕、中风、胸痹、消渴等病变;若因偏食而致某些营养物质缺乏,也可发生多种病变,如瘿瘤(碘缺乏)、佝偻病(钙、磷代谢障碍)、夜盲症(维生素A缺乏)等。

此外,烟酒偏嗜也是常见的一种内伤性致病因素。

烟酒偏嗜是指长期过量的饮酒、抽烟。嗜酒成癖,可对人体所有脏腑皆可产生较大的危害,大量饮酒日久易聚湿、生痰而致病,甚至变生癥积。嗜酒过度可引起内生湿热,伤及脾胃,横逆影响肝胆。烟草为辛温有毒之品,若用之得当,可以当作药用。长期过量抽烟,成瘾成癖,则易耗肺伤津,遂出现口干喜饮,吞咽困难,甚则出现干呕呃逆等症。另外,过量吸烟还可以引起头痛、失眠等神志欠佳的症状。

(三) 劳逸失度

合理调节劳逸,是保证人体健康的必要条件。如果劳逸失度,或长时间过于劳累,或过于安逸,都不利于健康,可导致脏腑经络及精气血津液神的失常而引起疾病发生。因此,劳逸失度也是内伤病的主要致病因素之一。

1. 过劳 过劳即过度劳累,也称劳倦所伤。

过劳包括劳力过度、劳神过度和房劳过度三个方面。

(1) 劳力过度:劳力过度,又称"形劳"。指较长时间繁重的体力劳作,积劳成疾;或病后体虚,勉强劳作;或突然用力过度与不当而造成持重努伤。

劳力太过而致病,其病变特点主要表现在两个方面:一是过度劳力而耗气,损伤内脏精气,导致脏气虚少,功能减退。由于肺为气之主,脾为生气之源,故劳力太过尤易耗伤肺脾之气,常见少气懒言、体倦神疲、喘息汗出等症。《素问·举痛论》说:"劳则气耗。"二是过度劳力而致形体损伤,即劳伤筋骨。体力劳动,主要是筋骨、关节、肌肉的运动,如果长时间用力太过,则易致形体组织损伤,出现肢体的肿痛、功能受限等。如《素问·宣明五气》说:"久立伤骨,久行伤筋。"若突然用力过度与不当造成持重努伤,一则致气耗,而见气短乏力之症,同时可因局部瘀血阻滞而出现疼痛等。

(2) 劳神过度:劳神过度,又称"心劳"。指长期用脑过度,思虑劳神而积劳成疾。由于心藏神,脾主思,血是神志活动的主要物质基础,故劳神过度,思虑无穷,则易耗伤心血,损伤脾气,以致心神失养,神志不宁而心悸、头晕、健忘、失眠多梦和脾失健运而纳少、腹胀、便溏、消瘦等。同时,劳神过度精血耗伤,往往可见心肝血虚或心肾不交等病理变化。

(3) 房劳过度:房劳过度,又称"肾劳"。指房事太过,或手淫恶习,或妇女早孕、多育等,耗伤肾精、肾气而致病。由于肾藏精,为封藏之本,肾精不宜过度耗泄。若房事不节则肾精、肾气耗伤,常见腰膝酸软、眩晕耳鸣、精神萎靡、性功能减退、阳痿、早泄或不孕不育等。《素问·生气通天论》说:"因而强力,肾气乃伤,高骨乃坏。"妇女早孕多育,亏耗精血,累及冲任及胞宫,易致月经失调、带下过多等妇科疾病。此外,房劳过度也是导致早衰的重要原因。

2. 过逸 过逸即过度安逸。包括体力过逸和脑力过逸等。

若较长时间少动安闲,或卧床过久,或长期用脑过少等,可使人体脏腑经络及精气血神的失调而导致病理变化。

过度安逸致病,其特点主要表现在三个方面:一是安逸少动,气机不畅。若长期运动减少,人体气机失畅,可致脾胃等脏腑的功能活动呆滞不振,而见食少、胸闷、腹胀、肢困、肌肉软弱或虚胖等。久则进一步影响血液运行和津液代谢,形成气滞血瘀、水湿痰饮内生等病变。二是阳气不振,正气虚弱。过度安逸,或长期卧床,阳气失于振奋,以致脏腑组织功能减退,正气不足,抵抗力下降,常见动则心悸、气喘、汗出等,或抗邪无力,易感外邪致病。如《素问·宣明五气》说:"久卧伤气,久坐伤肉。"三是长期用脑过少,加之阳气不振,可致神气衰弱,常见精神抑郁、萎靡、健忘、反应迟钝等。

此外,作息无常,起居如惊,也可致脏腑气机紊乱,气血运行失常而引发多种身心疾病。

(四)禀赋异常

禀赋异常,即人出生以前已经显现或潜伏着的一类致病因素。包括禀赋不足和缺失,能引发某些遗传或先天疾病。

1. 禀赋不足 禀赋不足,指小儿禀受父母的精气不足,致使精气血虚弱,发育障碍、不良或畸形而言。因禀赋不足所致之病证,称为胎弱,又称胎怯、胎瘦。

禀赋不足的主要原因为五脏精气血阴阳不足。胎儿禀赋的强弱主要取决于父母的体质。胎儿在母体能否正常生长发育,除与禀受于父母的精气有关外,还与母体的营养状态密切相关。如母体之五脏精气血阴阳亏虚,必然会导致胎儿精气血阴阳的不足,而出现五脏系统的病变。胎弱的表现是多方面的,如禀肺精气不足,则皮肤脆薄,毛发不生;禀心精气不足,则血不荣色,面无华彩;禀脾精气不足,则肌肉不生,面黄肌瘦、四肢乏力;禀肝精气不足,则筋软无力,筋骨不利;禀肾精气不足,则骨节软弱,久不能行,腰膝酸软,及五迟、五软、解颅等病证。禀受阳气不足,则形寒肢冷;禀受阴气不足,则形瘦低热等。

2. **禀赋缺失** 禀赋缺失,指小儿禀受父母的精气偏颇或不足,致使出生时即存在的某脏器组织的缺失(如独肾、单耳等);或各种形态和结构异常,可以是某一脏器、脏器的一个部分或人体较大区域的异常。

这种异常可以是单个孤立性或多发性。主要有:① 畸形,也称原发性缺陷,如兔唇、无脑儿和桡骨不发育。② 变形,如畸形足、斜颈和斜头畸形。③ 发育中断,由于外来干预,使原先正常发育的过程受到破坏导致结构缺陷,例如羊膜系带勒断正常的指(趾)。

禀赋异常所导致的疾病,也是可以防治的。这类疾病除早期诊治外,早期预防更加重要,注意孕期保健,对保证胎儿正常生长发育,避免发生某些疾病,是非常重要的。

三、病理产物性致病因素

病理产物性致病因素是继发于其他病理过程而产生的致病因素,又称为继发性病因。在疾病的发生发展过程中,外感、内伤及其他致病因素作用于人体,可使机体发生气血津液代谢失调等病理性改变,并产生痰饮、瘀血、结石等病理产物。这些病理产物一经形成,又可引发机体更为复杂的病理变化,成为新的致病因素。可见,病理产物性致病因素具有既是病理产物,又是致病因素的双重特点。病理产物性致病因素,主要包括痰饮水湿、瘀血、结石等。

(一) 痰饮水湿

1. **痰饮水湿的概念** 痰饮水湿是机体水液代谢障碍所形成的病理产物,属于继发性病因。痰、饮、水、湿虽然均为水液代谢失常所致,但四者同源异流,在性状、致病特点、临床表现等方面均有所区别。一般认为湿聚为水,水停成饮,饮凝成痰。就其形质而言,稠浊者为痰,清稀者为饮,更清者为水,而湿乃水气弥散的状态。就其停留部位而言,湿多呈弥散状态布散全身,易困阻脾土,一般无明显的异形异物;水多溢于肌表,以头面、四肢或全身水肿为特点;痰则外而皮肉筋骨,内而经络脏腑,无处不到,致病范围广泛。饮多停留于肠胃、胸胁、胸膈、肌肤等脏腑组织的间隙或疏松部位,因其停留的部位不同而表现各异,故有痰饮、悬饮、支饮、溢饮等不同病名。

痰又有"有形之痰"和"无形之痰"之别。所谓有形之痰,系指视之可见,闻之有声,触之可及,有形质的痰液而言,如咳出可见之痰液,喉间可闻之痰鸣,体表可触之瘰疬、痰核等。所谓无形之痰,是就痰饮病理变化所引起的临床表现而言,如梅核气、眩晕、癫狂、呕吐、肿块、腻苔等,虽然无形质可见,但却有征可察,临床上主要通过分析其所表现的症状和体征,运用辨证求因的方法确定,并用治痰饮的方法治疗能取得较好效果。因此无形之痰的概念,拓展了痰饮作为继发性病因的致病范围,丰富了痰饮学说的内容。

痰饮水湿皆为阴邪,异名而同类,既有区别又有着十分密切的关系,相互间或同时并存,或相互转化。因此,在许多情况下难以截然分开,故于临床上"水湿""水饮""痰湿""痰饮"等概念常相提并论。

2. **痰饮水湿的形成** 痰饮水湿是水液代谢障碍形成的病理产物,因此凡对津液代谢有影响的致病因素及与津液代谢密切相关的脏腑功能失调,均可导致痰饮水湿的形成。

外感六淫、疫疠之气,内伤七情、饮食、劳逸、瘀血、结石等致病因素是形成痰饮水湿的初始病因。其作用于脏腑,津液代谢或因火热煎熬,或因寒邪停滞,或因湿浊留聚,或因气滞、气虚而不布,或诸种因素综合作用,从而导致痰饮水湿内生。

肺、脾、肾、三焦等脏腑对水液代谢发挥着重要作用,其功能失常是痰饮水湿形成的中心环节。"肺为水之上源",肺气宣降,主通调水道,敷布津液。若外邪犯肺,气失宣降,则津液不布,凝聚而生痰饮;肺气不足,治节无权,水湿津液失于宣化,则痰饮恋肺;肺阴不足,虚火煎熬津液,亦可炼液为痰,故有"肺为贮痰之器"之说。脾为水之中州,主运化水液。若外感湿邪,饮食失宜,致脾气阻滞不运;或内伤思虑,劳倦太过耗伤脾气,使脾虚不运,津液停聚或水谷精微不能正常输布转化,均可聚湿生痰,故有"脾为生痰之源"之说。肾为主水之脏,主管水液代谢的全过程。若肾开阖不利,水液失司;或命门火衰,脾失温运;或肾阴不足,虚火灼津,则痰饮水湿内生。三焦为"决渎之官",乃水与气通行之道路,若三焦气化失司,则水道不利而生痰饮。此外肝气郁结,气机阻滞,气不行水;心阳不振,胸阳痹阻,行血无力,均可致湿浊聚积而成痰饮。

3. **痰饮水湿的致病特点**

(1) 阻碍气血运行:痰饮水湿多为有形的病理产物,一旦形成则常阻碍气血的运行,日久可致瘀血形成,故多挟瘀为病。

(2) 影响脏腑气机:痰饮水湿停滞,易于阻滞气机,导致脏腑气机升降出入失常。如痰饮停肺,肺气失于宣降,可出现胸闷、咳嗽、气喘,甚则不能平卧等症;水湿痰饮困阻中焦,脾胃气机升降失常,可见脘腹痞满、恶心呕吐、泛吐痰涎、肠鸣溏泄等症。

(3) 易蒙窍扰神,又易合他邪为患:痰饮致病,每易蒙蔽清窍,扰乱神明,出现癫、狂、痫等一系列神志失常的病证。痰饮为湿浊之邪,阴湿之邪胶着黏滞,故痰饮致病,常由其他病因诱发,并常兼挟他邪为患。临床上痰瘀、风痰、寒痰、湿痰、燥痰、热痰、火痰、气痰、食痰、酒痰等常相兼为患。

(4) 致病广泛,变化多端:痰饮水湿形成后,随气升降流行,内而脏腑,外而筋骨皮肉,无所不至,可影响多个脏腑组织,致病部位十分广泛,病理变化多种多样,临床症状异常复杂,且变化多端。如痫病乃痰所致,平时患者无明显症状,一旦发作,痰浊内动,则突然昏仆、四肢抽搐、牙关紧闭、口吐白沫。又如中风痰厥,表现为口眼㖞斜、舌强不语、半身不遂等。故有"怪病多痰"之说。痰饮水湿在不同的部位,可导致不同脏腑经络的功能失常,而产生不同的病证。故有"百病多由痰作祟"之说。

(5) 病势缠绵,病程较长:痰饮水湿为水液代谢障碍所形成的病理产物,与湿邪类似,具有黏滞的特性,故致病均表现为病势缠绵,病程较长,难于速愈。如痰饮所致的胸痹、眩晕、咳喘、癫痫、瘰疬、痰核、瘿瘤、流注、阴疽等病,多反复发作,缠绵难愈。尤其是一些顽痰伏饮,病程更长,故有"久病多痰"之说。

4. **常见的痰饮病证** 痰之为病,停滞的部位不同,病证各异。如痰在于肝,肝失疏泄,气机不利,则可见胸胁胀满、梅核气、乳房胀痛,甚至肝风挟痰上扰,发为痫病、眩晕、耳鸣,或突然昏仆、不省人事、痰涎壅盛等病证。痰在于肾,肾之气化失司,则见腰膝痹痛、足冷、水肿等症。痰浊阻于心脉,心脉痹阻不通,可见心前区闷痛,甚则放射至肩臂。痰湿上蒙清窍,可见头昏头重、眩晕、精神不振等症。痰迷心窍,扰乱神明,可见心悸、神昏、痴呆、癫证等病证。痰郁化火,痰火扰心,可见心烦、失眠、神昏谵语,甚则发狂等病证。心虚痰郁,则见惊悸不宁、多梦失眠等症;痰浊流注经络,经脉气血运行不畅,则可致肢体麻木、疼痛、屈伸不利,甚至半身不遂等病证。痰结于肌肉筋骨,痰与气血交阻,则可致梅核气、瘿瘤、痰核、瘰疬、阴疽、流注、癥积、乳房结块等病证。

饮邪致病,多停留于肠胃、胸胁、胸膈、四肢等部位。饮停于胸胁为悬饮,见胸胁胀满、咳唾引痛等症;停于胸膈为支饮,见胸闷、咳喘、不能平卧、咳吐清稀泡沫痰等症;留于四肢为溢饮,见肌肤水肿、无汗、身体疼痛等症;停于胃肠为狭义之痰饮,见脘腹胀痛、肠鸣沥沥有声等症。

(二) 瘀血

1. 瘀血的概念 瘀血,又称为恶血、败血、衃血、蓄血等,《说文解字》说:"瘀,积血也。"瘀血指体内血液凝聚停滞所形成的病理产物,属于继发性病因。既包括脉管中凝聚不行之血,又包括体内存积的离经之血。

瘀血和血瘀的涵义不同。瘀血是能导致新的病变的病理产物,为病因学概念;血瘀是指血液运行不畅或瘀滞不通的病理状态,为病机学概念。侧重于讨论病理产物和病因时称为"瘀血",侧重于讨论病机时称为"血瘀"。

2. 瘀血的形成 血液正常运行必须具备三个条件:一是血液充盈,寒温适宜;二是脉道完整通畅;三是脏腑功能正常,特别是心的主宰、脾的统摄生化、肝的贮藏调节、肺的助心行血功能正常。

外感六淫、疫疠,内伤七情、饮食、劳逸、痰饮、结石,各种外伤,以及疾病失治误治等因素是形成瘀血的初始病因。其作用于人体后,引起五脏功能失常、气血运行失调、经络涩滞不畅等,从而导致血液运行障碍而形成瘀血。

气血运行失调是形成瘀血的病理基础。各种原因导致气虚、气滞、血寒、血热、阴血亏虚以及脉道伤损不利等,均可使脉中血液运行迟缓、阻滞、凝聚而为瘀血。

(1) 气虚致瘀:气能行血、摄血,气为血帅,气虚推动无力则血行迟缓涩滞;或固摄无权则血溢脉外,而致瘀血。

(2) 气滞致瘀:气行则血行,气滞则血滞。情志郁结,痰饮壅塞,结石梗阻等导致气滞则血液迟滞不畅,可致瘀血。

(3) 血寒致瘀:血得温则行,得寒则凝。外感或内生寒邪伤阳,血脉失于温运推动,则凝滞收引,阻滞血行,而致瘀血。

(4) 血热致瘀:外感火热之邪,或体内阳盛化火,入舍于血,煎熬津液则血液黏稠,血行不利,灼伤脉络则血溢脉外,停积体内而成瘀血。

(5) 血虚致瘀:阴血亏虚,脉道失于充盈柔养,经脉不能滑利通畅,血液运行不畅而致瘀血。

(6) 出血致瘀:各种内外伤,如跌仆金刃、撞击挤压伤等,致脉道损伤,可使血离经脉;气虚失摄或血热妄行等,亦可致血溢脉外,离经之血凝聚积存体内,一时难以消散,而成瘀血。

脏腑主司血液运行的功能失常是形成瘀血的中心环节。血液的运行赖气的推动和固摄作用的协调平衡。推动血液,主要在于心气、肺气、肝气;固摄血液,主要在于脾气、肝气。心气不足,心阳不振,无力推动血行,可见心脉瘀阻;肺气虚损,不能助心行血,则血行迟涩;肝失疏泄,气机郁滞,则血随气滞;脾失统摄,肝不藏血,血溢脉外,停积体内,则可见皮下瘀血及内脏瘀血。

3. 瘀血的致病特点 瘀血形成之后,不仅失去正常血液的濡养作用,而且作为致病因素又会阻滞气机,影响血行,导致脏腑功能失调,并可阻碍新血生成,引起机体诸多部位的疾病。

(1) 瘀血致病的病机特点

1) 阻滞气机:气能行血,血能载气,气为血帅,血为气母。瘀血停滞脏腑经络,必然会影响气的正常运行,而导致气机郁滞,而气滞又可加重瘀血,故瘀血必多兼气滞,见局部疼痛、青紫、肿胀等症。瘀血与气滞相互影响,互为因果,形成恶性循环,还可引发更为错综复杂的病机变化。

2) 瘀阻经脉：经脉以通为要，瘀血阻于经脉，则血液失于畅行，不通则痛，局部可出现疼痛、青紫、瘀斑、瘀点、癥积肿块，甚则坏死等病证；经脉瘀阻不通，脉络受损，则血溢脉外而见出血紫暗有块等。瘀血阻于经脉之中，血液运行不畅；受阻部位得不到血液的濡养滋润，势必导致脏腑功能异常，影响新血的形成，故有"瘀血不去，新血不生"之说。故久瘀之人，常可见肌肤甲错、毛发不荣等血液亏虚而失于濡润的症状。

3) 病位固定：瘀血作为一种有形的病理产物，一旦停滞于体内某一部位，多难以及时消散，故其致病具有病位相对固定的特点，如局部刺痛固定不移，或癥积肿块日久不消等。

4) 病证繁多：瘀血形成的病理基础是气血运行失调，而气血运行全身，无处不到，因此，瘀血致病，病理变化错综复杂，病位广泛，病证繁多，随其所瘀阻的部位不同，而有不同的临床表现。

(2) 瘀血致病的病症特点：瘀血致病虽然病证错综繁多，但其临床表现却有共同特点，可概括为以下几个方面。

1) 疼痛：瘀血所致的疼痛多为刺痛，痛处固定、拒按、夜间痛势尤甚。多因经脉阻滞不通和组织失养而致。

2) 肿块：肿块固定不移，在体表局部青紫肿胀，在体内多为癥块，按之有形、质地较硬、位置固定不移。多因瘀血阻滞经脉、组织、脏腑，或外伤而致。

3) 出血：血色紫暗或夹有瘀血块，或大便色黑如漆。多因瘀血阻滞，经脉瘀塞不通，血溢脉外而致。

4) 紫绀：面色紫暗，爪甲、肌肤、口唇青紫。多因瘀血停滞，血液不能正常的濡养而致。

5) 舌象异常：舌质紫暗，或有瘀点、瘀斑，或舌下静脉曲张，为瘀血最常见、最敏感的指征。

6) 脉象异常：脉细涩、沉弦，或结代，或无脉。

此外，瘀血致病还常见肌肤甲错、肢体麻木或偏瘫、健忘、精神狂躁、渴不欲饮等症状。

4. 常见的瘀血病证 瘀血停滞的部位不同，可导致不同脏腑经络的功能失常，而产生各种各样的病证。如瘀阻于脑，脑络不通，可致头痛、头晕、健忘、痴呆、癫狂，或突然昏倒、不省人事、语言謇涩、肢体活动障碍等。瘀阻于心，可见心悸气短、心胸憋闷、心前区隐痛或绞痛阵作，或引左臂内侧而痛，甚则唇舌青紫、汗出肢冷等。瘀阻于肺，可见呼吸困难、胸痛胸闷、气喘咳嗽、咯血等。瘀阻于肝，结于胁下，可见腹胀纳呆、胁肋刺痛、癥块等。脉络滞塞，则见腹部脉络怒张、面色青黑、面颈胸臂有血痣朱纹等。瘀阻胃肠，可见胃脘刺痛、拒按、痛处固定，或见呕血、便血，或大便色黑如漆等。瘀阻胞宫，可见小腹疼痛拒按，或痛经、闭经、崩漏、月经不调、经色紫暗有块等。瘀阻肢体经脉，可见肢体麻木疼痛、脱骨疽等；瘀阻皮下或体内，可见局部肿胀青紫、癥积肿块等。

(三) 结石

1. 结石的概念 结石，是指因体内湿热浊邪蕴结不散，或久经煎熬形成的砂石样病理产物，属于继发性病因。结石可发生于机体的诸多部位，以肝、胆、肾、膀胱和胃为常见。

结石是有形质的病理产物，其形状各异，常见的结石有泥砂样结石，圆形或不规则形状的结石等，且大小不一。一般来说，结石小者，易于排出；而结石较大者，难于排出，多留滞而致病。

2. 结石的形成 结石主要是由于脏腑本虚，湿热浊邪乘虚而入，蕴郁积聚不散，或湿热煎熬日久而成。常与饮食、情志、服药及体内寄生虫等因素有关。

(1) 饮食失宜：嗜食辛辣，过食肥甘炙煿，或嗜酒太过，影响脾胃运化，蕴生湿热，内结于胆，湿热煎熬，日久可形成肝胆结石。湿热下注，蕴结于下焦，日久可形成肾或膀胱结石。若空腹食柿较多，影响胃的受纳通降，可淤结而为胃结石。此外，某些地域的饮水中含有过量或异常的矿物及杂质等，也可能是促使结石形成的原因之一。

(2) 情志内伤：情志失调，肝疏泄失职，胆汁郁结，气滞湿阻久而化热，郁蒸煎熬可形成结石。

(3) 服药不当：长期过量服用某些药物，如碱性药物，磺胺类药物，钙、镁、铋类药物等，致使脏腑功能失调，或药物及其代谢产物残存体内，浊物、水湿、热邪相合，可酿成肾结石、胃结石等。

(4) 寄生虫感染：虫体或虫卵往往成为结石的核心，蛔虫被公认为是引起胆结石的主要原因。由于蛔虫侵入胆道，不可避免地引起感染及不同程度的梗阻，从而使胆汁疏泄不利，久而形成结石。

此外，结石的发生还与年龄、性别、体质、生活习惯有关，也可因受其他疾病的影响而形成。

3. 结石的致病特点 各种结石停滞体内致病的基本病机为阻滞气机，影响气血运行，损伤脏腑脉络，共同症状为疼痛。结石致病，由于其所在部位、形状大小的不同，症状表现不同。

(1) 多发于肝胆、胃、肾和膀胱等脏腑：肝胆主胆汁的生成与疏泄，胃主食糜通畅下降，肾和膀胱主尿液生成与排泄。胆汁、食物、尿液等宜疏通排泄，若壅闭滞塞，则气机阻滞，水停血瘀，浊物凝聚，易酿成结石。因此肝胆、胃、肾、膀胱等为结石易成之部位。

(2) 易阻滞气机，损伤脉络：结石为有形实邪，停留体内某些部位，易于阻滞气机，影响气血津液的运行。轻者见局部胀痛、隐痛、钝痛、酸痛、掣痛、按压痛、叩击痛等。重者结石嵌顿于狭窄部位，如胆道或输尿管中，通道梗阻，气血闭阻不通，则可发生剧烈绞痛，绞痛时疼痛难忍，部位常固定不移，亦可放射至邻近部位。常伴有冷汗淋漓、恶心呕吐等症，结石性疼痛具有阵发性、间歇性特点，发作时剧痛难忍，而缓解时一如常人。若结石损伤脉络，还可导致出血等症状，如呕血、尿血等。

(3) 病程较长，病情轻重不一：结石多为湿热内蕴，日久煎熬而成，除"胃柿石"外，大多形成过程缓慢。结石的大小不等，停留部位不同，症状表现差异较大，病情轻重不一。一般来说，结石小，脏腑气机尚能通畅，则病情轻微，甚至无任何症状；结石过大，或因外感、情志、饮食、劳累等因素的影响，结石扰动，阻滞气机，则可使病证加剧，症状明显，发作频繁。如肾与膀胱结石，可致腰痛、尿血、石淋或癃闭，甚至尿毒攻心等病证。

(4) 易致湿热为患：结石本由脏腑亏虚、湿热浊邪蕴结或煎熬日久而成，一旦形成，患者又易感湿热邪气，或内生湿热之邪。湿热浊邪则乘虚走注结石留滞之脏腑，出现湿热病证，如胆石症患者，常易发生肝胆湿热，肾与膀胱结石患者，则易发生膀胱湿热。

痰饮、瘀血、结石三种病理产物性致病因素，既相互区别，又相互影响。痰饮停聚，阻滞气血，可形成瘀血、结石；瘀血、结石内阻，亦可影响水液代谢，形成痰饮。临床常有痰瘀并见、痰饮结石相兼等病变。

四、其他病因

导致疾病发生的原因，除外感、内伤和病理产物形成的病因之外，尚有意外损伤、不良环境、药邪等，统称之为其他病因。

(一) 意外损伤

意外损伤是指机械暴力、烧烫、冷冻以及虫兽叮咬等意外因素所致形体组织的损伤。主要包括外力损伤、烧烫伤、冻伤、虫兽伤、化学伤等。

意外损伤的致病特点：多有明确的外伤史，且多发病急速。轻者仅伤及皮肉，可见疼痛、出血、瘀血肿胀等症；重者可损及筋骨、内脏，表现为关节脱臼、骨折、大出血、虚脱、中毒等，甚至死亡。

1. 外力损伤 外力损伤一般指跌打损伤、持重努伤(合称跌仆闪挫伤)、枪弹伤、金刃伤(合称金疮伤)等。外力损伤致病,轻者损伤皮肤、肌肉、筋骨,可见局部瘀血肿痛、青紫、出血、筋伤、骨折、关节脱位等;重者伤及头部或内脏,或因出血过多而有全身症状,见昏迷、抽搐、亡阳虚脱等症;亦可因创伤部位感受毒邪,溃烂成疮。如果毒邪内攻,则可造成严重的病变。

2. 烧烫伤 烧烫伤主要指因高温引起的灼伤,包括沸水、沸油、烈火、蒸汽、雷电、化学物质等灼伤形体,故又称为水火烫伤、火烧伤、火疮、火伤等。烧烫伤轻者灼伤多在肌肤表浅部位,见创面红、肿、热、痛,或起水泡,或有烙痕;重者损伤肌肉筋骨,创面呈皮革样,或苍白干燥,或蜡黄,或焦黄,或炭化,痛觉消失;严重烧烫伤,除创面较大外,火毒炽盛常伤津灼液,火毒内攻常侵及脏腑,伤及心神,甚至危及生命。

3. 冻伤 冻伤指低温造成的全身性或局部性损伤。冻伤的程度与温度和受冻时间及部位有关,温度越低,受冻时间越长,则冻伤程度越严重。冻伤属于寒邪为患,临床分为全身性冻伤和局部性冻伤。局部性冻伤多发生在手足、耳廓、鼻尖及面颊等暴露部位,因寒性收引凝滞,可致经脉挛急,气血阻滞,使局部失于温煦、营养。初起见皮肤苍白、寒冷麻木,继则肿胀青紫、痒痛灼热,或起水泡,甚至皮肉紫黑、溃破,形成"冻疮"。全身性冻伤多因阴寒太甚、受寒时间过长所致。寒为阴邪,易损伤阳气,阻滞气血,故见寒战、体温下降、面色苍白、唇舌爪甲青紫、感觉麻木、脉迟细涩等;若脏腑功能衰退,则见神疲乏力、反应迟钝、昏睡、呼吸减弱,甚至昏迷或死亡。

4. 虫兽伤 虫兽伤主要指毒蛇、猛兽、狂犬及其他动物以及蜈蚣、蝎、蜂、蚂蚁等咬伤或蜇伤。虫兽伤可概括为毒蛇咬伤、兽咬伤及虫蜇伤三大类。虫兽所伤,轻者见局部疼痛、肿胀、出血;重者可损伤内脏,或出现全身中毒症状,如高热神昏、神志恍惚、肢体抽搐;更甚者,可致死亡。毒蛇咬伤因不同的毒蛇含有不同的毒液,故对人体的损害也就有所差异。兽咬伤常见狂犬咬伤,有烦躁、惶恐不安、恐水、恐声、恐风等特殊的精神症状;虫蜇伤多见蜈蚣咬伤,蜂、蝎、蚂蚁、毛虫蜇伤,这些虫类通过它们的毒刺、毒毛刺蜇或口器刺吮损伤人体而致病。

5. 化学伤 化学伤指某些化学物质对人体造成的直接损害。其中包括化学药品(如强酸、强碱)、农药、有毒气体(如工业气体)、军用化学毒剂(如神经性毒剂、糜烂性毒剂、失能性毒剂、刺激性毒剂、窒息性毒剂等)、生活煤气以及其他化学物品等。其常通过口鼻或皮肤进入人体造成伤害,可在相应部位,乃至全身出现相应症状,如局部皮肤黏膜的烧灼伤,临床多见红肿、水泡,甚或糜烂;全身性症状多见头痛头晕、恶心呕吐、嗜睡、神昏谵语、抽搐痉挛等,甚至死亡。

此外,意外损伤还有电击伤、溺水等。

(二) 不良环境

不良环境是指有害于人体健康的生存环境,形成不良环境的原因包括食物污染、水污染、生物污染、大气污染、海洋污染、噪声污染、辐射污染等。因不良环境所形成的病因主要有寄生虫感染和环境病邪。

1. 寄生虫感染 寄生虫是指营寄生生活的动物,其中蛔虫、钩虫、蛲虫、绦虫、血吸虫等常寄生于人体,并损害机体的健康。寄生虫感染主要是通过进食污染虫卵的水或食物,或皮肤接触寄生虫。寄生虫寄居于人体,一是消耗气血津液等营养物质;二是影响脏腑功能导致疾病的发生。不同的寄生虫感染,其致病特点不同。蛔虫、钩虫、绦虫、蛲虫、血吸虫等致病的共同特点为腹痛、面黄肌瘦。其鉴别要点:蛔虫病伴寐时磨牙;蛲虫病以肛门奇痒为特征;钩虫病嗜食异物;绦虫病腹痛伴见食欲亢进、消瘦;血吸虫病以腹胀、腹水、胁下癥块为特点。

2. **环境病邪** 环境病邪,指由于环境因素造成机体伤害的致病因素,又称为环境毒邪。环境病邪多由人为因素造成,如废气、废水、废渣等;现代农业过用化肥、农药等;现代交通日益发达而产生的负面效应,如绿地、森林的逐渐减少等;现代生活的日益发达而产生的负面影响,如电视、电话、冰箱、空调、微波炉、移动通讯、电脑等造成的噪声、辐射,以及家居装修造成的室内外污染等。

环境病邪致病可导致急性或慢性中毒,轻则出现头晕头痛、恶心呕吐、腹痛、腹泻等,重则导致神昏,乃至死亡。环境毒邪多从皮毛、口鼻侵入人体,故大气污染毒邪多首先犯肺,导致肺的治节失常,进而伤及五脏;水污染毒邪多毒害脾、肺、肾、肝、三焦等与水液代谢密切相关的内脏;肾开窍于耳,心寄窍于耳,故噪声污染入耳可损伤心肾,对人体精神情志、听觉等产生不良影响;过强的电磁波辐射会伤及人的气血,表现为头痛头晕,疲倦无力,失眠多梦,记忆力减退,血压升高或下降,妇女月经周期紊乱以及视力下降等;饮用被污染的水或食用被污染的食物、药物,有毒成分会直接影响气血津液的功能,引发多种胃肠道疾病,甚至引起急性中毒,表现为脏腑功能严重失调,气血津液代谢严重失常,如果损伤肾精,则可导致生殖功能障碍,或者引起胎儿先天畸形。

(三) 药邪

药邪,是指用药不当而发生毒副作用或变生他病的一种致病因素。药物有四气五味,本身是用来治疗疾病的,但有大毒、常毒、小毒、无毒之分。如果药物炮制加工不当,或医生不熟悉药物的性味、功效、常用剂量、毒副作用、配伍禁忌等而使用不当,或患者盲目用药,均会导致疾病,甚至发生药物中毒。

1. **药邪的形成**

(1) 用药过量:用药过量包括用药剂量过大或用药时间过长。临床用药都有用量规定,药量不足,起不到治疗作用,但用药过量,特别是药性峻猛,或有一定毒性的药物,过量使用易产生副作用,甚至导致药物中毒。使用有毒中药过量,可造成急性药物中毒或蓄积性中毒;即使无毒中药,服用过量亦有不同的副作用。

(2) 炮制不当:含有毒性的药物,经过适当炮制后可中和或减轻毒性。如乌头火炮或蜜制,半夏姜制,附子浸漂、水煮,马钱子去毛去油,可以减轻毒性。若炮制不当或未经炮制即入药,则易致中毒。

(3) 配伍不当:中药使用很讲究配伍,不同中药的合理配伍可加强疗效,减低副作用;但某些药物配伍不当、相互合用则会使毒性增加。中药的"十八反""十九畏"就是对药物配伍禁忌的概括。在临床上配伍不当亦可致中毒,或导致其他疾病。

(4) 用法不当:为了降低毒性、加强疗效,用药讲究煎煮方法、服用方法、禁忌事项等,同时还需考虑选择膏、丹、丸、散等不同剂型。如附子、乌头、雷公藤宜久煎减其毒性,洋金花治咳喘宜作散剂吞服,用法不当,也会致病。

(5) 滥用补药:凡药都有性味偏颇。虚证当补,未虚不可滥补。滥用补药,不仅会助邪益疾,也可因补药性味之偏而致病。

2. **药邪的致病特点**

(1) 中毒:用药过量或误服有毒药物易致中毒,中毒症状的轻重与毒性药物的成分、剂量有关。中毒后,轻者头晕心悸、恶心呕吐、腹痛腹泻、舌麻等;重者嗜睡,或烦躁、黄疸、发绀、出血,昏迷乃至死亡。

(2) 过敏:药物过敏虽有明显的个体差异和遗传倾向,但发病仍然取决于药邪,轻则出现荨麻疹、湿疹、哮喘、恶心呕吐、腹痛腹泻等病症,重则可见厥脱。

(3) 加重病情,变生他疾:药物使用不当,会助邪伤正,不但可使病情加重,还会导致其他疾病的发生。例如药物中毒、药物过敏等可导致脏器损害;孕妇用药不当还可致流产、畸胎或死胎等。药邪致病发病或急或缓,与用药品种有明显的关系。轻症一般停药后即可缓解,重症则病势危笃,多损伤人体重要脏器。急性发病需及时抢救,否则有死亡的危险。

此外,其他致病因素还包括医过。医过是指由于医生的过失而贻误和加重病情,或致生他疾的致病因素。

第二节 发 病

发病是指疾病的发生,是机体处于邪气的损害和正气的抗损害的邪正交争过程,反映了疾病发生的基本机制和发展、转归的一般规律。发病学是研究疾病发生的基本原理、途径、类型和影响疾病发生因素的理论。

一、发病的原理

疾病发生的机制错综复杂,但概括而论,不外乎正气与邪气两种力量相互抗争的过程。因此,正邪相搏是疾病发生、发展、转归全过程的最基本、最核心的机制。

(一)正邪的基本概念

1. **正气的含义与作用** 正气是人体正常生理功能的总称,包括机体对环境的适应能力、抗邪能力和康复能力,是机体脏腑、经络、形体官窍和精气血津液神等生理功能的综合反映,简称"正"。

正气的强弱取决于三个基本要素:① 人体脏腑、经络、官窍等组织的结构形质的完整性。② 精气血津液等生命物质的充盈程度。③ 各种生理功能的正常与否及其相互和谐有序的状态。精气血津液是产生正气的物质基础,脏腑经络等组织器官的生理功能活动是正气存在的表现。因此,精气血津液充沛,脏腑经络等组织器官的功能正常,人体正气才能旺盛。

正气的作用方式有四:① 自我调节与控制。随着自然环境、社会文化环境的不断变化,正气能调节、影响、控制体内脏腑、经络、气血、津液等功能状态,以适应体外环境的变化,维持人体内环境的协调、有序和统一。② 抗御外邪的入侵。邪气侵犯机体,正气必然会与之抗争,正气强盛,抗邪有力,则邪气难以入侵,可不发病。③ 驱邪外出。邪气入侵,正气强盛,可在正邪抗争的过程中,及时祛除病邪,消除或减弱邪气的致病能力,则不发病,或虽发病,邪气也难以入深,易被祛除,病情较轻,很快痊愈,预后良好。④ 修复和再生作用。对于邪气入侵而导致的阴阳失调、气血津液神失常或脏腑器官损伤,正气具有修复、再生的能力,可纠正阴阳失调,修复脏腑器官损伤,促使精气血津液的再生等,有利于疾病的痊愈。

2. **邪气的含义与作用** 邪气泛指一切致病因素,简称"邪"。邪气概念首见于《内经》,如《素问·调经论》云:"夫邪之生也,或生于阴,或生于阳。其生于阳者,得之风雨寒暑;其生于阴者,得之饮食居处、阴阳喜怒。"明确将邪气分为自然因素和社会因素,诸如六淫、七情、疫气、饮食、劳逸、寄生虫、意外伤害等。其次是来自体内的具有致病作用的因素,如水湿、痰饮、瘀血、结石等都属于邪气。因此,邪气包括了来自外部环境中的自然、社会,人体自身等多种因素。如《儒门事亲·汗下吐三法该尽治病诠》云:"夫病之一物,非人身素有之也。或自外而入,或自内而生,皆邪气也。"这些邪气都具有损伤脏腑、经络、器官等组织,破坏阴阳平衡,损耗精气血津液神等,从而导致正气受损,发生疾病。

邪气侵犯人体,主要对脏腑、经络、器官等组织产生损害,引起生理功能障碍。其损害作用主要有三:① 造成脏腑组织的损害。邪气入侵人体,可以造成机体的五脏六腑、经络、官窍、皮肤、骨骼、肌肉等器官组织不同程度的形态结构破损或缺失,或造成精气血津液等物质损耗。② 导致脏腑生理功能障碍。邪气进入人体,可导致机体的阴阳失调,精、气、血、津液代谢紊乱,或神志活动失常等,从而出现生命现象异常。③ 改变体质类型。邪气入侵可导致脏腑形质损害和生理功能紊乱,从而改变了构成人体特质的物质基础,进而使人体特质产生变化甚至逆转,出现新的体质特征。可以表现出形体特征、生理功能、心理特征以及易患某些疾病的倾向发生改变。例如阴邪致病,损伤阳气,病久可使人体由原型体质转变为阳虚体质,阳虚体质更易罹患阴寒之邪。《医学真传》云:"人身本无病也。凡有所病,皆自取之,或耗其精,或劳其神,或夺其气。"

(二) 正邪在发病中的作用

发病学认为,任何疾病的发生都有其一定的原因,这些原因不外乎机体功能状态与致病因素两个方面。《灵枢·顺气一日分为四时》云:"夫百病之所生者,必起于燥湿、寒暑、风雨、阴阳、喜怒、饮食、居处。气合而有形,得藏而有名。"所谓"气合而有形"即指正气与邪气相互作用,方能呈现一定的病形。

任何疾病的发生都是在一定的条件下,正邪相争,正不胜邪的结果。发病是人体在某种条件下,生理功能状态、抗病能力、修复能力与致病因素相互抗争的过程。中医学认为正气不足是发病的内在根据,邪气是发病的重要条件。

1. 正气不足是发病的内在根据

(1) 正气存内,邪不可干:发病学特别重视人体正气的状态,认为在通常情况下,人体正气旺盛或邪气毒力较弱,则正气足以抗邪,邪气不易侵犯机体,或虽有侵袭,亦不能导致发病。人体脏腑、经络、精气血津液神等生理功能活动和变化尚在常态范围,即正能御邪,故不发病。《素问·刺法论》云:"正气存内,邪不可干。"反之,如果机体脏腑、经络等生理功能失常,导致正气虚衰,抗病能力低下,不足以抵御邪气,则正不胜邪而发病。

(2) 邪之所凑,正气必虚:正气虚弱是发病的内在根据。所谓正气虚弱不外乎两种情形:一是机体脏腑组织的生理功能低下,抗邪防病和修复、再生能力不足。二是由于邪气的致病力过强,超越了正气的抗病能力,使正气表现为相对虚弱。在这两种状态下,均可导致邪气入侵机体,使脏腑、经络、气血等功能失常而发生疾病。疾病的发生,涉及正气与邪气两个方面,但是起决定性作用的仍然是正气,邪气必须在正气不足时才有可能侵入机体而发病。《灵枢·百病始生》云:"风雨寒热不得虚邪,不能独伤人。卒然逢疾风暴雨而不病者,盖无虚,故邪不能独伤人。此必因虚邪之风,与其身形,两虚相得,乃客其形。"正气的不足是人体发病的内在根据。《素问·评热病论》概括为:"邪之所凑,其气必虚。"

2. 邪气是发病的重要条件 发病学强调正气在发病中的主导作用的同时,也极为重视邪气在发病中的重要作用。邪气作为发病的重要因素,与疾病发生的关系至为密切。首先,发病是邪气入侵机体引起正邪抗争的结果,因而,邪气是导致疾病发生的重要因素。其二,邪气是决定和影响发病的性质、特征、证型的原因之一。不同的邪气侵犯人体,表现出不同的发病方式、特征、证候类型等。通常六淫外邪致病,发病急骤,病程较短,初期多为表证,又有外感风、寒、暑、湿、燥、火等不同的证型;内伤七情,发病缓慢,病程较长,发病方式多见直中脏腑,病理损害以气机紊乱为特征;饮食劳倦,多伤脾胃,或伤精耗气等;意外伤害,多损伤皮肤、肌肉、骨骼或关节等。其三,邪气影响病位及病情、预后等。邪气的性质与致病特征,受邪的轻重与发病的部位、病势的轻重、预后等密切相关。通常外感六淫首先侵犯肌表,病情较轻,预后较好;如果由表入里,则病位较深,病势较重,预后不良。七情内伤,直中脏腑,病位较深,病势较重,病程缠绵,预后不佳。另外,感邪轻者,病位多表浅,多为表证,临床症状较轻;受邪重者,病位较深,多为里证,症状较重,预后不良。最后,在某些特殊的情况下,邪气在发病中还可能起主导作用。如当邪气的毒力或致病性特别强,而正气虽不虚,但是也难于抗御的情况下,邪气在发病的过程中可以起到决定性的主导作用。例如瘟疫的爆发和流行,或高温、高压、电击伤、刀枪所伤、溺水、虫兽伤等,即便正气不弱,也不可避免而发生疾病。故《素问·刺法论》强调应该"避其毒气",或如《素问·上古天真论》云:"虚邪贼风,避之有时。"

3. **邪正相争的胜负决定发病与否** 邪正相争是正气与邪气之间的相互对抗与交争。邪正相搏贯穿于疾病的全过程,不仅影响到疾病的发生,而且还关系到疾病的转归和预后。

正胜邪却则不发病。邪气侵袭人体,若正气充足,抗邪有力,则病邪难以入侵,或侵入后被正气及时祛除于外,机体免受邪气干扰,不产生病理损害,不出现临床症状或体征,即不发病。实际上,自然环境中每时每刻都有致病因素的存在,可是大部分人群并不发病,此即正胜邪却的缘故。

邪胜正负则发病。在正邪相争的过程中,正气虚弱,抗邪无力;或邪气强盛,超过正气的抗邪能力,正气相对不足,邪胜正负,从而使脏腑、经络等功能失常,精气血津液神失调,气机逆乱,便可导致疾病的发生。

发病之后,由于邪气性质的不同、感邪轻重的差异、病位深浅的差别,以及正气强弱状态的差异,可以产生不同的证候类型、病变性质、病情轻重、预后转归等复杂情况。通常正气强盛,邪正抗争剧烈,多形成表证,实证,阳证,热证;正气虚弱,抗邪无力,多形成虚证,里证,寒证,阴证。感受阳邪,易形成实热证;感受阴邪,易形成实寒证。感邪轻浅,正气不虚,病位多表浅,病情多轻,预后良好;感邪深重,正气不足,病位多深,病情多重,预后不良。最后,发病情况还与病邪所中的部位密切相关。病邪进入人体,有停留在皮毛者,有阻滞于筋脉、经络者,有沉着于骨者,有直中于脏腑者,病位不同,病证往往各异。

总之,发病学的基本原理为:正气不足是发病的内在根据,邪气是发病的重要条件,邪正相争胜负决定发病与否。

二、影响发病的因素

疾病的发生有一定的规律,然而机体的内、外环境因素对疾病的发生、发展有重要影响。外环境主要是指人类赖以生存的自然和社会环境。自然环境包括地域、地形、地貌、大气、气候以及人类生活、居住、活动的场所。社会环境包括人的政治地位、经济状况、文化层次、社会交往等。内环境主要是指机体的形态结构、生理功能、心理特质等。疾病的发生不仅与人体的正气、体质、心理等内环境因素相关,还与气候、地理、社会文化等外环境因素息息相关。

(一) 气候因素与发病

四时气候的形成主要是地球大气层的年节律的变化。大气层是人类赖以生存的自然环境之一。早在《内经》成书之前，人们就认识到生命节律和周期现象与大气气候的变化密切相关，尤其是气候变化对发病的影响。《素问·八正神明论》云："天温日明，则人血淖液而卫气浮，故血易泻，气易行；天寒日阴，则人血凝泣而卫气沉。"

首先，四时气候有各自不同的特点，容易引起人体相应脏腑及部位的疾病。《灵枢·四时气》云："四时之气，各不同形，百病之起，皆有所生。"这是四时气候变化与疾病部位相关的基本原则。这与四时气候变化之中，阴阳二气的消长变化相对应。

其次，在四时气候变化的影响下，人体容易发生季节性的多发病或常见病。《素问·金匮真言论》云："春善病鼽衄，仲夏善病胸胁，长夏善病洞泄寒中，秋善病风疟，冬善病痹厥。"春季易伤风热，夏季易中暑、胸胁胀满、腹泻，秋季多发疟疾，冬季多发痹病、厥证等，说明常见病、多发病都与四时气候变化有关。特别是四时气候的异常变化，是孳生和传播邪气，导致疾病发生的重要因素。《素问·六微旨大论》云："其有至而至，有至而不至，有至而太过……至而至者和；至而不至，来气不及也；未至而至，来气有余也。"气候变化有应时而至的，有时至而气候不至的，有先时而至的。应时而至的六气是正常气候，时至而气候不至的，或时未至而气候先至的，都是非时之六气，属于异常气候变化。异常气候变化，常表现为久旱、水涝、暴热、暴冷等，既可伤及正气，又常有疫疠暴发和流行。诸如麻疹、猩红热、水痘等多在冬季暴发和流行。在异常气候变化下发生的多发病和常见病或流行病、传染病，往往与气候因素（六气）的阴阳变化五行属性相关。

(二) 地域因素与发病

发病学认为，人与自然息息相关，人体受地域环境的直接影响和间接影响，可以表现出各种相应的生理和病理变化，发生带有地域特征的常见病或多发病。《灵枢·邪客》云："人与天地相应。"《素问·宝命全形论》又云："人以天地之气生。"发病学不仅要研究社会文化因素与发病的关系，也要研究地域环境等自然因素与发病的关系。因此，《素问·气交变大论》强调医生要"上知天文，下知地理，中知人事"。

不同的地域（地理、地形、地貌等）常形成局部的小气候特征。《素问·阴阳应象大论》认为我国具有五个局部小气候地域：东方生风，南方生热，西方生燥，北方生寒，中央生湿。地域不同，有不同的气候类型和特征，成为影响发病的重要因素。诸如北方多寒病，南方多热病，西方多风燥盛，东方多风盛，中央多湿盛。

地域不同，有不同的地理、地形、地貌、水土性质等差异，存在着常见或多发的地方病。《素问·异法方宜论》指出：东部地区，地势低凹，滨海傍水，食鱼嗜咸，人易患痈疡；西部地区，山高险峻，大漠砂石，干燥多风，多食酥酪、牛羊，易病发于内；北方地区，地势高陵，风寒冰冽，多游牧而乳食，人易患脏寒、腹泻；南方地区，地势低洼，沼泽湖泊，雾露瘴气，多嗜酸食腐，人易患挛痹；中原地区，地势平坦，湿润多雨，食杂而恶劳，人最易罹患痿厥、寒热。地域差异，饮食行为不同，致病因素迥异，所以有地域性多发病和流行病。

根据流行病分布资料显示，西部地区微量元素碘缺乏，高发瘿病（地方性甲状腺肿大）；北方林区多发森林脑炎；南方湖泊、沼泽、江河流域多发血吸虫病等；西北地区好发包虫病等。地域不同，水土性质、地质元素及致病生物的差别，形成有地域分布特征的地方流行病和多发病。

(三）体质因素与发病

体质是个体在遗传因素的基础上，受后天环境的影响，所形成的形体结构、生理功能和心理活动过程中相对稳定的特质，是先天因素和后天因素相互作用的综合反映。这种特质往往决定着人体对某些致病因素的易感性及其所产生证候类型的倾向性。《灵枢·寿天刚柔》云："人之生也，有刚有柔，有弱有强，有短有长，有阴有阳。"体质作为人体内环境的体现，与正气密切相关。

首先，体质决定和影响着机体正气的强弱。通常禀赋充盛，体质强壮，意味着脏腑经络等器官功能活动旺盛，精气血津液神充足，正气强盛，抗病能力强，不易发病或发病易自愈；若禀赋不足，体质虚弱，则脏腑经络等器官功能活动减退，精气血津液神不足，正气衰弱，抗病能力弱，易发病，甚至预后不良。

不同的体质，对邪气具有不同的易感性。脏腑经络和精气血津液神表现在机体形态结构、生理功能上的特性，是产生体质差异的根源。因而导致不同的个体对某种或某些邪气具有易感性。一般阳虚体质，易感受寒邪；阴虚体质易感受火热之邪。婴幼儿处于生长发育的最快时期，脏腑娇嫩，形气未充，功能不全，所以易感外邪，或易伤于饮食，或受邪后易化热生风，或易患先天性发育不良等疾病。老年人群，脏腑功能减弱，精气神不足，调节能力和抗病康复能力均下降，易感受外邪，易化虚化寒，病程缠绵，预后不良。形体肥胖或痰湿偏盛者，易感寒湿阴邪；体形瘦弱或阴虚体质者，易感燥热阳邪。

体质差异决定和影响发病的倾向性。脏腑、经络、气血在生理功能上的特殊性，导致个体的差异性，因而决定和影响发病的倾向性以及证候类型的特殊性。《灵枢·五变》云："肉不坚，腠理疏，则善病风。""五藏皆柔弱者，善病消瘅。""小骨弱肉者，善病寒热。""粗理而肉不坚者，善病痹。"诸如女子以血为本，具有经、带、胎、产的生殖生理特征，发病具有特异性，而且证候类型常涉及肝郁、血虚、血瘀等；男子以精为本，精气易失难守，易患肾中精气亏虚之候。《妇科玉尺》云："男子之为道也，以精；妇女之为道也，以血。"因此，"盖男子之病，多由伤精；女子之病，多由伤血"。

相同的病邪侵犯，可因体质差异，形成不同的证候类型。同样感受风寒之邪，卫气盛者，或阳盛之体，易成为表实证；卫气虚者，或阳虚之体，易形成表虚证。同遇湿气，阳盛体质易化热形成湿热证；阴盛之体则易寒化成为寒湿证。反之，体质趋同或接近的人，尽管感受不同的邪气，可表现出相同或相近的证候类型。如阳盛之体，无论感受阳热之邪或阴寒之邪，大多形成热证、实证、表证。

人的体质特异性在很大程度上决定和影响着疾病的发生、发展、预后，以及治疗上的难易程度。体质是人体内环境真实和直接的反映，是构成人体正气的重要内涵。体质因素反映了正气的强弱动态变化，影响着人体对邪气的易感性、发病的倾向性、证候类型差异性以及疾病的整个演变过程，是发病学的重要内容。

(四）情志因素与发病

情志是七情和五志的总称，都是对客观事物的体验和反映，概括了人类全部心理活动过程。正常的情志状态是人体内环境与外环境和谐、有序的反映，同时又能促进人体生理功能的正常发挥。故情志舒畅，精神愉快，气机调畅，气血调和，脏腑生理功能协调，则正气旺盛，不易发病。可是，长期持续的不良的情志状态，或突然强烈的情志刺激，超越了心神的可调节和可控制范围，可以导致阴阳失调、脏腑功能紊乱、气机运动障碍，或精气血津液代谢失常，从而正气减弱，易发疾病。

首先是个体的需求或欲望得不到满足时，容易导致心理冲突，造成焦虑、抑郁、愤怒等异常情绪的产生，影响脏腑经络气血等生理功能，导致气血紊乱。《灵枢·贼风》云："因而志有所恶，及有所慕,血气内乱,两气相搏。"或生活中的意外事件,是人产生愤怒、大喜、大悲等激烈的情志刺激,进而致使脏腑气血紊乱,正气衰弱。《素问·疏五过论》云:"离绝菀结,忧恐喜怒,五藏空虚,血气离守。"生离死别的悲哀、抑郁,或过度的忧虑、恐惧、喜怒等都可导致五脏空虚,正气衰弱,或遭遇社会地位、经济状况、生活遇境等变故,造成情志创伤,使正气内耗。《素问·疏五过论》云:"故贵脱势,虽不中邪,精神内伤,身必败亡。始富后贫,虽不伤邪,皮焦筋屈,痿躄为挛。"社会人际关系和睦与否与发病有一定的联系。《灵枢·逆顺肥瘦》云:"上合于天,下合于地,中合于人事。"人事即社会人际关系,包括同事关系、邻里关系、亲属关系、家庭关系等。人际关系协调,心情愉快,情志正常,可促进心身健康。反之,则易引起心理冲突和矛盾,情志不和,久蓄为病。

长期不良的情志刺激,或持续的心理冲突得不到缓解,致使精气血日渐耗损,正气衰微,邪气内犯,表现为"身体日减,气虚无精,病深无气,洒洒然时惊"(《素问·疏五过论》)。情志过激,在表耗损卫气,在里劫夺精血,正如《素问·疏五过论》所云:"尝贵后贱,虽不中邪,病从内生,命曰脱营;尝富后贫,命曰失精。"

情志因素是影响疾病发生、发展、预后的重要因素。一方面取决于情志变化刺激的强度、频率和时限;另一方面又取决于人体对情志变化刺激的敏感性和耐受性。更重要的是情志变化刺激导致的正气强弱的变化,因而具有重要的临床意义。

三、发病类型

发病类型,是指由于人的正气强弱不等,体质不同,邪气的种类、侵入途径、所中部位、毒力的轻重存在差异,因而在发病形式上会表现出各种不同的类型,概括起来主要有感邪即发、徐发、伏而后发、继发、复发等。

(一)感邪即发

感邪即发,又称卒发、顿发。指感邪后立即发病的类型。此种类型,感邪后正邪交争反应强烈,迅速导致人体阴阳失调,很快出现明显的症状,多见于新感外邪较盛,情志剧变,各种外伤,毒物所伤,各种疠气等。

(二)徐发

徐发,是指感邪后缓慢发病,又称为缓发。徐发多见于内伤邪气致病,如思虑过度、房室不节、忧愁不解等,经长期积累,逐渐出现临床症状。另外,外感湿邪,其性黏滞重浊,起病多较缓慢,也常常表现为徐发。

(三)伏而后发

伏而后发,是指感受邪气后,病邪在体内潜伏一段时间,或在诱因的作用下,过时而发病,多见于外感性疾病和某些外伤,如伏气温病、破伤风、狂犬病等。

(四)继发

继发,是指在原发疾病的基础上,继而发生新的疾病。继发疾病与原发疾病在病理上存在着密切联系。如肝阳上亢引起的中风;哮喘引起的心血瘀阻;肝胆疾病引起的结石等等。

(五)复发

复发,是指疾病初愈或疾病的缓解阶段,在某些诱因的作用下,引起疾病再度发作或反复发作的一种发病形式。引起复发的机理是余邪未尽,正气未复,同时有诱因的作用。如饮食不慎、用药失当、过度劳累、复感新邪等,均可致正气受损,余邪复炽,使疾病复发。

1. 复发的基本特点　　复发是疾病过程连续性的特殊表现形式,其主要特点:一是疾病的复发大多具有一定的诱因;二是临床表现类似于初病,但比初病的病理损害更复杂;三是复发的次数愈多,预后就愈差,容易留下后遗症。

2. 复发的诱因　　生活中某些不利因素可助邪伤正,导致旧病复发。常见诱因主要有以下几种:

(1) 重感致复:因再度感受外邪致疾病复发,称为重感致复。因疾病初愈,邪气未尽,机体抵御外邪侵袭的能力低下,易重新感邪导致疾病复发。

(2) 食复:因饮食不当而致复发者,称为食复。如《素问·热论》中热病初愈因过早食肉而引起的"食肉则复",饮食不节导致的"多食则遗"。

(3) 劳复:若过度劳力、劳神、房劳均可致旧病复发,称为劳复。内伤病中的哮喘、疝气、子宫脱垂、中风、胸痹心痛等疾患都可因过劳而引起复发。

(4) 药复:病后滥用药物而致复发者,称为药复。在疾病初愈阶段应用药物调理时,应遵循扶正勿助邪,祛邪勿伤正的原则。若滥投补剂,则有可能助邪,引起疾病复发。

(5) 情志致复:因情志因素引起疾病复发者,称为情志致复。过激的情志变化,能直接损伤内脏,导致气机紊乱,气血运行失常,引起疾病复发。临床中常见的癔病、惊痫、梅核气、癫狂等疾病,易因情志因素而复发。

另外,某些地理、气候等因素也可成为复发的诱因。

【知识拓展】

[1] (清) 程吉轩.医述[M].王乐匋,李明回,总校订.合肥:安徽科学技术出版社,1983.
[2] 张光霁.中医病因探要[M].上海:上海科学技术出版社,2003.
[3] 苏新民.湿邪的现代研究[J].江西中医药,2004,35(4):63-64.
[4] 陶功定.《黄帝内经》生态医学思想解读——从"六淫"与"戾气"致病到生态病因学理论的建立[J].中医杂志,2011,52(8):640-644.
[5] 朱爱松,郑洪新.《诸病源候论》中有关"毒"的病因研究[J].中华中医药杂志,2012,27(6):1501-1502.
[6] 王键.中医病因病机研究的思路与方法[J].中国中医基础医学杂志,2012,18(6):581-583.
[7] 于致顺.六淫病辨证[M].北京:中国中医药出版社,2013.
[8] 王颖晓,杨雪彬.六淫概念的发生学探讨[J].中医杂志,2018,59(1):2-5.

第八章 病　机

导学

任何疾病的发生、发展和转归，都是正气和邪气之间的斗争以及机体脏腑气血功能的变化所决定的。认识其病变机理，有助于把握疾病变化的规律，进而为临床治疗方案的确定提供依据。

本章从基本病机、内生五邪、脏腑经络病机及其疾病的传变规律等方面，介绍了中医学有关疾病发生、发展与变化机制的理论知识。

本章的学习重点： 人体疾病多种多样，病机变化更是复杂，不同的疾病都有其各自不同的病机变化和特点；然而在各种不同疾病的病机变化中，又存在着共同的规律，即基本病机。

本章的学习要求：

(1) 掌握邪正盛衰、阴阳失调、气血津液失常的基本病机。
(2) 熟悉五脏病机和内生"五邪"的病机特点及规律。
(3) 了解六腑病机、奇恒之腑病机及经络病机，及疾病的传变规律。

【名词术语】

病机虚实　至虚有盛候　大实有羸状　阳胜则热　阳虚则寒　阴胜则寒　阴虚则热　格阴　格阳　亡阳　亡阴　气滞　气逆　气陷　气闭　气脱　水停气阻　气随津脱　津枯血燥　内生五邪　少火　壮火　从化

　　病机即疾病发生、发展与变化的机制。"病机"一词，首见于《素问·至真要大论》。对于"病机"，唐代王冰解释为"病之机要"，含有疾病之关键的意思。因此，它是揭示疾病本质和一般规律的基础理论。

　　病机学说的内容十分丰富，涉及局部症状、系统和全身病机变化等各个层次。病机理论基于对疾病认识的不同层次和角度，有基本病机、系统分类病机、疾病病机及症状病机等不同的内容。基本病机，即基本的病理反应过程，是指某些具有共性的病理发展过程，主要有邪正盛衰、阴阳失调、气血失调及津液代谢失常。系统分类病机，是指侧重于机体脏腑经络组织等不同方面的病理反应过程，包括脏腑病机、经络病机，也包括某一类疾病的病机理论，如六经病机、三焦病机等；疾病病机及症状病机，是某些疾病或证候的发生机制、变化规律以及症状发生机制等。有关疾病和证候的病机属临床学科范畴，本章仅介绍有关基本病机、脏腑病机和某些系统病机及症状的发生机制。

第一节 基本病机

基本病机,指机体受致病因素侵袭或影响所产生的基本病理反应,是病机变化的一般规律,是分析认识各种各类疾病病证的理论基础。致病因素作用于人体,人体正气必然奋起而抗邪,形成正邪相争并导致盛衰变化,从而破坏人体阴阳相对平衡和气血津液的相对协调状态,使脏腑、经络功能失调而产生全身,或局部各种复杂的病机变化。尽管疾病种类繁多、临床表现错综复杂、千变万化,但一定有其共同的病机演变规律,这就是基本病机,它主要包括邪正盛衰、阴阳失调、气血津液失常等病机变化的最基本规律。

一、邪正盛衰

邪正盛衰,是指在疾病发生、发展过程中,机体抗病能力,即正气与致病邪气之间相互斗争所发生的盛衰变化。邪气侵犯人体,一方面邪气损害人体的正气,破坏人体健康;另一方面正气奋起抗邪,驱除邪气。因此,正邪双方斗争的结果不仅直接关系着疾病的发展变化,而且还决定着病证的虚实变化,并影响疾病的转归。

(一)邪正盛衰与病机的虚实变化

《素问·通评虚实论》说:"邪气盛则实,精气夺则虚。"指出了实与虚病机的实质。在疾病发生、发展过程中,患病机体正气与邪气之间斗争所形成的盛衰变化,可以直接影响病机的虚实变化。

1. **实的病机** 实,主要指邪气亢盛,是以邪气亢盛为矛盾主要方面的一种病机变化。

病机特点:实的病机为邪气亢盛,正气未衰。也就是说致病邪气与机体正气都比较强盛,致病邪气欲侵入人体致病,但正气旺盛,因而能与之积极抗争。故正邪相搏,斗争剧烈,病理反应十分明显,在临床上表现为一系列病理反应比较剧烈的证候表现,从而形成多种多样的实性病机变化。实的病机多由外感六淫病邪侵袭,或由于痰、食、水、血等滞留于体内所致。

病机表现:由于实的病机特点为邪气亢盛,正气不虚,所以实证多出现在外感病的初、中期。或者在正气不虚的前提下出现有形的病理产物积聚体内的病证。总之,实证多见于各种邪气引起的急性病证的早期,属于体质壮实者。临床可见壮热、狂躁、声高气粗、腹痛拒按、二便不通、脉实有力等症状。

2. **虚的病机** 虚,主要指正气亏虚,是以正气亏虚为矛盾主要方面的一种病机变化。

病机特点:虚的病机为正气亏虚,邪气也不明显。由于正气不足,抗病能力低下,但邪气不明显,因而两者不会发生剧烈斗争的情况,难有剧烈的病理反应。临床上出现一系列虚弱、衰退、不足的证候。虚的病机多由先天禀赋不足、素体虚弱,或久病重病,或大汗、严重吐下、大出血等损伤人体正气而引起。

病机表现:由于虚的病机特点是正气亏虚为主,邪气不明显,所以多见疾病后期及身体素来虚弱和多种慢性病证患者。临床可见身体瘦弱、神疲体倦、面容憔悴、声低气微、自汗遗尿,或五心烦热,或畏寒肢冷、脉虚无力等症状。

3. **虚实变化** 邪正斗争的消长盛衰,不仅可以产生单纯的虚、实病机变化,而且在急性病的后期,或在长期慢性病的过程中,或复杂的疾病发展过程中,还可以产生多种虚实错杂,以及虚实真假等病机变化。

(1) 虚实错杂:虚实错杂,是指邪正斗争,其盛衰同时存在的病机变化。因此,临床上表现为虚与实同时兼杂并见的虚实错杂病机与病证。根据虚实的主次不同,一般分为实中夹虚和虚中夹实两类。

实中夹虚:指以邪实为主,正气虚损为次的病机变化。患者邪气亢盛为主,在疾病发展过程中兼有正气损伤。如外感热病的发展过程中,由于邪热炽盛,伤津耗气,从而形成热盛而气津两伤之证。临床表现既有外感病实热炽盛的壮热、面赤、便秘、舌红、脉数有力的邪实见症;又兼见口干舌燥、大渴引饮及倦怠乏力等津伤气虚的表现。

虚中夹实:指以正虚为主,邪实为次的病机变化。多由于正虚而致体内某些病理产物如痰饮、水湿、瘀血等积聚而形成。如脾阳不振,运化失职所致的水肿,既有脾虚不运的神疲纳差、食后腹胀、四肢不温等症状,又有水湿内停,发为浮肿等表现。

由于病邪所在的部位以及正气亏损的程度不同,其病机还可以分为表虚里实、表实里虚、上实下虚、上虚下实等不同类型。

(2) 虚实转化:指在疾病过程中,由于实邪久留而损伤正气,或正气不足而致实邪积聚,导致疾病病机性质由实转虚或因虚致实的变化。由于虚实转化属于疾病传变中"病性转化"的范围,故其内容详见第五节"疾病的传变与转归"。

(3) 虚实真假:在疾病复杂,或病情比较严重的情况下,疾病会出现临床现象与本质不完全一致的特殊情况,即其症状表现与疾病本质不符合的假象,这些假象不能真正反映病机的或虚或实,因而又有"至虚有盛候"的真虚假实和"大实有羸状"的真实假虚等病机病症的产生。

真虚假实:主要指"虚"是病机的本质,而"实"则是表面之假象。真虚假实,多由于正气虚弱,脏腑气血不足,功能减退,运化无力所致。由于"虚"是本质,故可见纳食减少、疲乏无力、舌胖嫩而苔润、脉虚而细弱等正气虚弱症状。同时亦可见腹胀满(但有时和缓轻减,非实性腹胀满之持续不减)、腹痛(但喜按,而非腹痛拒按)等假实之象。此即《景岳全书》中所谓"至虚之病,反见盛候"。

真实假虚:主要指"实"是病机本质,而"虚"则是表面之假象。多由于热结肠胃,或痰食壅滞,或湿热内蕴及大积大聚等实邪结聚,阻滞经络,致使气血不能畅达于外所致。如热结肠胃之里热炽盛病证,一方面可见大便秘结,腹满硬痛拒按、潮热、谵语等实邪表现,有时又可出现精神萎靡、不欲多言(但语声高亢,气粗)、肢体倦怠(但稍运动则舒)、大便不利(然得泻反而畅快)等假虚之象。此即《景岳全书》中所谓"大实之病,反见羸状"。

总之,在临床处理各种疾病时,务必仔细分析病机,要透过现象看本质。深入研究邪正盛衰反映的虚实病机变化,进而了解病变发展过程的本质。

(二) 邪正盛衰与病机转化

在疾病发生发展的变化过程中,由于正邪相互斗争,从而使双方力量对比不断产生消长盛衰变化。因此,疾病的演变与发展直接受到邪正盛衰的影响。

1. **正胜邪退** 正胜邪退,指在疾病过程中正气日趋强盛或战胜邪气,邪气日益衰减或被驱除,阴阳恢复平衡;疾病的发展向好转或痊愈方向发展的病理过程。

其机制是机体的正气相对旺盛,抗御邪气的能力较强,病邪对机体的损害得到有效控制。精气血津液等被耗伤的物质逐渐得到充实,受损伤的脏腑组织得到有效修复,脏腑功能恢复正常。例如:风寒表证,邪气从皮毛和口鼻侵入人体,出现恶寒发热、鼻塞无汗、流清涕、咳嗽、喷嚏、头身疼痛等症,属于肺卫不宣,病邪尚在肌表,此时给予正确地解表宣肺发汗的治疗,则病邪驱除,正气修复,疾病也就痊愈。

2. 邪胜正衰 邪盛正衰,指邪气亢盛,正气虚弱,抗邪无力,疾病趋向恶化,甚至向死亡方向发展的病理过程。

其机制是机体正气虚弱,抗邪无力;或因为邪气过于强盛,严重损伤机体正气,耗伤精、气、血、津液等物质,以致机体抗邪能力日渐低下,不能有效抗御邪气,机体受到的损害日渐加重所致。例如在外感热病的发展过程中"亡阴""亡阳"等证候的出现,即是正不胜邪,邪盛正衰的典型病理表现。

3. 邪去正虚 邪去正虚,指邪气已被驱除,正气耗伤有待恢复的病理过程。

其机制是疾病发展过程中,邪正斗争剧烈,邪气虽被驱除,但正气也明显耗伤;或由于治疗方法过于峻猛,邪气虽然被驱除,但正气受到比较大的伤害所致,多见于重病恢复期。在这种情况下,机体脏腑组织的病理性损害需要一段时间的调养才能逐渐修复。此时若调养不当,或重新感染邪气,也可以使疾病复发;亦有因正气素虚,又患疾病,而病后虚弱更甚者。

4. 正邪相持 正邪相持,指正气不甚虚弱,而邪气亦不太强,双方势均力敌,致使疾病处于迁延状态的一种病理过程。

其机制是疾病发展过程中,正邪双方力量强弱相差不多,难分胜负所致。此时如能正确积极救治,有利于转向正胜邪退的病理变化。

5. 正虚邪恋 正虚邪恋,指正气大虚,余邪未尽,疾病缠绵难愈的病理过程。

其机制是正气大虚,一时无力将余邪祛除,邪气留恋所致。多见于较重疾病的后期,或由急性病程转为慢性病程而经久不愈。

6. 邪去正气不复 邪去正气不复指急性疾病中,邪气退却,但机体某些功能被邪气损伤后难以恢复的病理过程。

其机制是邪正斗争中,邪气虽已驱除,但机体某些功能被邪气损伤后不得恢复。如急性中风,经抢救治疗后,遗留某些肢体功能障碍。

二、阴阳失调

阴阳失调,即是对阴阳失去平衡协调病机变化的简称,是指机体在疾病的发生发展过程中,由于各种致病因素的影响,导致阴阳双方失去相对平衡,从而形成偏盛偏衰,或互损,或格拒,或亡失的病机变化。阴阳双方动态平衡,是机体进行正常生命活动的基本条件。因此,阴阳失调又是脏腑、经络、气血、营卫等相互关系失去协调,以及表里出入、上下升降等气机失常的概括。

(一)阴阳偏盛

阴阳偏盛,是指阴阳一方亢盛,另一方不衰,出现"邪气盛则实"的病机变化,其临床表现有寒热(或实寒,或实热)的特点,即"阳胜则热,阴胜则寒"。

由于阴阳相互制约,阳长则阴消,阴长则阳消。所以,阳盛必然会耗阴,从而导致阴液不足;阴盛也必然损阳,从而导致阳气虚损。故《素问·阴阳应象大论》说"阳胜则阴病,阴胜则阳病",即指出了阴阳亢盛病机发展的必然趋势或结果。

1. **阳偏盛** 阳偏盛，即阳胜，指在疾病过程中出现阳盛而功能亢奋，机体对致病因素的反应性增强，阳热过剩的病机变化。

病机特点：阳邪亢盛而人体正气的阴液未虚（或亏损不甚）。阳胜病机的形成，多由于感受温邪、阳邪；或外感阴邪入里化热；或五志化火；或邪郁化火（如气、痰、瘀血、食积）等引起。

病机表现：常以热、动、燥为其特点，易于出现化热、化火的病理反应。常见壮热气粗，心烦，甚至神昏，渴欲冷饮，面红目赤，四肢躁扰不宁，尿黄便干，舌红苔黄，脉洪数等症状。

"阳胜则阴病"，由于阴阳相互制约和斗争，阳热亢盛，必然损伤阴液。一般情况下，阳亢盛的病变必然会导致不同程度的阴液损伤，出现口舌干燥、小便短少等伤阴的表现。但病机的主要矛盾方面仍然是以阳盛为主的实热。如果病情进一步发展，阴相对不足转变为绝对亏虚，产生肌肉消瘦、口干咽燥、小便短少、大便干硬等阴液不足的临床表现，疾病由实转虚而发展为虚热。

2. **阴偏盛** 阴偏盛，即阴胜，指在疾病过程中，出现阴寒偏盛，功能障碍，产热不足，以及阴寒性病理代谢产物积聚的病机变化。

病机特点：阴邪亢盛而人体正气的阳气未虚，或阳气虚损不甚。阴胜病机的形成，多由于外感寒湿阴邪；或过食生冷，寒滞中阳，或因素体阳虚，无力温化阴寒，寒湿内聚，从而导致阴寒内盛所致。前者单为实邪，后者则为虚实夹杂等。

病机表现：常以寒、静、湿为其特点，易于导致脏腑组织功能抑制或障碍，温煦气化作用不足的病理反应。常见形寒战栗，面白肢冷，脘腹冷痛，大便溏泻，舌淡苔白腻，脉紧等症状。

"阴胜则阳病"，由于阴阳相互制约和斗争，阴邪偏盛，必然损伤阳气。一般情况下，阴偏盛会导致不同程度的阳气损伤，出现面白肢冷等寒盛伤阳的表现，但其主要矛盾仍然是以阴寒偏盛为主的实寒。如果病情进一步发展，机体的阳气严重受损，此时由原来阳相对不足转变为绝对亏虚，表现出精神萎靡、面白肢冷、小便清长、大便溏薄等阳气亏虚为主的临床表现，疾病由实转虚而发展为虚寒。

（二）阴阳偏衰

阴阳偏衰，是指机体的阴精或阳气亏虚所引起的病机变化，属于"精气夺则虚"的虚证。它既包括了在疾病发展过程中，邪正之间的斗争导致了机体属于阴的精、血、津液等物质基础的不足，也涵盖了脏腑、经络等生理功能减退或衰弱在内。其特点为阴或阳一方偏衰不足，导致另一方相对偏盛，从而形成"阳虚则寒"的虚寒证，或"阴虚则热"的虚热证。

1. **阳偏衰** 阳偏衰即阳虚，指机体阳气虚损，脏腑功能减退，对致病因素的反应降低，温煦作用下降而产热不足的病机变化。

病机特点：多表现为阳虚不能制阴，阴寒相对偏盛。阳虚病机的形成原因，多由于先天禀赋不足，或后天失于调养，或饮食营养不良，或劳累过度，或大病久病损伤阳气等所致。

病机表现：以虚、寒、润为其特点。阳虚则寒，阳气偏衰不能制阴，温煦功能减退，人体产热不足；其推动作用下降，则脏腑功能低下，使血与津液的运行迟缓，水液不化而湿浊留滞，形成阳虚阴寒内盛的病机。常见畏寒肢冷，四肢不温，面色㿠白，口淡不渴，精神不振，喜静蜷卧，舌淡脉弱等症状；或见阴寒性病理产物积聚，如痰饮、水湿等症状。

阳偏衰可以涉及五脏，但以脾肾阳虚为多见。由于肾阳是全身阳气的根本，所以肾阳虚衰在阳偏衰的病机中占有极其重要的地位。

阳虚则寒与阴胜则寒，尽管病机上有一定联系，但病机特点各不相同。前者是以阳虚为主的虚寒；后者是阴盛为主的实寒。

2. **阴偏衰** 阴偏衰，即阴虚，指机体精血津液等物质不足，对机体滋润、濡养和宁静功能减退，导致阳热相对偏亢，功能出现虚性亢奋的病机变化。

病机特点：多表现为阴虚不能制阳，阳相对偏盛。阴虚病机的形成，常见于素体阴虚，或外感阳热邪气、邪退阴伤，或五志过极化火伤阴，或久病耗伤阴液，或津液、血液流失过多，或过食辛温燥热之品，日久伤阴等所致。

病机表现：常以虚、热、燥为其特点。由于阴液不足，不能制约阳气，从而形成阴虚内热、阴虚火旺和阴虚阳亢等多种表现。常见形体消瘦，潮热，盗汗，心烦失眠，口干咽燥，两颧潮红，小便短少，大便干硬等症状。

阴偏衰可以涉及五脏，但一般以肺、肝、肾之阴虚为主，以肾阴虚尤为关键。因为肾阴为五脏六腑阴液的根本，肾阴亏虚常常可以导致其他四脏的阴液不足，所以肾阴亏损在阴偏衰的病机中占有十分重要的地位。其他脏腑之阴虚，久延不愈，最终亦多累及肺肾或肝肾，所以临床上以肺肾阴虚或肝肾阴虚证候为多见。

阴虚则热与阳盛则热，虽然病机上有一定联系，但两者病机特点各不相同。前者是以阴虚为主的虚热，后者是以阳盛为主的实热。

（三）阴阳互损

阴阳互损，是指阴或阳任何一方虚损到一定程度，而影响到另一方，形成阴阳两虚的病机。阴阳互损的病机是建立在阴阳互根互用基础上的，包括阴损及阳和阳损及阴两种情况。由于肾藏精气，内寓真阴真阳，为全身阴液阳气的根本，因而阴阳互损多在损及肾的精气及肾本身阴阳失调的情况下，表现为阴损及阳和阳损及阴两种病理状态。

1. **阴损及阳** 阴损及阳，是指在阴虚的基础上，又导致阳虚，形成以阴虚为主的阴阳两虚病机变化。

病机特点：是在阴偏衰的病机基础上，又出现阳气亏虚，形成以阴虚为主的阴阳两虚病机。

阴损及阳病机的形成，多由于阴液持续亏损消耗，以及遗精、盗汗、失血等慢性消耗性病证发展而成。因"无阴则阳无以化"，继而累及阳气生化不足，或者阳气无所依附而耗散所致。例如肝阳上亢，其病机本为水不涵木的阴虚阳亢，但随着病情的发展，若进一步损伤肾中精气，累及肾阳，继而出现畏寒肢冷、面色㿠白等阳虚症状，转化为阴损及阳的阴阳两虚。

阴损及阳的病机关键仍然是以阴液不足为前提。正如《理虚元鉴·理虚二统》所云："阴虚之久者阳亦虚，终是阴虚为本。"但阴伤累及于阳，成为阴阳两虚。

2. **阳损及阴** 阳损及阴，是指在阳虚的基础上，继而导致阴虚，形成以阳虚为主的阴阳两虚病机变化。

病机特点：在阳偏衰的病机基础上，又出现阴液不足，从而形成以阳虚为主的阴阳两虚病机。

阳损及阴病机的形成，多由于肾阳亏虚、精关不固，失精耗液，或气虚血亏，或阳虚自汗，伤津耗液等所致，因"无阳者阴无以生"，进一步导致阴液的生成减少。如水肿一证，其病机本为阳气不足，气化失职，津液代谢障碍，导致水液停聚局部所致。但随着病情的发展，有可能因为机体阴液久无阳气的化生而生成减少，或治疗时过用通阳利水之法，以致阴液日渐亏损，从而在阳虚的基础上出现日益消瘦、烦躁不安、筋脉拘急、肌肉瞤动等阴虚的症状，即发展为阳损及阴的阴阳两虚。

阳损及阴病机的关键仍然是以阳气亏损为前提。正如《理虚元鉴·理虚二统》所言："阳虚久者阴亦虚，终是阳虚为本。"但阳伤累及于阴，成为阴阳两虚。

（四）阴阳格拒

阴阳格拒，是阴阳失调病机中比较特殊的一类病机，包括阴盛格阳和阳盛格阴两方面。主要用于分析病变本质与现象不完全一致，出现假象而较为复杂的病情。这一病机的形成主要是由于某些原因引起阴或阳某一方偏盛至极而壅盛阻遏于内，将另一方格拒、排斥于外，迫使阴阳之间不相维系，从而出现真寒假热、真热假寒的病机变化。

1. **阴盛格阳**　阴盛格阳（含戴阳），简称格阳，指阴寒之邪壅盛于内，逼迫阳气浮越于外，使阴阳双方不相维系，相互格拒而出现内真寒外假热的病机变化。

病机特点：阴寒内盛，阳气浮越于外，阴阳之间不相维系出现真寒假热的病理变化。阴盛格阳病机的形成，多因久病阳衰阴盛，或阴寒之邪伤阳所致。多见于虚寒性疾病发展至严重阶段。

病机表现：因其本质是阴寒内盛，所以除可见四肢厥逆、精神萎靡不振、畏寒蜷卧、下利清谷、小便清长等虚寒症状外，又可见阳浮于外之症，如身热反不恶寒（但欲盖衣被）、面颊泛红等假热之象。可以看出，身热面红，似是热盛之证，但只要与四肢厥逆、下利清谷、脉微欲绝并见，则就是真寒假热之征。诚如《医宗金鉴·伤寒心法要诀》所云："阴气太盛，阳气不得相营也。不相营者，不相入也，则格阳于外，故曰阴盛格阳也。"

所谓戴阳，即阴阳上下格拒，系指下元虚寒，真阳浮越于上之病理状态。临床上多见下真寒上假热之象，如腰膝酸冷、面赤如妆等，即是阴寒内盛格阳于头面所致。实际上，疾病发展到阴阳格拒的严重阶段，格阳证与戴阳证常同时出现，只是证候名称不同而已。

2. **阳盛格阴**　阳盛格阴，简称格阴，指阳热邪气极盛，阳气被郁，深伏于里，将阴气排斥于外，使阴阳之气不相交通顺接，相互格拒而出现内真热外假寒的病机变化。

病机特点：阳热内盛，郁而深伏于里，不得外达四肢，使阴阳之气不相交通，相互格拒而出现真热假寒的病理变化。

病机表现：因其本质是阳热内盛，所以除可见壮热面赤、胸腹灼热、声高气粗、心烦不安、渴喜冷饮、小便短赤、大便秘结等一派阳热亢盛之象。随病势的加重，可突然出现面色苍白、四肢厥冷、脉象沉伏等。而且内热越盛，肢冷越重，所谓"热深厥亦深"。后者看似寒象，实属热极似寒、阳证似阴的真热假寒。所以《医宗金鉴·伤寒心法要诀》指出："阳气太盛，不得相荣也。不相荣者，不相入也。既不相入，则格阴于外，故曰阳盛格阴也。"

（五）阴阳亡失

阴阳亡失，是指机体内阴液或阳气突然大量亡失，导致全身功能严重衰竭而生命垂危的病机变化，包括亡阴、亡阳两类。

1. **亡阳**　亡阳，是指在疾病发展过程中，机体的阳气突然发生大量脱失，导致全身功能活动严重衰竭的一种病机变化。

病机特点：阳气突然大量脱失。其形成的原因多由于邪气过盛，正不胜邪，阳气突然脱失，或素体阳虚，正气不足，因过度疲劳，消耗阳气过多，或过用汗、吐、下法，以致阳气随阴液而外泄，或慢性消耗性疾病，长期大量耗散阳气所致。

病机表现：因其本质是阳气脱失，温煦、推动、固摄等功能下降，所以亡阳常见有神情淡漠，甚则昏迷、大汗淋漓、汗冷清稀、面色苍白、四肢厥冷、蜷卧神疲、脉微欲绝等危重症状。

2. 亡阴 亡阴,是指在疾病发展过程中,机体阴液突然大量亡失,从而导致全身功能活动突然严重衰竭的一种病机变化。

病机特点:阴液突然大量脱失。其形成的原因,多由于热邪炽盛,正不胜邪;或邪热久留,大量煎灼阴液;或大汗、大泻、大吐直接消耗大量阴液;或因久病,长期损伤阴液,阴液日渐消耗等。

病机表现:因其本质是阴液突然大量脱失,阴液宁静、滋润、内守等功能下降,所以亡阴常见有大汗不止、汗热黏稠、烦躁不安、气喘口渴、四肢温和,或昏迷谵妄、身体干瘪、皮肤皱褶、目眶深陷、脉象躁疾等病情垂危的症状。

亡阳与亡阴,在病机和临床表现等方面虽然有所不同,但也有以下三点共同之处。

一是亡阳与亡阴都属于功能衰竭。亡阳是机体属于阳的功能衰竭,如温煦、推动、兴奋、卫外功能的衰竭;亡阴则是机体属于阴的功能如宁静、滋润、内守等功能的衰竭。所以临床治疗时,要用鼓舞功能的药物,亡阳用温阳药,亡阴用养阴药,以分别鼓舞即将衰亡的阴精与阳气的功能。

二是亡阳与亡阴都和气的耗损密切相关。阴与阳这两种功能,都是在气的推动下进行的,随着气的耗损,以至消耗殆尽,这两种功能都可能衰竭。当然,亡阴与亡阳的形成还有其他因素,但气的耗损则是其关键。加之有形之血难以速生,无形之气所当急固,所以在亡阳、亡阴病变的临床救治中,都要用大剂量的补气药,使气逐渐旺盛,以推动阴阳两类功能恢复正常。

三是大汗不止,可使亡阴与亡阳愈来愈恶化。亡阴患者"内守"的功能衰竭,则汗出不止;亡阳患者的"卫外"功能衰竭,则大汗淋漓。正是由于大汗不止,津液不停地大量外泄,气随津脱,津与气越来越亏损,阴与阳的物质基础愈来愈少,则病情会迅速恶化。故临床治疗亡阴、亡阳时,则必须重用固摄药,以阻止气与津的继续丢失。应当指出,亡阴、亡阳病证,若能及时补气、固摄,加上温阳或滋阴,在当前的医疗条件下,多数是可以转危为安的。

亡阴与亡阳,在病机和临床征象等方面虽然有所不同,但由于机体的阴和阳存在着互根互用的关系,阴亡则阳气无所依附而散越,阳亡则阴液无以固摄而耗脱。所以,亡阴可以迅速导致亡阳,亡阳亦可迅速导致亡阴,最终导致"阴阳离决",生命活动终止。

另外,阴阳失调也包括阴阳转化,即在一定条件下,疾病的病理性质向相反方向转化,由阳转化为阴或由阴转化为阳,具体内容详见第五节"疾病的传变与转归"。

阴阳失调的病机,是以阴阳的属性,阴和阳之间所存在的相互制约、相互消长、互根互用以及相互转化的原理,来解释、分析在疾病过程中形成的阴阳盛衰、阳阳互损、阴阳格拒、阴阳亡失等病机的概念和阴阳盛衰与寒热变化等主要内容,强调阴阳的盛和衰之间,亡阴和亡阳之间,都存在着内在的密切联系。也就是说,阴阳失调的各类病机并不是固定不变的,而是随着病程的长短、病情的进退和邪正斗争产生的盛衰变化而变化,因此,必须随时观察和掌握阴阳失调病机的不同变化,方能把握住疾病发生发展的本质。

三、精气血失常

精气血失常,是指在疾病过程中,由于邪正斗争的盛衰,或脏腑功能的失调,导致精气血不足、运行失常,以及互根互用关系失调的病机变化。

人体精、气、血是构成人体和维持人体生命活动的基本物质,其量的充足和运行协调,是脏腑、经络、官窍等组织器官进行生理活动的基础,但是精气血又必须依赖脏腑功能活动而不断化生和维持其正常运行,因此,精气血的不足、运行失常,或者脏腑生理功能障碍,均能导致精气血的失常而产生一系列病机变化。

精气血失常的病机,不仅是脏腑、经络等组织器官各种病理变化的基础,也是分析各种临床疾病病机的基础,是疾病过程中最普遍的病机。另外,由于精气血之间在生理上具有相互促进、相互转化的密切关系,故精气血失调也常相互影响,相兼为病。

(一) 精的失常

精的失常主要包括精虚和精瘀两个方面:

1. **精虚** 精虚,主要是指精的不足和功能低下而产生的病机变化。

病机特点:主要是肾精不足,以生长发育不良,生殖功能减退等为特征。肾精禀受于父母,来源于先天,依赖后天水谷之精的充养,而维持其充盛状态,为生殖之精和五脏六腑之精的根本,宜藏而不宜耗。因此,若先天禀赋不足,或后天脾胃虚弱,水谷不充,或房劳过度,耗损肾精,或久病虚弱,脏腑精亏不足,日久累及于肾等,均可导致肾精不足,而出现精虚的病理变化。

病机表现:肾精不足,主要是影响人体的生长发育及生殖功能,临床可见儿童囟门迟闭、骨软无力、生长发育迟缓,女子不孕,男子精少不育或遗精阳痿、早衰,老年脑髓空虚、智力减退、骨质疏松,而见精神委顿、健忘、眩晕、耳鸣、腰膝酸软、体弱多病等。

2. **精瘀** 精瘀,是指男子生殖之精阻滞精道,排精障碍的病机变化。

病机特点:是以排精不畅或排精不能为特征。《素问·上古天真论》指出:"丈夫……二八肾气盛,天癸至,精气溢泄。""肾者主水,受五脏六腑之精而藏之,故五脏盛乃能泄。"指出肾中精气充盛,男子二八即有精液外泄。但若房室不节,或忍精不泄,或年少手淫,或久旷不交,或惊恐伤肾,或忧郁气滞,或瘀血、败精、湿热阻滞,或外伤等,导致肾气亏损,鼓动无力;或肝气不畅,疏泄不利;或邪阻精道,排泄不畅等,最终导致精瘀而排泄不畅。

病机表现:主要是排精不畅或排精不能,可伴精道疼痛、睾丸胀痛、小腹坠胀等。若精瘀日久,可因败精瘀积而变生他病。

(二) 气的失常

气的失常包括两方面:一是气的化生功能减退,或耗散太过而致气的不足,导致脏腑功能减退,即气虚;二是气的运动失常:包括气滞(运动减弱而在局部停滞)、气逆和气陷(升降失常)、气闭和气脱(出入失常)等。

1. **气虚** 气虚,指气耗损不足、脏腑组织功能低下或衰退,抗病能力低下的病机变化。

病机特点:以气的不足,机体功能减弱为特征。气虚的形成,一是由于先天禀赋不足、后天营养失调,或久病导致脾肺肾功能亏虚,使得气的化生不足;二是耗散太过,如劳倦过度、热病、大病、久病耗伤等致脾胃等脏腑功能减退、生化不足。

病机表现:气虚以虚、静为其特点。由于气具有推动、固摄、气化等作用,所以气虚多表现为推动无力、固摄失职、气化不足等异常改变。临床常见体倦乏力、精神疲乏、气短懒言、自汗恶风、易于感冒等症。

气的形成与脏腑相关,如由肺吸入自然界清气、脾化生水谷精气、禀赋于先天的肾中精气所构成,气虚可导致脏腑功能减退,从而表现为一系列脏腑虚弱征象,如肺气虚、脾气虚、肾气不固等。由于肾中所藏元气对全身脏腑组织具有激发推动以及固摄等作用,所以肾中元气亏损在气虚的病机中占有重要地位。

气与血、津液的关系极为密切,所以在气虚的情况下,必然会波及血和津液的正常生理功能,导致血和津液或生成不足,或运行失常,或无故流失等多种病机变化。

2. 气机失调 气机失调是指在疾病发展过程中，由于致病邪气的侵害，或脏腑功能失常，从而导致气的升降出入运动失常所引起的病机变化。

气在体内不断运动，升降出入是其运动的基本形式，机体各脏腑组织的功能活动，以及气血津液之间的相互关系，无不依赖于气的升降出入运动以维持其相对的平衡协调。同时，气的运动又必须在脏腑生理活动的作用下才能进行。如脾胃为气机升降的枢纽，肺与肝调节全身气机的升降，心肾阴阳升降相交等，都是其升降出入的具体体现。因此，气升降出入运动正常与否，不但影响着气血津液的生成和运行，而且还影响着全身脏腑组织的功能活动。反之，脏腑经络等功能正常与否，也能影响气的运动。气机失调，一般可以概括为气滞、气逆、气陷、气闭、气脱等五个方面。

(1) 气滞：气滞，指气在局部运行不畅而阻滞不通，从而导致某些脏腑、经络功能障碍的病机变化。

病机特点：以气机郁滞不畅为特征。其形成的原因，多由于情志抑郁；或痰、湿、食积、瘀血等有形之邪阻碍气机；或因外邪侵犯抑遏气机；或因脏腑功能障碍所致。

病机表现：气滞主要是气的流通障碍，形成局部或全身的气行不畅或阻滞。以胀、闷、窜痛为其特点。胀闷的感觉甚于疼痛；气行则舒是气滞病变的特点。

由于肝升肺降、脾升胃降，在调整全身气机中起着极其重要的作用，因此，气滞不仅能见肺气壅滞、肝郁气滞，或脾胃气滞，反之肺、肝、脾、胃等脏腑功能障碍也能形成气滞。不同部位的气滞，临床上可出现不同的表现，如情志抑郁所致的肝气郁结，常见胸胁、乳房、少腹胀闷疼痛，随情绪忧思恼怒而加重；外邪、痰饮犯肺，可见胸闷、咳嗽气喘、咯痰等；饮食伤及胃肠，通降失职，可见脘腹胀满而痛，时轻时重，得矢气、嗳气则舒等。

由于气能推动血和津液的运行，所以气滞病变的进一步发展，常常可以引起血瘀、痰饮、水停、湿阻以及气郁化火等病机变化。

(2) 气逆：气逆，是指气机上升太过，或应降反升而脏腑之气上逆的病机变化。

病机特点：以气的上升太过，引起相关脏腑功能失常为特征。其形成多由于情志内伤；或因饮食冷热不适；或因外邪侵犯；或因痰浊壅滞所致。

病机表现：由于肺为脏腑之华盖，其气主降；胃气以降为顺；肝主疏泄，为刚脏，主升主动。所以气逆病变以肺、胃、肝等脏腑多见。如外邪犯肺，或痰浊阻肺，以致肺失肃降而气机上逆，出现咳嗽、气喘、咯痰等；如饮食寒温不适，或食积不化，以致胃失和降而气机上逆，出现恶心呕吐、嗳气呃逆等；如情志所伤，怒则气上，或肝气郁结，郁而化火，以致肝气升动太过，气血冲逆于上，常常出现面红目赤、头胀头痛、急躁易怒，甚至呕血、壅遏清窍而昏厥等。

通常气逆与气滞多以邪实为主，但亦有因虚而致气滞，或气机上逆者。如脾虚运化功能不及造成的脾虚气滞而见腹胀、疼痛不甚，时重时轻；肺气虚无力肃降，或肾气虚不能摄纳肺气，都可以导致肺气上逆而气喘、咳嗽；胃气虚弱，无力通降，反而上逆，出现恶心、呃逆等。

(3) 气陷：气陷，是指在气虚的基础上出现气升举无力而下陷的病机变化。

病机特点：以气虚无力升举而下陷，从而出现"上气不足"与"中气下陷"为特征。气陷病机的形成，多见于素体虚弱，或久病耗伤，或年老体衰，或妇女产育过多等原因，导致气虚较甚，无力升举而下陷。

病机表现：由于脾居中焦，脾主升清，脾为气血生化之源，脾胃又为气机升降之枢纽。因此，脾的升清功能，能使水谷精微清阳之气上达于头目，以荣养清窍；气的升提涉及正常的升降出入运动，以保证人体内脏器官位置的相对恒定。所以，气陷可分为"上气不足"与"中气下陷"两种病机变化。

上气不足：是指脾气虚损，升清之力不足，因而无力将水谷之精微充分地上输于头目，头目得不到充足的荣养，则出现头晕、眼花、耳鸣、疲倦乏力等症状，故《灵枢·口问》说："上气不足，脑为之不满，耳为之苦鸣，头为之苦倾，目为之眩。"正如李东垣《脾胃论》所说："皆由脾胃先虚，而气不上行之所致也。"

中气下陷：则指脾气虚损，升举无力，气机趋下，降多升少，对脏腑维系升举之力减弱，内脏器官位置相对下移，可形成胃下垂、肾下垂、子宫脱垂、脱肛等病症。脾气虚陷，可致清浊升降失调，清阳不升、浊气不降，故可并见少腹胀满重坠，便意频频之症。

由于气陷病变大多在气虚基础上发展而来，故又多兼见疲乏无力，气短声低，面色不华，脉弱无力等气虚症状。

(4) 气闭：气闭，是指以气郁闭于内，导致气的外出受阻，出现突然闭厥的病机变化。

病机特点：以气的外出障碍为病机发生的基础，致气机闭阻为特征。气闭的形成，多由情志刺激，肝失疏泄，阳气内郁，不得外达，气郁心胸，或外邪闭郁，痰浊壅盛，肺气闭塞，气道不通，或因触冒秽浊之气，或剧烈疼痛等，均可导致气机外出受阻而产生各种闭厥之证。

病机表现：气闭主要属邪实的病变，气的外出受到障碍。临床可见，在病因的作用下，突然昏厥、不省人事、手紧握拳、牙关紧闭、气急鼻煽等；阳气内郁，不能外达，故常同时兼见四肢欠温，甚则四肢拘挛；肺气闭郁，气逆不畅，可见呼吸困难，甚则面色青紫等症状。

(5) 气脱：气脱，是指气不内守，大量外逸而导致全身功能突然衰竭的病机变化。

病机特点：以气不内守而大量外逸，致全身功能突然衰竭为特征。其形成主要是邪气亢盛，正不敌邪，或慢性疾病，长期消耗，气虚至极，或大汗、频繁吐泻、大出血而气随津脱，气随血脱所致。

病机表现：气脱以气的大量外散脱失，使全身功能严重不足，气的各种功能突然全面衰竭。临床多见于大病久病之后，在诱因的作用下出现面色苍白、汗出不止、目闭口开、全身软瘫、手撒气微、四肢厥冷、二便失禁、脉微欲绝等症状。

气脱实际上是各种虚证病变发展到最后，气虚至极，导致生命垂危，甚至死亡的综合性病理变化。

气脱与亡阳、亡阴在病机和临床表现方面多有相同之处，病机都属气的大量脱失，临床上都可见因气脱失而致虚衰不固及机能严重衰竭的表现，但亡阳是阳气突然大量脱失，当见冷汗淋漓、四肢厥冷等寒象，而亡阴是阴气突然大量脱失，当出现大汗而皮肤尚温、烦躁、脉数疾等热象。若无明显寒象或热象，但见气虚不固及机能衰竭的上述表现，则称为气脱。因此，气脱若偏向阳气的暴脱，则为亡阳；若偏向阴气的大脱，则为亡阴。

(三) 血的失常

血的失常主要表现在两方面：一是血量不足，濡养功能减退，即血虚；二是血的运行失常，如血液运行不畅，或停滞而致血瘀；血液运行加速而不宁静，血液妄行；或血液溢出脉外而出血等。

1. **血虚** 血虚，指血液不足，或血液滋润濡养功能减弱的病机变化。

病机特点：以血虚不能濡养脏腑组织、血不养神为主要特征。它的形成主要有三个方面：一是大出血等导致失血过多，新血未能及时补充。二是化源不足，如脾胃虚弱，运化无力；或饮食营养不足，血液生成减少；或肾精亏损，精不化血等。三是久病不愈，慢性病消耗；或思虑太过，暗耗营血等。

病机表现：由于心主血脉，肝主藏血，故血虚的病变以心、肝两脏最为多见。主要反映在以下三个方面：一是血色不能外荣而见面、唇、舌、爪色淡无华，或面色萎黄等症状；二是血虚不能滋养脏腑组织而见形体消瘦、眩晕耳鸣、心悸怔忡、肢体麻木、两目干涩、视物昏花、妇女经少经闭等症状；三是血不养神而见失眠多梦、健忘、精神疲惫等症状。

2. 血行失常　人体血液的正常运行，取决于心、肝、脾、肺等脏腑的功能正常，以及气的推动、温煦、固摄等功能的共同协调配合。当致病因素导致上述脏腑功能以及气的功能失调，均可以引起血液运行失常。血液运行失常，主要包括血瘀、血热以及出血三个方面。

(1) 血瘀：血瘀，是指血液运行迟缓，或郁滞流行不畅，甚至停滞成积的病机变化。

病机特点：以血液运行迟缓，甚至停滞为特征。其形成的因素很多，最常见的有气虚无力推动血液而血行迟缓；气滞而血行受阻；邪热入血，煎熬血中津液，血液黏稠不行；寒邪入血，血寒而凝滞不畅；痰浊、瘀血等闭阻脉络，气血瘀阻不通；妇女产后恶露不尽；以及"久病入络"，影响血液正常运行而血行瘀滞等。

病机表现：血瘀的病理表现可以出现在机体任何部位，也可以是全身性的，但有其共同的特点。如：瘀血停留的部位刺痛拒按；如有肿块则固定不移，或癥积；或见出血而血色紫暗，夹有血块；或面、唇、爪甲青紫，舌质紫暗、有瘀斑；或面色黧黑，肌肤甲错；脉象细涩或结代等。

血瘀与瘀血的概念不同，血瘀是指血液运行迟滞不畅的病机变化；而瘀血则是血液运行失常的病理产物，为继发病因。瘀血形成后，又可阻滞脉络，成为血瘀的一种原因。但两者也有共同之处，瘀血可以导致血瘀的病机变化，而血液瘀滞可以形成瘀血，而且血瘀病机产生的临床表现与瘀血的致病特点有相似之处，两者在病理上常常相互影响。

(2) 血热：血热，即热入血脉之中，伤及脉络，迫血妄行的病机变化。

病机特点：以既有热象，又有动血、耗血、伤阴等为其特征。多由于热入血分所致，如温邪、疠气入于血分，或其他外感病邪入里化热，伤及血分。另外，情志郁结，五志过极化火，内火炽盛郁于血分，或阴虚火旺，亦致血热。

病机表现：血热病变，除一般热盛的证候外，由于血行加速，脉络扩张，可见面红目赤，肤色发红，舌色红绛，经脉异常搏动等症状。血热炽盛，灼伤脉络，迫血妄行，常可引起各种出血，如吐血、衄血、尿血、皮肤斑疹、月经提前或量多等。心主血脉而藏神，血热则心神不安，可见心烦，或躁扰不宁，甚则神昏、谵语、发狂等症。

因为血液主要由营气和津液组成，热入血脉不仅可以耗伤营气、津液而致血虚，还可由热灼津伤，血液运行不畅而产生瘀血。

(3) 出血：出血，是指在疾病发展过程中，血液运行不循常道，溢出脉外的一种病机变化。

病机特点：以血溢出脉外为特征。其形成的原因很多，常见的有外感阳热邪气入血，迫使血液妄行和损伤脉络；或气虚无力摄血，血液不循经脉运行而外溢；或脏腑阳气亢旺，气血冲逆；或各种外伤损伤脉络；或瘀血阻滞，血不归经；或妇女产后大出血等。

病机表现：出血证候以各种出血为主要特征。如吐血、咳血、尿血、大便出血、崩漏，以及鼻衄、齿衄、肌衄等。由于人体各脏腑、组织、器官，均有丰富的脉络分布，故血液妄行之病变即可在各个部位出现。如肺络受损，血液妄行，则为咳血；胃络受损出血，则为呕血、便血；大肠络伤出血，则为便血；膀胱或尿道络伤出血，则为尿血；冲任脉络受损，则月经量多和经期提前；鼻窍脉络损伤，则为衄血等。此皆为血液妄行的病机。

若病久脾气虚损，或劳倦伤脾，中气不足，统摄无权，则可致血不循经，渗溢于脉外而出血。如渗溢于肌肤，则为皮下出血或成紫斑；渗溢于胃肠，则为便血；渗溢于膀胱，则可为尿血；气虚可致冲任失固,亦可渐成月经过多或崩漏不止等病证。

出血过多,能致血虚气弱,可发展成为气血双亏,从而使机体脏腑组织器官功能衰退。若出现突然性大出血,则亦可致气随血脱,甚则发生"阴阳离决"而死亡。

(四)精气血关系失调

精气互化,精血同源,气为血帅,血为气母,精、气、血三者,在生理上密切相关,在病理上则相互影响。

1. 精与气血关系失调　精气血在病理上常见相互影响、同病同亏的病机变化。

(1) 精气两虚:精气两虚是指精亏和气虚同时并见的病机变化。

病机特点:由于精可化气,气聚为精,精气并虚或精伤及气、气伤及精,都可见精气两虚的证候。肾藏精,元气藏于肾,故本病机以肾的精气亏虚最具代表性。

病机表现:肾之精气亏虚,以生长、发育迟缓,生殖功能障碍以及早衰等为特征。

(2) 精血不足:精血不足是指精亏和血虚同时并见的病机变化。

病机特点:肾藏精,肝藏血。肾与肝,精血同源,故肝肾精血不足较为常见。多种疾病伤及肝肾,或肝病及肾、肾病及肝皆可形成肝肾精血不足的病机。

病机表现:肝肾精血不足见面色无华、眩晕、耳鸣、神疲健忘、毛发脱落稀疏、腰膝酸软,男子精少、不育,女子月经愆期、经少、不孕等。

(3) 气滞精瘀和血瘀精阻:气滞精瘀和血瘀精阻是指气滞或血瘀与精道阻滞并见的病机变化。

病机特点:气机失调,疏泄失司及瘀血内阻,皆可致精道瘀阻而形成气滞精瘀或血瘀精阻的病机变化,而且二者可互为因果,同时并存。

病机表现:临床所见,除有一般精瘀症状外,前者以情志因素为多,阴部胀痛重坠明显;后者可见血精,阴部小核硬节等瘀血表现。

2. 气与血关系失调　气血之间在生理方面存在着互根互用的关系,气对于血,具有推动、温煦、化生、固摄等作用;血对于气,则具有濡养和运载作用。

病理方面气血病变也相互影响,气的虚衰和升降出入运动失常,必然累及血。同样在血的亏虚和血的运行失常时,也必然波及气,从而形成气血同病的病机状态。

(1) 气滞血瘀:气滞血瘀是指气的运行郁滞不畅,以致血液循环障碍继而出现血瘀的病机状态。

病机特点:以气滞、血瘀两者并存为特征。它的形成多由气机阻滞而致血瘀,或因闪挫外伤伤及气血,气滞血瘀同时发生,也可由血瘀而致气滞者。

病机表现:在五脏之中,肝主疏泄气机而藏血,肝的疏泄功能在气机调畅中起着关键作用,影响着全身气血的正常运行,因而气滞血瘀多与肝的生理功能失常有密切关系。其次,心主血脉而行血,是血液循环的动力所在;肺朝百脉而主一身之气。所以心肺两脏的生理功能失调也常常形成气滞血瘀的病机变化。由于气无形,血有形,故气滞一般可以导致血瘀但未必一定导致血瘀,而血瘀必兼气滞。临床常见胀满疼痛、瘀斑及积聚癥瘕等病理表现。

(2) 气虚血瘀:气虚血瘀是指气虚无力推动血行而致血运行不畅,导致血瘀的病机状态。

病机特点:是以气虚为主,兼有血瘀为特征。它的形成原因,主要是气虚无力行血,血行迟缓致瘀。

病机表现：由于肺主一身之气而助心行血，脾为气血生化之源。故在气虚导致血瘀的病机变化中，肺脾气虚占有重要地位。其临床轻者由于气虚无力，而致血行迟缓；重者则因气虚较甚，血行障碍，局部失养，则见肢体软瘫不用，甚至萎废等。亦可因年高体弱，气虚无力，不能运血于经络，血液瘀滞，肢体失养致半身瘫痪。

(3) 气不摄血：气不摄血，是指由于气虚统摄血液运行功能减弱，血不循经而溢出脉外，导致各种出血的病机变化。

病机特点：以气虚统摄血液在脉内运行的功能下降，血离经隧为特征。它的形成多由于久病伤脾，脾气虚损而不能统血所致；亦可因肝气不足，收摄无力，肝不藏血所致者。

病机表现：脾主统血而为气血生化之源，所以气不摄血与脾气虚关系最为密切。脾气虚不摄血而出血者，多见于尿血、便血、月经过多等下部出血以及肌衄等失血之症，且有血色淡、质地清稀的特点。并有形体消瘦、神疲食少、面色不华、倦怠乏力、舌淡脉虚无力等脾气虚的表现。

气虚不能摄血也表现在气虚下陷，及统摄无权而血离经隧两方面。

其中因气虚下陷，而致血从下溢者，则又称血随气陷。血随气陷，统摄无权，则血易从下部溢出，可见便血、尿血及妇女崩漏等症。若气虚统摄无权，血离经隧而溢于脉外，渗于肌腠，则可见皮下出血或紫斑。

(4) 气随血脱：气随血脱，是指大出血的同时，气也随着血液大量流失而散脱，从而形成气血并脱的病机变化。

病机特点：以大量出血导致气随之暴脱而散亡为特征。它的形成多因外伤、妇女产后大失血、呕血、便血、妇女崩中大失血等。

病机表现：由于血能载气，故大量失血，使气随之暴脱而散亡，并且气无所依附，从而形成气血并脱的病机变化。临床除大出血之外，还可见冷汗淋漓、面色苍白、四肢厥冷，甚者晕厥等气脱的表现。

(5) 气血两虚：气血两虚，是指气虚功能减退与血虚脏腑组织失养同时并存的病机状态。

病机特点：以气虚与血虚同时并存为特征。它的形成多因久病消耗，渐致气血两虚，或先有慢性失血，血虚不能养气，或先有气虚，气虚不能生血，血的化源日渐衰少，终成气血两虚的病机变化。

病机表现：气血两虚临床可同时出现气虚和血虚的表现，如面色淡白或萎黄、少气懒言、神疲乏力、形体瘦怯、心悸失眠、肌肤干燥、肢体麻木等。对于气血两虚的病机分析，还要分清气虚、血虚发生的先后以及主次关系，以便指导临床施治。

四、津液失常

津液失常，是指津液生成、输布以及排泄障碍的病机变化。

津液的代谢，就是津液不断生成、输布和排泄的过程。津液的正常代谢主要取决于肺、脾、肾、肝、三焦、膀胱等多个脏腑的密切配合，以肺、脾、肾三脏的作用尤为重要，也离不开气的升降出入运动和气化功能活动的正常。因此，肺、脾、肾等脏腑的功能失常，气的升降出入运动失去平衡均可以导致津液代谢失常。从而形成体内津液不足，或水液停聚于体内，产生痰饮、水湿、水肿等津液失调的病机变化。

(一) 津液不足

津液不足，指机体津液亏乏，进而导致内则脏腑，外而孔窍、皮毛失其濡润滋养作用，因之产生一系列干燥失润的病机变化。

病机特点：以体内津液亏少，脏腑组织失养而干燥失润为特征。它的形成多由于外感阳热病邪，热盛伤津，或汗、吐、下太过，大量损伤津液，或五志化火，消灼津液，或久病耗伤，或过用辛燥药物引起津液耗伤所致。

津液不足，包括伤津与脱液两种病机变化。由于津和液在性质、分布部位、生理功能等方面均有所不同，因此津和液亏损的病机以及表现也存在差异。

病机表现：津比较清稀，流动性大，主要起滋润作用。所以伤津主要导致滋润功能减弱，症见口干舌燥、肌肤干燥、目陷螺瘪、尿少便干等；液比较稠厚，流动性较小，主要起濡养作用。所以脱液导致濡养功能严重受损，症见形瘦骨立、大肉尽脱、皮肤干燥、毛发枯槁、舌光红干枯，甚则手足蠕动、筋挛肉瞤等。

虽然伤津和脱液在病机和临床特征方面有所区别，但津和液本为一体，两者生理上相生互用，病理上相互影响。一般而言，伤津和脱液都损失水分，但脱液在损失水分的同时，还大量消耗其他精微物质；所以伤津较轻，而脱液较重，即伤津未必脱液，但脱液必兼伤津。津容易亏损，但也容易补充；液不易亏损，但亏损后治疗比较困难。

（二）津液输布、排泄障碍

津液的输布障碍，指津液不能正常转输布散，导致津液在体内环流迟缓，或滞留于某一局部，导致津液不化，水液困阻，或酿为痰饮之病机变化。津液的排泄障碍，是指津液转化成汗液或尿液的功能减退，从而导致水液贮留，外溢于肌肤而为水肿的病机变化。

病机特点：以津液在体内的不正常贮留为特征。津液的输布和排泄，是津液代谢过程中的两个重要环节。津液的输布是指津液在体内的运行和布散，发挥津液的滋润濡养作用；津液的排泄是指将代谢后的津液，通过汗、尿等途径排出体外的过程。这两个环节的功能障碍虽然各有不同，但病理结果都会导致津液在体内不正常贮留，从而产生水肿、痰饮、水湿等病机变化。津液的输布和排泄障碍的形成，主要与外感六淫，内伤七情，或饮食劳逸失常，导致肺、脾、肾、肝、三焦、膀胱等脏腑功能失常有关，使津液输布排泄障碍而产生各种病证。

津液的输布障碍，主要与肺、脾、肾、肝、三焦等脏腑功能失常有关，肺失宣发肃降，则痰饮壅于肺；脾失健运、运化、转输水液功能减退，则津液运行迟缓而酿生痰湿；肝失疏泄，则气机不畅，气滞而致津液停留，产生痰饮水湿；三焦水道不利，不仅影响津液升降环流，而且也影响津液的排泄；肾的功能障碍，不仅导致津液在体内输布失常，而且还会影响肺脾等脏对津液的输布作用。津液的输布障碍，虽然有上述多种原因，但其中脾运化水液的功能障碍是主要原因。故《素问·至真要大论》说："诸湿肿满，皆属于脾。"

津液的排泄障碍，主要是指津液转化为汗、尿的功能减退，而导致水液贮留，形成水肿，或水液在体腔内停积。津液化为汗液，主要依赖肺的宣发功能；津液化为尿液，主要依赖肾的蒸腾气化功能。虽然肺、肾功能失常，均可以引起水液贮留，发为水肿等疾病。但肾的功能减退起着关键的作用。这是因为假如出现肺的宣发功能障碍，不能宣发津液于体表，汗液排泄受阻，只要肾的功能正常，津液仍可以通过尿液而排出体外。反之，如果肾的蒸腾气化功能失常，尿液的生成和排泄障碍，则必然导致水液贮留而发为水肿。故《素问·水热穴论》指出："肾者，胃之关也。关门不利，故聚水而从其类也。"

病机表现：津液的输布和排泄障碍病机的表现两者有所不同，但常常相互影响和互为因果，其病理结局又有相似之处，即都会导致水湿内生，酿生痰饮，发为水肿，引起多种病变。大而言之，常见以下三种类型。

（1）湿浊困阻：多由脾虚不运，水液停聚所致，见到胸脘痞闷，恶心，呕吐痰涎，腹泻便溏，头身困重，面黄肤肿，苔腻脉滑等症状。

（2）痰饮凝聚：多由脏腑功能失调，津液代谢障碍，以致津液气化失常，水湿停聚凝结于机体某些部位形成的病机变化。痰饮一旦形成，则随气流行，无处不到而产生多种病证。如痰饮阻肺，可见咳喘咯痰；痰阻于胃，则恶心、呕吐痰涎；痰扰于心，则胸闷心悸；痰阻咽喉，则见咽喉如有物梗阻，吐之不出，咽之不下的梅核气等。

（3）水饮潴留：水液代谢障碍，水不化气而潴留于肌肤或体内的病机变化。多由肺、脾、肾功能失常，水饮停聚，产生水肿或腹水，以及痰饮、支饮、悬饮、溢饮等病证。

（三）津液与气血关系失调

津液的生成、输布和排泄，依赖于肺、脾、肾等脏腑功能正常和气机升降出入运动的平衡。而气的运行也以津液为载体，通达于全身各处。同时津液的充足，也是保持血脉充盈和运行流畅的重要条件。因此，津液与气血的关系协调，是保证人体生命活动正常的重要条件。如果津液亏少，或代谢障碍，均可导致津液与气血关系失调的病机变化。

1. 水停气阻　水停气阻，是指水液停蓄与气机阻滞同时存在的病机变化。

病机特点：以有形之津液停聚，导致无形之气阻滞，两者同时并存为特征。它的形成，主要原因有津液代谢障碍，水湿痰饮内停，导致气机运行阻滞，或因气的升降出入运动失调，气机不行，影响津液运行而水停，从而形成津停气阻的病机变化。

病机表现：津停气阻以有形之津液停聚，导致无形之气阻滞为特点。其病理表现因津气阻滞部位不同而异，如痰饮阻肺，则肺气壅滞，宣降失职，可见胸满咳嗽、痰多、喘促不能平卧等；水湿停留中焦，则阻遏脾胃气机，导致清气不升，浊气不降，而见脘腹胀满、嗳气食少等；水饮泛溢四肢，则可阻滞经脉气机，而见肢体水肿，以及沉重、胀痛不适等。

2. 气随津脱　气随津脱，是指因津液大量丢失，气随津液外泄，乃至亡失的一类病机变化。

病机特点：以在津液大量丢失的同时，气严重耗伤，甚至功能衰竭为特征。它的形成多由高热伤津，或大汗，或严重吐泻等，耗伤津液，气随津脱所致。

病机表现：津能载气，汗吐下等大量失津的同时，必然导致不同程度的气随津泄。其临床可见轻者津气两虚，重者津气两脱。病情轻者，如暑热邪气致病，迫使津液外泄而大汗出，不仅表现有口渴饮水、尿少而黄、大便干结等津伤症状，而且常伴有疲乏无力、少气懒言等耗气的表现。诚如《金匮要略心典·痰饮篇》所云："吐下之余，定无完气。"病情重者，如剧烈腹泻，在大量损耗津液的同时，出现面白肢冷，呼吸气微，脉微欲绝等气脱的危重证候。故《景岳全书·泄泻》说："若关门不固，则气随泻去，气去则阳衰。"

3. 津枯血燥　津枯血燥，是指津液亏乏失润，导致血燥虚热内生，或血燥生风的病机变化。

病机特点：以津液与血液的慢性亏耗，脏腑组织失润而干燥为特征。它的形成多由于高热耗伤津液；或因烧伤引起津液损耗；或因阴虚内热而津液暗耗等，均可导致不同程度的血液亏少，润养功能减退，从而形成津枯血燥的病机变化。

病机表现：由于津血同源，津液是血液的重要组成部分，所以津伤可致血亏。临床多在急性热病的后期，或在慢性消耗性疾病的过程中出现五心烦热、骨蒸潮热、心烦盗汗、鼻咽干燥、筋肉跳动、手足蠕动，或肌肤甲错、皮肤瘙痒、皮屑增多等。总之，病程较长，以津液、血液慢性亏耗，脏腑组织失润而干燥为表现特征。

4. 津亏血瘀 津亏血瘀，是指因津液亏损而导致血液运行郁滞不畅的病机变化。

病机特点：在津液耗损的基础上，发生血液运行滞涩不畅为特征。它的形成多因高热、大面积烧烫伤；或大吐、大泻、大汗出等原因相关，这些因素均可引起津液大量耗伤，致血容量减少，血液浓稠而运行涩滞不畅。

病机表现：由于津液是血液的重要组成部分，因此津液充足则血行滑利。津亏血瘀，以在津液耗损的基础上发生血液运行滞涩不畅为特征。因此，临床病理表现除津液不足的症状外，还可见到面唇紫暗、皮肤紫斑、舌体紫暗或有瘀点瘀斑等血瘀表现。如《读医随笔·卷三》说："夫血犹舟也，津液水也，医者于此，当知增水行舟之意。""津液为火灼竭，则血行愈滞。"即说明了津液亏损可以导致血行迟滞病变的机制。

5. 血瘀水停 血瘀水停，是指因血液运行瘀滞导致津液输布障碍，并引起水液停聚的病机变化。

病机特点：是因血液运行不畅，导致水液停聚为特征。它的形成多因各种因素导致心、肺、脾、肝等脏功能失常，不能有效推动血液运行，从而影响水液运行形成血瘀水停的病机变化。

病机表现：由于脉中运行的血液主要由津液与营气组成，当血液运行迟缓之时，血液中的津液就会不断渗透到血脉之外，并停滞为水肿，或在体内形成积液。依据导致血液运行迟缓的原因不一，血瘀水停的病理表现也有不同。如心阳亏虚，运血无力，除见心悸怔忡、口唇爪甲青紫等瘀血见症以外，还可以出现咳嗽气喘、痰多清稀、不能平卧等痰饮迫肺之症，以及面部浮肿、下肢水肿、尿少等水停之症。由于气、血、水三者的运行密切相关，在病理上亦相互影响。因此，其病理变化不仅血瘀水停，而且常常引起气阻，气滞、血瘀、水停三者之间互为因果，可以形成病理上的恶性循环。

由上所见，津液的代谢失常，主要是包括体内津液量的亏少和津液的输布、排泄障碍两个方面。津液不足，多是由于某些因素导致津液过多消耗所形成的一类以脏腑组织干燥失润为主的病机变化。津液的输布、排泄障碍，则主要是由于脾、肺、肾、肝、膀胱、三焦等脏腑功能失调所形成的以内生痰饮、水湿为主的综合性病机变化。由于气、血、津液三者病机上可以相互影响，因此，还包括水停气阻、气随津脱、津枯血燥、津亏血瘀、血瘀水停等气、血、津液关系失常的病机变化。

总而言之，无论是外感性疾病，或是内伤杂病，都是在不同致病因素作用下邪正之间的相互斗争，破坏某些脏腑组织的生理功能、生理特性，以及脏腑组织之间的平衡协调关系，导致阴阳、气血津液失调，形成各种不同的病机变化。邪正盛衰决定疾病的虚实变化及转归；阴阳失调就会形成或寒热异常，或虚实变化；气、血、津液的亏损及其运行失常所产生的一系列病机变化，又是任何疾病过程中所表现出来的共有病机变化规律。所以，掌握了上述基本病机的内容，就能为全面理解和掌握临床各科的病机理论奠定扎实的理论基础。

第二节 内生五邪

一、内生五邪的基本概念

内生五邪，是指在疾病的发展过程中，由于脏腑精气血津液功能失常，而产生的类似于风、寒、湿、燥、火等六淫外邪侵袭人体后出现的临床表现。由于病起于内,故称为内风、内寒、内湿、内燥、内火,统称为内生五邪。因此,内生五邪不是致病因素,而是脏腑功能失调,精、气、血、津液功能失常所产生的综合性病机变化。

二、内生五邪的基本内容

(一) 风气内动

风气内动即内风,指体内阴阳气血失调导致体内阳气亢逆变动等所导致的一类病机变化。正如《临证指南医案》所说:"内风乃身中阳气之变动。"

凡是在疾病发展过程中,因为阳气亢盛;或阴虚不能制约阳气;导致阳升无制,出现动摇、眩晕、震颤、抽搐为特征的临床病证,就是风气内动的具体表现。由于肝藏血主筋,开窍于目,以及肝阳易亢易动,故内风与肝的关系密切,风气内动又称肝风内动或肝风。是以《素问·至真要大论》指出:"诸风掉眩,皆属于肝。"风气内动主要有肝阳化风、热极生风、阴虚生风、血虚生风、血燥生风等。

1. **肝阳化风**　是指肝肾阴虚,水不涵木,浮阳不潜,阴不制阳,导致肝之阳气升动无制,亢而化风的一种病机变化。

病机特点:在肝阳上亢的基础上,以阴虚阳亢,亢而无制化风为特征。多由于年老肝肾阴液亏虚,在情志刺激,或劳累过度等诱因的作用下,致阴虚阳亢,风气内动。

临床轻者可出现头痛剧烈、眩晕欲仆、肢麻震颤、筋惕肉瞤等症状;严重者猝然仆倒、口眼㖞斜、半身不遂,或为闭厥,或为脱厥。

2. **热极生风**　是指因邪热炽盛,煎灼津液,伤及营血,燔灼肝经,筋脉失其濡养而致的一种病机变化。

病机特点:以邪热亢盛,引动肝风为特征。多由于外感温热病邪,热势炽盛,煎灼津血,累及筋脉而形成。多见于热性病的极期。

临床多在高热不退的基础上,出现痉厥、四肢抽搐、目睛斜视或上吊、鼻翼翕动、神昏谵语等。

3. **阴虚生风**　是指阴液亏虚,甚至枯竭,无以濡养筋脉,筋脉失养的一种病机变化。

病机特点:以阴液枯竭,无以濡养筋脉,筋脉失养,变生内风为特征。多见于热病后期,阴液亏损;或由于久病耗伤,损耗阴液所致。

一般在热病、久病之后,出现低热或潮热盗汗、口干咽燥、痉挛肉瞤、手足蠕动等虚热内生症状。

4. **血虚生风**　是指由于血液亏少,导致筋脉失养,或血不荣络而致的一种病机变化。

病机特点:以血液亏虚,筋脉失养或血不荣络,以致虚风内动为特征。多由于血液生化减少,或久病耗伤营血,致使肝血不足,或年老精亏血少,或失血过多等原因,导致筋脉失养,或血不荣络而致。其动风较轻、较缓,多表现为肢体麻木、筋肉跳动,或时有手足拘挛不伸等。

5. **血燥生风**　是指由于血中津液不足,濡养功能减退,导致局部或全身皮肤失润化燥,经脉气血失于和调的一种病机变化。

病机特点:以津枯血少,肌肤失养而生风为特征。多因久病精血暗耗,或老年精亏血少,或长期营养不良,营血生成不足,或瘀血内结、血液化生不足等原因所致。

临床多见形体消瘦、皮肤干燥或肌肤甲错、皮肤瘙痒起疹、落皮屑等。

从病理性质来讲,热极生风属实性病证,发病急,变化快;而肝阳化风属本虚标实之证,病程较长,病情复杂;阴虚生风、血虚生风、血燥生风,则属虚证,一般起病缓慢,症状较缓和。

外风与内风的区别及联系:内风与外风在病变过程中,均具有动摇不定的证候特点。外风是感受风邪而发病,具有明显的外感症状,如发热、恶风等,多数具有发病较急、变化快和病位游移不定的特点,属于外感病因;内风属于脏腑功能失调而产生的内伤病机,因症状具有动摇不定的特点而命名,尤其是与肝的关系最为密切,其临床表现以眩晕、肢麻、震颤、抽搐等为主要特征。内风与外风没有十分明显的因果关系。

(二) 寒从中生

寒从中生,又称内寒,是指机体阳气虚衰,温煦气化功能减退,阳不制阴,虚寒内生,或阴寒之邪弥漫的病机变化。故寒从中生,又称为虚寒内生或内寒。

病机特点:一是阳气虚衰,内寒自生。《难经·二十二难》说"气主煦之",指机体阳气不足,产热减少,则温煦失职,阴寒内盛,从而使脏腑组织表现为病理性的功能减退,产生虚寒性的病理表现。其形成多由于各种病因导致脾肾阳虚,温煦失职,脏腑功能衰退,阴寒内盛而引起。二是阳气虚衰,阳不化阴。指阳气虚则气化功能减退或失司,人体水液代谢活动障碍,水液不得温化,从而导致阴寒性病理产物的积聚或停滞。《素问·至真要大论》说:"诸病水液,澄澈清冷,皆属于寒。"其形成多由于阳气虚衰,气化功能减退或失司,水液代谢失常所致。寒从中生以脾肾阳虚为主,而肾阳虚衰尤为关键。《素问·至真要大论》又指出"诸寒收引,皆属于肾"。

临床可因阳虚阴盛而出现畏寒肢冷、蜷卧喜暖、面白无汗、口淡不渴等。其中以畏寒喜暖、得衣被则减为基本特征。还可因气化功能减退,病理代谢产物停聚而出现小便清长、水肿泄泻、痰饮积聚等。此外,不同脏腑的内寒病变,其临床表现也有各不相同的兼症。如心阳虚,则见心胸憋闷或绞痛,面唇青紫等;脾阳虚,则便溏泄泻;肾阳虚,则腰膝冷痛、下利清谷、小便清长、男子阳痿、女子宫寒不孕。

外寒与内寒区别及联系:外寒是感受外来寒邪而发病,虽然也有寒邪伤阳气的病理改变,但仍然以寒邪为主,多属实寒或表实寒证,临床表现以寒为主,虚象并不明显。其恶寒症状不会因添衣加被而减轻,而且病邪不除,恶寒不止。内寒因阳虚而有寒,以阳虚为主,由于病起于阳气亏虚,故临床表现为畏寒喜暖,而且畏寒可以因添加衣被而减轻。两者之间的联系是:寒邪侵犯人体,必然损伤阳气,若机体屡次遭受寒邪的侵袭,日久可以导致体内阳气亏虚,形成内寒的病机;而阳气素亏之体,因抗御寒邪的能力低下,则又容易感受外来寒邪而发病。

(三) 湿浊内生

湿浊内生,又称内湿。多因肺、脾、肾三脏功能失调,津液输布障碍,水湿、痰浊蓄积停滞的病机变化。

病机特点:以肺、脾、肾等脏腑功能障碍,气化功能失常,不能输布津液,导致水湿、痰浊内停为特征。脾主运化水湿,喜燥恶湿。脾虚水液不化,聚而成湿,停而为痰,留而为饮,积而成水,因此湿浊内生,以脾虚最为关键,正如《素问·至真要大论》指出:"诸湿肿满,皆属于脾。"素体肥胖,痰湿过盛;或素体阳虚;或恣食生冷、肥甘,损伤脾胃,均导致津液输布障碍,从而形成湿浊内生的病机变化。此外,内湿的形成也与肺肾功能失常密切相关。因肺主通调水道,若肺气失于宣降,也可导致津液不得输布,影响脾的运化功能而水湿内生。肾主水,肾阳的蒸腾气化主宰着人体全身水液的运行、输布与排泄。而肾阳为全身阳气的根本,肾阳虚损,必然影响到脾的运化功能而产生湿浊内生的病机变化。

湿浊内生的病机表现主要反映在两个方面:一是由于湿性重浊黏滞,容易阻滞气机;二是湿浊为属阴的病理产物,湿浊内阻,会进一步影响脏腑功能,损伤脏腑阳气。依据湿浊停留的部位不同,而有不同的临床表现。如湿邪留滞经脉,则见头重如裹、肢体重着或屈伸不利;湿犯上焦,则胸闷咳嗽；湿阻中焦，则脘腹胀满、食欲不振、口腻或口甜、苔白腻；湿滞下焦，则腹胀便溏、小便不利；水湿溢于皮肤肌腠则水肿等。湿浊虽然可以停留、阻滞机体上中下三焦的任何部位，但以湿阻中焦、脾虚湿困最为常见。

外湿与内湿的区别及联系：外感湿邪与湿浊内生，既有区别，又有联系。其区别是：外感湿邪为病，以湿邪伤于肌表和身半以下多见，常常兼有发热、恶寒等外感症状；内湿是由肺、脾、肾等脏腑功能失调，导致水液代谢失常所致，尤其以脾的运化水湿功能失常最为关键。内湿可停留、阻滞全身上下，影响范围更广，一般不会兼有恶寒发热等外感症状。两者之间的联系是：湿邪屡次侵犯人体，最易损伤脾阳，从而影响脾的运化水湿功能，导致内湿的产生。反之，若脾虚水湿内停，对外湿的运化功能减弱，每易招致外湿入侵而发病。

（四）津伤化燥

津伤化燥，又称内燥，指机体津液不足，导致全身脏腑组织失其濡润，而出现一系列干燥枯涩的病机变化。

病机特点：以脏腑功能失常，津液干枯，脏腑体窍失润为特征。内燥病变的形成，多由于久病耗伤阴津，或汗、吐、下太过，或亡血失精，导致阴亏液少，或某些热性病过程中热盛伤津所致。由于津液亏少，内不足以灌溉、濡养脏腑，外不足以滋润肌肤孔窍，从而出现一系列干燥失润的病机变化。脏腑之中，由于肺阴易损而为娇脏；胃主腐熟水谷而喜润恶燥；大肠主津而传化糟粕，所以内燥常见于肺、胃、大肠等脏腑。

内燥为病，临床多见一系列津液枯涸失润的症状，诸如肌肤干燥不泽、起皮脱屑，甚则皲裂、口燥咽干、唇焦、舌上无津，甚或光红龟裂、鼻干目涩、爪甲脆折、大便燥结不通、小便短赤不利、消瘦、干咳无痰，或痰中带血等症。故刘完素在《素问玄机原病式》中说："诸涩枯涸，干劲皴揭，皆属于燥。"劲，指筋脉劲急而不柔和；皴，指皮肤干裂不润泽；揭，指口唇干裂揭起。大肠为燥金之腑而主津，胃为阳明燥土，故肠实热结滞，每易灼伤津液，致胃肠津亏液少化燥，而见大便干结之症。总之，燥胜则干，"干"是内燥的病理特点。

津血同源，津枯则血少，失润而化燥，肌肤失于濡养，可见皮肤干燥、或肌肤甲错、或脱屑；筋骨失于濡养，可致关节屈伸不利、甚则拘急痉挛等症。

外燥与内燥的区别与联系：外燥伤人，多在秋季。燥气通于肺，故外燥多易伤肺。临床表现多有外感症状，如发热、恶风等，并且以肺与皮毛干燥失润为主。内燥则由于脏腑功能失常，导致津液生成减少，或津液亡失过多所致，一般没有外感症状。内燥可以发生在全身脏腑组织，但以肺、胃、大肠多见。两者的联系是：由于燥伤津液，故无论外燥，还是内燥，都以津液不足，脏腑组织失于滋润为特征。

（五）火热内生

火热内生，又称内火或内热，指由于机体阳盛有余，或阴虚阳亢，或邪郁日久，或五志化火等而致火热内扰、功能亢奋的病机变化。

火与热同类，均属于阳，故有"火为热之极，热为火之渐"之说。因此，火与热在病机与临床表现上基本是一致的，唯在程度上有所差别。

病机特点：火热内生，有虚实之别，其形成原因及病机表现主要有如下几个方面。①阳气过盛化火：人身之阳气在正常情况下具有养神柔筋、温煦脏腑组织之作用，称为"少火"。但在病理情况下，机体阳气过亢，功能亢奋，必然使物质的消耗增加，以致伤阴耗液，称为"壮火"，即所谓"气有余便是火"。② 邪郁化火：邪郁化火主要有两个方面的内容。一是外感六淫中的寒、湿等阴邪，在疾病发展过程中，邪气郁久而化热；二是体内产生的病理产物，如痰湿、瘀血、饮食积滞等，郁久而化火。邪郁化火的机制，主要在于患者偏阳盛的体质，阴寒之邪从阳化热。③ 五志过极化火：多由于七情内伤，影响脏腑气血的正常运行，致使气血郁结，日久化热。以上三者多属于阴阳失调病机中阳偏盛的病机变化，为实火。④ 阴虚火旺：多由于阴液大伤，阴不制阳，虚热内生的病机变化。一般多见于慢性久病之人。阴虚火旺属于阴阳失调病机中阴偏衰的病机变化，为虚火。内火可以出现在任何脏腑，一般以心、肺、肝、肾多见。

依据内火产生的脏腑不同，其临床特征也不同。一般把火分为实火与虚火两大类，对临床辨证论治有较大的指导意义。① 实火：起病急，病程短。临床可见壮热面赤、口渴喜冷饮、心烦、小便短少、大便干硬等。② 虚火：起病缓慢，病程较长。临床可见骨蒸潮热，午后颧红，心烦盗汗，眩晕耳鸣，形体消瘦等。

至于脏腑之火，多由于脏腑阴阳失调所致，详见于本章第三节"脏腑病机"。

外火与内火的区别及联系：外火为外感六淫，起病急，多兼有外感的症状，如发热、恶寒等，病机变化相对单纯；内火是脏腑功能失常而产生，又有实火与虚火之分，病机变化比较复杂。两者的联系是：外火与内火都有火热致病的共同特点，如发热、心烦、口干、尿少、大便秘结、舌红脉数等。

综上所述，内生五邪的病机，是疾病发展过程中以脏腑阴阳、气血、津液失调为主所形成的综合性病机变化。结合基本病机所含的内容，所谓内风、内寒、内湿、内燥、内热（火），都是阴阳失调、气血失常、津液代谢失常病机的具体体现。

第三节　脏腑病机

脏腑病机，是指在疾病的发生、发展和变化过程中，脏腑正常的生理功能活动发生异常改变的机制。任何疾病的发生，无论是由外邪所引起，还是由内伤所导致，都势必导致脏腑生理功能的紊乱以及脏腑阴阳气血的失调。因此，根据脏腑各自的生理功能及阴阳气血不同的特性来分析和归纳其病理状态的发生发展规律，就成为中医病机学和临床辨证学的主要方法。

脏腑病机理论，首见于《素问·至真要大论》病机十九条，如"诸风掉眩，皆属于肝；诸寒收引，皆属于肾；诸气膹郁，皆属于肺；诸湿肿满，皆属于脾，诸痛痒疮，皆属于心"等，其根据五脏之生理功能来归纳临床病证的病机，是为脏腑病机学说的基础。汉代张仲景以此理论为依据，在《金匮要略》中以脏腑病机贯穿于全书各病之专论，开创了根据脏腑病机对内伤杂病进行辨证论治的先河。宋代钱乙著《小儿药证直诀》，则以五脏为纲总结儿科疾病的辨证方法，进一步确立了脏腑证治的理论。后世医家从不同角度，不断充实和发展了脏腑病机理论，使其日臻完善和系统而成为中医病机学的重要组成部分。

脏腑病机主要包括五脏病机、六腑病机、奇恒之腑病机等方面。

一、五脏病机

五脏病机，是指五脏的阴阳、气血失调而导致五脏生理功能失常的病机变化。

病及五脏,虽然各脏的生理病理特点不同,病理改变十分复杂,但气血阴阳的动态失调,则是各脏病变的共同病理基础。五脏的气血、阴阳是全身气血、阴阳的重要组成部分。阴阳和气血的关系是,气属阳,血属阴,通常阳气并举,阴血合称。气和阳对脏腑生理活动均有温煦、推动、兴奋的作用,血和阴对脏腑组织和精神情志均有凉润、濡养、宁静的作用。但是从阴阳、气血和各脏生理活动的关系来说,则阳和气、阴和血又不能完全等同。一般来说,脏腑的阴阳,代表着各脏生理活动的功能状态,是兴奋还是抑制,是上升还是下降,是发散还是闭藏。脏腑的气血,是各脏生理活动的物质基础,而气不仅具有温煦、推动、兴奋的作用,同时还具有重要的固摄作用。

还须指出,由于各脏的生理特点不同,故其对阴、阳、气、血各自的侧重点有所不同,所以在发生阴阳或气血失调病变时,亦不尽相同而有一定的差异。

兹将各脏阴阳、气血失调的主要病机,阐释如下。

(一) 心的病机

心的病机,即指心的阴阳气血失调而导致的病机变化。

1. 病机类别 心为五脏六腑之大主,称为"君主之官"。其主要生理功能是主血脉和主神志,这是心阴、心阳和心气、心血协同作用的结果。心阳、心气主血脉,能温煦和推动血液的循环运行;主神志,则能振奋人的精神意识思维活动。心阴、心血可充盈血脉,既能滋养心脏,又能涵敛心阳,使其不致偏亢,且能藏舍心神,使心神得以内敛安藏。

心的病机,皆是由于心的阴阳或气血失调引起心主血脉和心主神志功能异常的病理反映。概括起来不外功能的偏亢太过或偏衰不及等两方面,由于阴和阳、气和血对于心主血脉和主神志等生理功能的作用不同,因而心的阴阳、气血失调等不同病机,即可出现不同的病理表现。

(1) 心阳、心气的失调:心阳、心气的失调,主要表现为心的阳气偏盛和心的阳气偏衰两方面。

1) 心的阳气偏盛:心的阳气偏盛,即是心火。心火,总属于阳气的偏盛,但有虚实之分。其形成原因和虚实的变化相关系,如邪热、痰火等内郁,或情志所伤,五志化火而致者,多为实;如是劳心过度,耗伤心阴心血,而致心的阳气相对亢盛者,则多为虚。心的虚火和实火之间,常可兼挟转化,实火可耗伤阴血而成为阴虚火旺;虚火亦可兼挟痰热、邪热等。

病机特点:主要表现于躁扰心神、血热而脉流薄疾,以及心火的上炎或下移等方面。

躁扰心神:由于阳气主动主升,故在心的阳气绝对或相对亢盛时,均易躁扰心神,使神明被扰而躁动不安,神识亢奋或不宁,情志过于兴奋而难以抑制,可见心烦、失眠、多梦、言语过多,甚则狂言昏乱等精神情志失常的症状。

血热而脉流薄疾:阳盛则热,气有余便是火。心阳气亢盛则血行速度加快而脉流薄疾,可见心悸、面赤、脉数、舌质红绛起刺等症,甚则可以导致血热妄行,而见各种出血等症。

心火上炎或下移:心开窍于舌,手少阴经别"系舌本"。心火循经上炎,则可出现口舌糜烂生疮、舌尖碎痛等症。心与小肠相表里,若心火下移,则可见小便黄赤、灼热、疼痛等症。

2) 心的阳气偏衰:心的阳气偏衰,主要表现为心气不足和心阳亏虚。

心气不足:多由久病体虚,或年高脏气衰弱,或禀赋素虚,肺脾气弱,宗气不足,贯心脉而行气血的功能减退;或汗下太过或失血过多,气随津血耗伤等因素所引起。

心阳亏虚:多系心气不足病情严重发展而来;亦可因痰湿、水饮等阴邪停留或外感阴寒邪气,或血瘀气滞日久,痹阻、损耗心的阳气;或慢性疾病持续损耗发展而成。在某些急性病的危重阶段,若邪气过盛,正难敌邪,可致心阳严重损伤,甚至导致心阳暴脱。

心的阳气虚衰，虽有心气虚和心阳虚之分，但两者亦有许多共同之处，其病机特点主要表现在两个方面。

一是心神不足：主要指主神志的生理功能失去阳气的鼓动和振奋，因而精神意识和思维活动减弱，易于抑制而难以兴奋。临床可见精神疲乏委顿、神思衰弱、反应迟钝、迷蒙多睡、懒言声低等症。

二是血运、心动障碍：心气不足，则鼓动力减退，血脉失于充盈，表现为面白、舌淡、脉虚弱无力；心气不足，心脏勉力搏动，以致心动失养，可见心悸、怔忡、脉数而无力。血得温则行，得寒则凝。心阳不足，则虚寒内生，血行滞涩不畅而成瘀，进而遏阻心脉，导致心脉痹阻，临床可见形寒肢冷、面色㿠白或晦滞青紫、心悸怔忡、胸口憋闷、刺痛、脉涩或结代等症。

心气虚与心阳虚相比较，心气不足，是气虚导致心脏本身功能衰退的病理变化。由于气虚，影响卫表不固，腠理疏松，临床又可见自汗、气短、神疲体倦、动则益甚等症。而心阳虚，则是虚而有寒象。若心阳虚极，或寒邪暴伤阳气，或痰瘀闭阻心脉，甚可导致心阳衰败而亡脱，从而出现大汗淋漓、四肢厥冷、神识昏迷、脉微欲绝等危候。

此外，心的阳气虚衰，又常与肺、肾病变相互影响，如心之气阳虚，可由肺气不足所引起；而心阳不足，亦能影响及肺而致呼吸失常，故心的阳气不足病变，亦常可同时伴见咳逆上气，甚则端坐呼吸而不能平卧等症，这是由于宗气不足，司呼吸功能减退所致。又如肾阳亏虚，水泛凌心时，可导致心阳不振；而心阳虚时亦能损及肾阳，从而出现尿少、水肿等症。

(2) 心阴、心血的失调：心阴、心血失调，主要表现在心阴不足、心血亏损，以及心血瘀阻等方面。

1) 心阴不足：心阴不足，即心阴虚。多由劳心过度，或久病失养，耗伤心阴；或情志内伤，暗耗心阴；或气郁化火，心肝火旺，灼耗心阴等所致。

病机特点：主要表现为心阴亏虚，阴不制阳，及心神的虚性浮越。心阴亏虚，阴不制阳，而致心阳偏亢，虚热或虚火内生，可见潮热、五心烦热；心阴亏虚，宁静作用不足，不能收敛阳气的浮动，影响心主神志功能，可见神志不宁、虚烦不得眠；影响心主血脉功能，则可见脉细数、舌质红；阳气浮越，鼓动营阴外泄，则见盗汗等症。

2) 心血亏损：心血亏损，即心血虚。多由失血过多，或血液生化不足，或思虑过度，阴血暗耗等所致。

病机特点：以面、脉、舌及心神失养为主。心血不足，血脉失于充盈，血脉空虚，则脉细无力；血虚不能上荣于面，则见面色苍白无华、舌淡不荣等病理表现。血虚心神失养，故神识衰弱而心无所主，可见思想难以集中专一、健忘，甚则神不守舍、神思恍惚等症；血虚阴亏，不能涵敛心阳，阳不入阴，心神不能内守，则见失眠多梦；血虚不能养心，则心悸不安，甚则惊恐。

3) 心血瘀阻：心血瘀阻，又称心脉痹阻，系指血液运行滞涩不利，痹阻于心脉的病机。多由于心阳、心气素虚，或血脉寒滞，从而导致心血瘀阻；亦可因痰浊凝聚，血脉瘀阻不畅，从而导致心血瘀阻。且常因劳倦感寒，或情志刺激而诱发或加重。

病机特点：是在心阳气不足的基础上，痰浊、瘀血等病邪阻于心脉。由于阳气虚损，无以温运血脉，故血液运行滞涩而不畅；瘀血痹阻于心脉，心脉气血运行不畅，故心胸憋闷、刺痛；若心脉为瘀血所阻，气血凝滞而不通，心动失常，甚心阳暴脱，则可见心悸怔忡、惊恐万状、心前区暴痛，甚则肢冷、脉伏不出、汗出脱厥等。

2. 心病常见症状及发生机制

(1) 心悸怔忡：为自觉明显的心跳及恐慌感。多因心阴、心血亏损，心失所养而无所主，使心动不安；或因心阳、心气虚损，血液运行无力，心勉力搏动；或因痰瘀阻滞心脉，气血运行不畅，心动失常所致。

（2）心烦：为患者自觉心中烦躁。多由于心火炽盛，心神被扰；或心阴不足，虚火内扰，以致神志浮动，躁扰不宁所致。

（3）失眠、多梦：为不能入睡，或睡后易醒、醒后难以入睡，或入睡后梦幻纷纭。多由心阳偏亢，阳不入阴，心神不能入舍所致。但有虚实之不同，实则为邪热、痰火，扰动心神，神不安藏；虚则为心阴、心血亏损，阴不敛阳，血不养心，心神浮越，失于敛藏所致。

（4）健忘：为记忆力衰退。主要由于心的气血虚亏，脾气不足，肾精不充，脑髓虚亏，心神失养，神识衰弱所致。

（5）喜笑不休、谵语、发狂：此皆由心火亢盛，或痰火上扰，或邪热内陷心包，神识昏乱或被蒙蔽所致。

（6）昏迷：即神识不清，不省人事。主要由于邪盛正衰，阳气暴脱，心神涣散；或因邪热入心（逆传心包），或痰浊蒙蔽心包等所致。气火上逆，气机逆乱至极的气厥，亦可因心神暂时被遏而出现昏迷。

（7）心前区憋闷疼痛：多由于胸阳不振，或为痰浊、瘀血痹阻，心脉气血运行不利，甚或痹阻不通所致。此属中医学"真心痛"范畴。

（8）面唇爪甲紫暗：主要由于心阳虚损，或寒滞血脉，血行瘀阻不畅所致。

（9）面色苍白无华：主要由于心气心血不足，不能上荣于面所致。

（10）脉象细弱无力，或结代，或细数，或散大数疾，或虚大无力，或迟涩：此均为心主血脉功能失调在脉象形态上的反映。心气虚衰，推动无力，故脉细弱无力；心气来去不匀，血脉循行节律失调，故脉现结代；心阴心血虚损，阴不制阳，心阳偏亢，血行加速，故脉见细数；心的阳气虚损，血行迟缓无力，故脉见迟而无力；若阳气虚损，浮越于外，则脉见散大数疾；若心血虚亏，脉道充盈不足而空虚，则脉见虚大无力或见芤象；瘀血痹阻，脉道不通，血行滞涩不畅，或心阳虚损，阴寒内聚，寒滞心脉，血行受碍，故脉见涩迟之象。

（二）肺的病机

肺的病机，即指肺的阴阳气血失调而导致的病机变化。

1. 病机类别 肺是脏腑中直接与外界大气相通的一个脏器组织，其主要功能是主气，司呼吸，主宣发肃降，朝百脉以助心行血，通调水道以促进津液运行和输布。由于宣发与肃降是肺功能活动的主要形式，因此，肺的阴阳气血失调，主要表现为以肺气的宣发与肃降失常为主要特征的病机变化，进一步影响呼吸功能的异常、气的生成和交换障碍、水液代谢障碍及卫外屏障功能失调或障碍等，同时亦可影响心主血脉的功能，从而导致血液的运行失调。

肺的阴阳气血失调病机有其一定的特殊性，由于肺是主气之脏，故关于肺阳的升散作用，多概括于肺气的宣发功能之内；而肺在五行属金，金畏火，火为阳的征兆，故历代医家在论及肺的阳气失调时，多不提肺阳，即使遇到明显的肺阳虚证，亦每以"虚寒"一词代之。又由于肺具有朝百脉的功能，周身百脉之血，均朝会于肺，故肺之血虚，亦极为罕见。因之肺的阳气失调，多论及肺的气虚，而不再论及肺的阳虚；肺的阴血失调，多论及肺阴之不足，而少涉及于血。所以，肺的阴阳气血失调病机，主要侧重于肺气失调和肺阴失调两方面。

（1）肺气的失调：肺气的失调，主要表现在肺失宣肃，以及肺气虚损两方面。

1) 肺失宣肃：肺失宣肃，即肺气宣发肃降失常。多由于外邪侵袭犯肺，或因痰浊内阻肺络，或因肝升太过，气火上逆犯肺所致。亦可由于肺气不足，宣肃无力，或肺阴亏虚，燥热内生，宣肃不利等因素所造成。

病机特点：以肺气失于宣肃，气机不利为特征。肺的宣发和肃降，是肺气升降出入运动的两个方面，故在病机上各有偏重。一般而言，肺失宣发，侧重于气机的出入失常，呼吸不利，亦可致卫气郁滞，腠理闭塞；而肺失清肃，则侧重于气机的升降失调，气机逆上。两者虽有区别，但又可相互影响。宣发失常，出入不利，可致肺失清肃而肃降失常；肃降不及亦可使肺气壅塞而宣发不畅。故临床肺失宣发和肺失肃降常常同时并见。肺气失宣或肺失清肃，均可导致气道不畅而致肺气上逆，发作咳逆、气喘之症；肺失宣降也可影响肺的通调水道功能，使水液代谢失常或障碍，从而出现尿少或水肿等症。其进一步发展，亦均能损耗肺气或肺阴，导致肺气虚损或肺阴不足。

2) 肺气虚损：肺气虚损，多因肺失宣降，久病不愈，伤及肺气；或劳伤过度，耗损肺气，或久咳伤肺，以致肺气虚弱等。

病机特点：以肺气不足，宣肃无力，肺的功能减退为特征。肺气不足，则呼吸功能减退，体内外气体交换出入不足，可出现呼吸气短、语声低微、遇劳加剧等症；影响津液的输布代谢，水津不能气化，则可聚痰成饮，甚至产生水肿；肺气虚损，亦可导致卫阳虚弱，腠理疏松，肌表不固，卫外功能减退，而致表虚自汗，易反复感冒。

肺气虚，还可影响及脾，致中气不足，脾失健运，是为肺虚及脾，可见气短、体倦、食后腹胀等症。

(2) 肺阴的失调：肺阴失调，主要指肺的阴津亏损和阴虚火旺的病机变化。多由于久咳耗伤肺阴，或燥热之邪灼肺，或痰火内郁伤肺，或五志过极化火灼肺等所致。

病机特点：以肺阴亏损，阴不制阳及肺燥失润为特征。肺阴津亏损，使肺脏本身及相合之鼻窍、皮毛等组织器官失于滋润，气机升降失司，或阴虚而内热自生，甚则虚火灼伤肺络，从而出现一系列干燥失润及虚热见症，如干咳无痰或痰少而黏，声哑失音，口鼻咽喉干燥，潮热盗汗，颧红升火，五心烦热，甚则痰中带血等症。

肺脏阴虚津亏久延不复，常可损及于肾，而致肺肾阴虚，可见气短、咳嗽气喘、骨蒸潮热、盗汗遗精等症。

2. 肺病常见症状及其发生机制

(1) 咳嗽：为肺的呼吸功能失常最常见症状之一。多由于肺失宣降，肺气上逆所致。

(2) 气短：为自觉呼吸气短，稍事劳作则更甚(即轻度呼吸困难)的症状。多由肺气虚损、呼吸功能衰退所致。

(3) 哮：为喉有痰鸣之声。主要是由于痰阻气道，气机升降出入失常，痰气搏击所致。

(4) 喘：即喘促气急，为呼吸明显短促而困难之症状。主要是由于肺热蕴盛，气机壅阻，或肺肾两虚，肾不纳气所致。

(5) 胸闷疼痛：多由风、寒、燥、热之邪，或痰、瘀、水饮等壅遏肺气，气机阻塞不通，或肺络为邪所闭，气血滞涩不畅所致。胸为气海，肺气不利，则胸部室闷；肺络为邪所阻，气滞不通，不通则痛，故发生疼痛。

(6) 咯痰、咯血：咯痰，主要是由于肺失宣肃，水津气化输布障碍，聚而成痰，或因脾虚，痰湿内聚上泛所致；咯血，多为痰热化火，肝火犯肺，灼伤肺络所致。

(7) 声哑失音：多由于外邪犯肺，肺气失宣，声道不利，而致声哑失音，称之为"金实不鸣"；或由于肺虚阴津不足，声带失于滋润而致声哑失音，则称之为"金破不鸣"。

(8) 鼻衄：即鼻出血。主要是由于肺胃蕴热，或肝火上炎，灼伤肺窍脉络，热迫血妄行所致。

(9) 自汗：指日间时时汗出，汗出不止，动则更甚。主要是由于肺气虚损，卫阳不固，腠理疏松，津液外泄所致。

（三）脾的病机

脾的病机，即指脾的阴阳气血失调而导致的病机变化。

1. 病机类别　脾的主要生理功能是主运化、主升清、主统血。脾的运化转输水谷精微生理功能，主要是通过脾阳脾气的升散作用实现的。故脾的运化功能障碍，主要是以脾的阳气虚损，失于升清、失于运化所致。脾的统血功能，实际上亦是脾的阳气固摄作用的体现。因之，脾的阴阳气血失调病机，主要侧重于脾阳、脾气的不足或失调。而脾阴主要是滋养本脏，同时助脾阳脾气以发挥作用。脾的阴血不足，对于其运化功能的影响，逊于脾的阳气。

(1) 脾阳、脾气的失调：脾的阳气失调主要表现在脾气虚损、脾阳虚衰及水湿中阻等方面。兹分述如下。

1) 脾气虚损：即中气不足。多由饮食所伤，脾失健运，或因禀赋素虚，或因久病耗伤，或劳倦过度损伤所致。

病机特点：以脾的功能减退为特征。脾气虚弱，运化无权，可见纳呆、食入不化、口淡无味；脾气虚则升清功能减弱，影响胃的降浊，以致升清降浊失司，则上可见头目眩晕，中可见脘腹胀闷，下可见便溏泄泻等症。脾失健运，水谷精微不足，日久，气血生化无源，则势必导致全身性的气血不足；脾气虚损，升举无力，甚则下陷，而致脱肛、久泄或失禁，以及内脏下垂等；脾气虚损，统摄血液无权，血从下陷或血溢脉外，则可致出血，如崩漏、便血、尿血，或皮下出血等。

脾气虚则健运失职，不能散精于肺，为肺的活动提供物质基础，久之而致肺气虚，是为脾虚及肺，则可见气短、喘促、倦怠乏力等症。

2) 脾阳虚损：即脾阳虚。多由脾气虚损发展而来，亦可由于命门火衰，脾失温煦所致。

病机特点：以脾阳虚损，虚寒内生，温运失职为特征。脾阳虚损，温煦健运失职，则寒从中生，可见脘腹冷痛、下利清谷、五更泄泻等虚寒性症状。脾阳虚，运化水湿无权，水湿内聚，或生痰成饮，或为水肿。

脾虚，运化失职，水湿凝聚而成痰饮，痰浊上犯阻肺，肺失宣肃，则可见咳嗽痰多、脘腹胀闷；脾阳虚损日久还可累及肾阳，形成脾肾阳虚，出现腰膝冷痛、五更泄泻等症，水湿不化，泛滥于肌腠，则为水肿。

3) 水湿中阻：水湿中阻，多由脾的阳气不足，运化无权，水谷不能生化精微，或津液代谢障碍，气化失司，水湿停滞于内所致。脾虚湿滞，又易感受外湿，或恣食生冷瓜果，或嗜食酒酪肥甘，水湿内聚，内外合邪，交阻于中焦，多形成虚实夹杂病证。

病机特点：以脾虚与水湿阻滞夹杂，并互为因果为特征。

水湿中阻，或成痰饮，或为水肿。湿邪内蕴，有从寒化或热化两种倾向，若素体阳虚阴盛，则湿从寒化，更伤脾阳，湿困脾阳不振，形成湿胜阳微寒湿之证。若素体阳盛，则湿从热化，湿困阳郁，久而酿成湿热之证。若中焦湿热熏蒸肝胆，胆热液泄，则可见面目俱黄之黄疸病证。

(2) 脾阴的失调：脾阴失调，是指脾阴亏虚的病机变化。脾阴亏虚多由热病津液耗伤未复，或恣食辛辣、香燥之品，耗伤脾阴；或积郁忧思、劳倦内伤等，使虚火妄动，暗伤精血，损及脾阴等所致。

病机特点：以气阴同虚、脾胃同病为特征。由于脾胃为后天之本，人体脏腑组织器官各部分之濡养,皆有赖于脾气散精而输布。若脾气阴两虚,精气不足,故见倦怠乏力;脾阴虚,则胃失脾助,和降失职,其气上逆,则又可见干呕、呃逆等症。脾为胃行其津液,脾阴津亏乏,津液无以上承咽喉,故口干。脾阴虚,阴不制阳,则可见虚热征象,如口舌干燥、舌红少苔等症。

2. 脾病常见症状及其发生机制

(1) 腹满作胀或脘腹痛:脾健运失职,清气不升,浊气不降,气机郁滞,故发胀满而痛。多因寒湿或湿热困脾,脾气阻滞;或因脾气虚,运化无力,宿食停滞;或因脾阳不振,中焦虚寒,失其温煦寒凝气滞等所致。

(2) 食少、便溏:多因寒湿或湿热困脾,或脾虚胃弱,消化吸收功能障碍所致。

(3) 黄疸:为白眼、皮肤黄染。多由于脾运不健,湿浊阻滞,肝胆疏泄受碍,胆汁外泄,不循常道,逆流入血,泛溢于肌肤所致。

(4) 身重乏力、肢冷:多由脾阳脾气不足,温煦濡养失职,或脾为湿困,水湿留滞所致。

(5) 脱肛、阴挺及内脏下垂:多因脾气亏虚,升举维系无力或不能升举所致。

(6) 便血、崩漏、紫癜:多因脾气虚,失其统摄之权,则血不循经而外溢或血从下陷。

(四) 肝的病机

肝的病机,即指肝的阴阳、气血失调而导致的病机变化。

1. **病机类别** 肝的生理功能是主疏泄和主藏血,其生理特点主动、主升而为刚脏。因此,肝的病机特点是,肝阳肝气易动、易逆,易导致阳气亢逆上炎之证;肝阴肝血易亏,多见肝阴肝血不足之病证。兹分述如下。

(1) 肝阳肝气失调:肝的阳气失调,以肝气、肝阳的亢盛有余为多见,而肝之气虚或阳虚则较为少见。因此,肝气肝阳失调的病机,主要表现在肝气郁结、肝气横逆,以及肝火上炎等方面。亦常影响及脾胃的功能,使其和降失常,运化失职。

1) 肝气郁结:又称肝郁气滞,多因精神刺激,情志抑郁不畅,或因他脏疾病影响及肝,而致肝失疏泄。

病机特点:以肝之疏泄功能不及或障碍,以致气机郁滞不畅为特征。临床可在气机郁滞的部位出现局部的胀满疼痛等症,若痰气互结或气血互结,则在其结滞的局部可出现肿块。如气滞于肝,则两胁胀满或右胁疼痛;肝气挟痰或气血互结于肝之经络,则上可发为瘿瘤、梅核气,中可发为两乳胀痛或结块,下可发为少腹疼痛,或牵引睾丸坠胀,以及女子痛经,甚则经闭等。

肝气郁结,气机失于调达,还可表现出精神抑郁之症;肝气郁结而不达,若横逆犯胃,则胃失和降,引发胃气上逆,而见嗳气吞酸,或恶心、呕吐,甚则胃脘疼痛;若肝气横逆犯脾,则运化功能失调,可发作腹痛泄泻交作,并能随情绪之变化而休作。

肝气郁结,久而化火,还可形成气火逆于上的肝火上炎之证。

2) 肝火上炎:多因肝郁气滞,郁久化热化火;或大怒伤肝,肝气暴张,引发肝火上逆;或因情志所伤,五志过极化火,心火引动肝火所致。

病机特点:以肝之阳气亢盛,肝之疏泄功能太过为特征。肝之阳气升动太过,气血逆走于上,故可见头胀头痛、面红目赤、急躁易怒、耳暴鸣或暴聋等症;肝阳亢逆,郁火内灼,极易耗伤阴血而致阴虚火旺;肝火灼伤肺胃络脉,则易出现咯血、吐血、衄血;气火上逆之极,则血随气壅而发为昏厥。肝火上炎灼肺,津伤肺燥,则肺失清肃,可见胁痛易怒、干咳甚或咳血等"木火刑金"之症。

(2) 肝阴肝血失调:肝的阴血失调的病机,其主要特点有二:一是单纯的肝阴和肝血不足;二是由于肝的阴血不足,阴虚则阳亢,甚则阳气升动无制而化风。因此,肝的阴血失调病机,主要表现在肝阴不足、肝血虚亏、肝阳上亢,以及肝风内动等方面。

1) 肝阴不足:肝阴不足又称肝阴虚。多因情志不遂,气郁化火,火灼肝阴;或温热病后期,耗伤肝阴;或肾阴不足,水不涵木所致。

病机特点:以肝阴不足,阴不制阳,及濡养功能减退为特征。头目、筋脉、肝络失养,可见头晕眼花、两目干涩、视力减退、胁肋隐隐灼痛等症;肝阴不足,阴不制阳,虚热内扰,则可见五心烦热、潮热盗汗、面部烘热等。

因肝肾同源,故肝阴不足往往易与肾阴不足合并出现。同时,常因肝阴不足,阴不敛阳,每易形成阴虚阳亢的病机变化。

2) 肝血亏虚:是以肝血的濡养功能减退或失常为主的病机变化。肝血亏虚多因失血过多,或久病耗伤阴血,或脾虚胃弱气血生化无源,以致血液虚亏。

病机特点:以肝血的濡养功能减退为特征。如肝血亏虚,筋脉失于濡养,则可见肢体麻木不仁,关节屈伸不利;肝血虚不能上荣头目,则头晕目花、两目干涩、视物模糊不清;肝血不足,血海空虚,冲任失充,可引起月经量少或闭经;血虚又易化燥生风,甚则可致虚风内动,则可见皮肤瘙痒,或筋挛、肉瞤等症。

3) 肝阳上亢:又称阴虚阳亢,多因肝阴不足,阴不制阳,肝之阳气升浮亢逆所致。亦可由于精神情志失调,气郁化火,火气上逆而致肝阳上亢,阳胜必然伤阴,而致阴虚阳亢。肝肾之阴相通,称为"乙癸同源",故肾阴不足,水不涵木,亦常可致肝之阳气亢逆。

病机特点:无论是先有阳亢或先有阴虚,其必致阴虚阳亢,终以阳亢于上、阴虚于下为其主要特点。阳亢于上,则见眩晕耳鸣、面红升火、目赤、视物模糊、情绪易于激动、脉弦而数等症状;阴虚于下,则可见腰酸,两足软弱无力等症。

4) 肝风内动:肝风内动包括范围较广,如邪热炽盛,燔灼肝经,热极而动风;肝阳升腾无制,则阳亢而化风;肝之阴血耗损太过,筋脉失养,虚风内动等。

病机特点:以肝肾阴虚,不能制约阳气,肝阳升动太过亢逆化风者为特征。临床可见手足震颤、抽搐筋挛,或为筋惕肉瞤,或为手足蠕动等"风胜则动"之象,甚则可见痉厥,或卒然昏倒、不省人事,或口眼㖞斜、半身不遂等症。

2. 肝病常见症状及其发生机制

(1) 眩晕:即头晕目眩。多由肝之阴血不足,头目失养或阴虚阳亢,肝之阳气升动,上扰清窍所致。

(2) 目花:即视物昏花,或一时性视物黑蒙现象。多由于肝之阴血不足,不能上荣于目,目失所养而致。

(3) 耳鸣、耳聋:耳鸣、耳聋有虚实之分,肝病所致耳鸣、耳聋多为实证,患者自觉耳内鸣响、音调低沉、声如潮涌。多为情志抑郁,肝郁气滞,郁久则化火生热,或大怒伤肝,肝胆之火亢逆,上扰清窍所致,甚则清窍被蒙,可成重听。若肝胆经气阻滞,还可成耳聋。

(4) 巅顶、乳房、两胁、少腹疼痛及阴囊疼痛:上述部位皆为肝经循行所过之处。若肝郁气滞,或痰气交阻,或气血互结,以致经气不畅,脉络不通,则可于上述部位出现胀痛,或形成肿块。若肝气郁而化火上窜于头部,则可发作巅顶剧痛。

(5) 关节屈伸不利、四肢麻木、筋挛拘急、抽搐:多为肝之阴血不足,筋脉失养所致。

(6) 急躁易怒:肝为刚脏,主升主动,肝之阳气升动太过,肝阳亢逆,气血失和,则可致性情急躁易怒。

(五) 肾的病机

肾的病机,即指肾的阴阳气血失调而导致的病机变化。

1. **病机类别** 肾的主要生理功能是藏精,肾中精气内寓真阴真阳,为全身阴阳之根,所以肾的阴阳、气血失调病机,往往只言精气不充,而无气血的失调;肾的阴阳失调,亦多与肾中精气不足有关。

(1) 肾的精气不足:肾的精气不足,包括肾精亏虚和肾气不固两方面。分述如下。

1) 肾精亏虚:肾精亏虚多由年老体衰,肾的精气亏损,或先天禀赋不足,或因房劳过度、久病损耗、后天失养等耗损肾精所致。

病机特点:以肾精亏虚,影响人体的生长发育与生殖功能为特征。在婴幼儿时期导致生长发育不良,出现"五迟"(即小儿立迟、行迟、发迟、齿迟、语迟)和"五软"(即头软、项软、手脚软、肌肉软、口软)等症;在青年时期,则可影响"天癸"按时而至,阻碍性腺的发育成熟;在壮年时期,则可导致早衰体弱、性功能减退,而见滑泄、阳痿等症。此外,肾主骨而生髓,肾精不足,精不能生髓,则骨失所养,见腰膝酸软、两足痿弱无力,或骨脆易折等症;若脑髓空虚,则可见头晕耳鸣、神衰而智力减退、动作迟钝等症。

2) 肾气不固:肾气不固多因幼年精气未充,或因年老肾的精气衰退,或因早婚性生活不节而耗伤肾气,或因久病肾虚失于固摄所致。

病机特点:在肾中精气亏虚的基础上,以肾气不得固守,失其封藏之职为特征。肾失封藏,则肾中精气易于流失,从而可见遗精、滑泄等症;对二便失其固摄之能,则可见大便滑脱,小便清长,或遗尿,尿有余沥,或二便失禁等症;影响纳气功能,气浮于上,则可见呼多吸少,动辄气急而喘等症。

(2) 肾的阴阳失调:肾阴与肾阳,是基于肾中精气产生的两种不同的生理效应,分别代表着肾的生理活动中的寒与热、静与动、降与升、入与出等对立的状态,两者相互制约、相互协调,方能维持肾的正常生理功能。肾的阴阳失调,主要表现为肾阳虚损、肾阴亏虚及命门相火妄动等方面。分述如下。

1) 肾阳虚损:肾阳虚损,即命门火衰。多由心脾阳虚及肾,或由房劳过度,损耗肾阳所致。

病机特点:以肾阳虚损,虚寒内生,及肾阳推动、气化功能减退为特征。肾阳虚损则阴寒内生,因而可见明显的虚寒征象,如畏寒喜暖、腰膝冷痛等;肾阳虚损,则生殖功能减退或水液代谢功能减退,可见阳痿、精冷不育,或水肿等症。

肾阳不足,阳虚火衰,无以温煦脾阳,脾肾阳虚,运化功能失职,则可见下利清谷、五更泄泻等症;肾阳虚,命门火衰,则心阳不足,或肾虚水泛凌心,则可见心悸、气短、水肿等症。

2) 肾阴亏虚:肾阴亏虚多由久病耗伤肾阴,或因情志内伤,五志过极化火,或邪热久留化火,不仅可伤及各脏之阴,且日久必损及肾阴而致肾阴亏虚。亦可由于失血耗液,或过服温燥壮阳之品,或房劳过度而耗伤肾精肾阴,从而导致肾阴亏虚。

病机特点:以肾阴亏虚,阴不制阳,及滋润、濡养功能减退为特征。肾阴亏虚,则滋润、濡养、宁静功能减退及阴不制阳,阳相对偏亢,功能虚性亢奋,虚热内生,临床可见形体消瘦、腰膝酸软、五心烦热,或骨蒸潮热、颧红升火、盗汗,以及舌红少苔、脉虚细而数等症,甚则阴不制阳,相火妄动,精关被扰而失固,则可见性欲亢进,以及遗精、早泄等症。

肾阴虚,不能上济心阴,导致心阴不足,心阳独亢于上,则心肾不交,水火失济,可见虚烦不寐等症;肾阴虚,不能滋养肝阴,肝肾阴虚,则肝阳偏亢,虚阳上扰,可见眩晕耳鸣、腰酸膝软等症;肾虚及肺或肺虚及肾,则可致肺肾阴虚。

2. 肾病常见症状及其发生机制

(1) 阳痿、滑精、早泄、遗精:此皆生殖功能衰弱的表现。肾阳虚衰,命门不足,不能鼓动则阳痿;肾气虚损,精关不固,失其封藏固摄之权,精液不交而自流,则滑精或早泄,因梦而遗,谓之遗精,多由肾阴虚,相火妄动所致。

(2) 腰冷酸痛、下肢痿软:腰为肾之府,肾主骨。肾精不充,肾的阳气虚损,则不能温煦或滋养腰膝,或寒湿、湿热阻滞经脉,气血运行不畅,故见腰冷酸痛、骨软无力、下肢痿弱。

(3) 气喘:肺主呼吸,肾主纳气。肾气虚损,失其摄纳之权,气浮于上,不能纳气归元,故见呼多吸少而气喘。

(4) 耳鸣、耳聋:肾开窍于耳,肾精可生髓充脑,脑为髓之海。肾精不充,髓海空虚,则脑转(眩晕)耳鸣如蝉,虚甚则耳聋失聪。

(5) 骨蒸潮热:潮热,即按时发热,或按时热甚,如潮汐之有定时。肾主骨,肾阴不足,阴不制阳,则虚热内生,而见骨蒸潮热。

(6) 虚烦失眠、健忘:多由肾阴不足,心肾不交,心神不能入舍,则心悸、心烦而难寐。肾精亏虚,髓海不充,轻则记忆力减退,重则健忘。

(7) 小便不利、尿闭、水肿:多由肾阳虚损,气化失司,关门不利,水液不能蒸化或下输膀胱所致。水液排出不畅,则小便不利;气化障碍则尿闭不通;水邪泛滥于肌腠,则发水肿。

(8) 尿频、遗尿:多由肾气虚衰,封藏固摄失职,膀胱失约所致。

二、六腑病机

胆、胃、小肠、大肠、膀胱、三焦六腑,是传化水谷、排泄糟粕的主要器官,其共同的生理特点是以通为用,以降为顺,故六腑病变之产生,多由于其气机失于调畅、通降,影响水谷的消化、吸收和排泄及水液的代谢。

(一) 胆的病机

1. 病机类别　胆的病机,即胆的功能失调。

病机特点主要表现在以下两方面。

(1) 胆汁分泌排泄障碍:由于胆汁生成于肝之余气,而胆汁的分泌和排泄,受肝的疏泄功能的控制调节,所以胆汁的分泌和排泄障碍多由于情志所伤,肝失疏泄所致,或中焦湿热,阻遏肝胆气机所致。胆汁的排泄障碍,不但可进一步加剧肝郁气滞,阻遏脾胃运化功能的正常进行,而且还可以导致胆汁逆流于胃,或外溢于肌肤,而发生黄疸。

(2) 胆虚不宁:胆虚不宁,多因禀赋素虚,或久病耗损,或突受惊恐,使胆气虚弱,以致精神意识思维活动紊乱,对事物的决断能力减弱,表现为胆小怕事,多疑而缺乏决断。

此外,胆经郁热挟痰,痰热上扰,影响心神,则可见心烦失眠等症。

2. 胆病常见症状及其发生机制

(1) 寒热往来:为患者自觉怕冷和发热,往来交替。因肝胆气郁,枢机不利,营卫不调,正邪交争所致。

(2) 口苦:为胆气上逆,胆液上泛所致。

(3) 胁痛：胆的经脉循行于两胁，若肝胆气机不畅，经脉阻滞，气血流通不利，即可发作胁肋胀满疼痛。

(4) 黄疸：即白眼与肌肤黄染，为胆汁的分泌排泄障碍所致。

(二) 胃的病机

1. 病机类别 胃的病机，即是胃的阳气和胃阴的失调所导致的病机变化。胃的主要生理功能是胃阳、胃气主水谷的受纳与腐熟，以和降为顺；胃阴，即胃中的津液，能濡润胃腑，助胃之阳气腐熟消化。所以其病机变化主要表现在胃气虚损、胃寒内盛、胃热炽盛及胃阴不足等方面。分述如下。

(1) 胃的阳气失调

1) 胃气虚损：即胃气虚。多因持久或反复地饮食失节，或因禀赋素虚，或久病耗伤，元气不复等因素所致。

病机特点：以胃的功能减退为特征。胃气虚损，则受纳和腐熟水谷的功能减退，中焦不运，消化无力，饮食积滞于中，则可见纳呆食少、饮食无味、脘腹胀满等症；胃气虚损，和降失职，食不下行，则可发为脘腹胀痛，甚则其气上逆，发为恶心呕吐，或为嗳气呃逆等症。

2) 胃寒内盛：多由过食生冷，或过用寒凉克伐药物，损伤胃阳等所致，或素体阳虚，寒自内生。

病机特点：以寒凝气滞，及胃的腐熟功能减退为特征。胃寒，则腐熟功能减退，水谷不化，多见食入不化、纳呆食少、呕吐清水等；胃寒，则气机不利而气滞，血行减缓而瘀滞，脉络收引拘急，故多出现较剧烈的脘痛，且得温则痛减等症。

3) 胃热炽盛：热与火同类，胃热炽盛，郁而化火上炎，即是胃火。胃热、胃火，多由邪热侵犯胃腑，或因嗜食酒浆辛辣，或过食膏粱厚味，助胃生热；或由气滞、瘀阻、痰湿、食积等郁结化热、化火所致。其他如肝胆之火，横逆犯胃，则亦能引发胃热、胃火。

病机特点：以胃火内炽及腐熟功能亢进为特征。胃热、胃火，均能导致胃的腐熟水谷功能亢进，从而出现胃中嘈杂、消谷善饥等症状。胃中火热炽盛，消灼津液，而致燥热内结，胃失和降，可见口渴引饮、大便秘结等症状，甚则伤阴耗液而致胃阴亏虚。胃火上炎，引发胃气上逆，则可见恶心、呕吐酸苦黄水等症状；胃火循经上炎，则见口气热臭、齿龈肿痛、衄血等；火热灼伤胃腑脉络，还可见呕血等症状。

(2) 胃阴亏虚：胃阴亏虚，主要是指胃的阴津亏虚，从而引起胃的功能失调。

胃阴亏虚，多因热病后期，邪热久留，灼耗阴液；或久病不复，损耗津液所致。

病机特点：以胃阴不足，失于濡润为特征。胃中阴津不足，失其濡润，使胃受纳饮食物和腐熟水谷功能衰退，则可见脘腹胀满之虚痞、频频泛恶、干呕等症状，甚则胃气衰败，则可出现口糜等症。

2. 胃病常见症状及其发生机制

(1) 恶心、呕吐：多由胃失和降，其气上逆所致。

(2) 呃逆：多由胃失和降，其气上逆，气行不顺，上冲咽喉所致。

(3) 胃脘胀痛：多由情志抑郁，或宿食停滞，从而导致胃气壅滞，和降失职，胃脘气机阻塞不通，不通则痛故发。

(4) 消谷善饥：指饮食倍增且易于饥饿。此多由胃热炽盛，腐熟功能亢进，水谷消化加速所致。

(5) 胃脘嘈杂：多由胃热、胃火，或因胃阴亏损，虚热内生，邪热扰动胃腑，胃气失和所致。

(6) 纳呆食少：多由胃气虚弱，腐熟功能减退，和降失职所致。

(三）小肠病机

1. **病机类别** 小肠的病机，即是小肠的功能失调。

病机特点：主要以小肠泌别清浊的功能失常为特征。

病机表现主要有两方面：

（1）小肠清浊不分：多由脾胃病变下传，可因饮食不节，或寒湿，或湿热之邪，损伤脾胃，导致运化失职，升降失司，湿浊之邪下传小肠，以致小肠分清泌浊功能失调，则水谷混杂，清浊不分，并走于大肠，发为泄泻等症。

（2）小肠实热：多由情志内伤，郁久化热化火，致使心火偏亢，心经火热循经而下移小肠所致。心火下移小肠，热与水合，下渗膀胱，可见小便黄赤、灼热疼痛，同时并见心火偏亢之口舌糜烂、疼痛等症。

2. **小肠病常见症状及其发生机制**

（1）泄泻：为水便杂下，大便次数增多。多由小肠分清泌浊功能减退，致使清浊不分，混杂而下，并走大肠所致。

（2）尿赤灼痛：系小便黄赤，尿出时尿道灼热疼痛。多因心火循经下移小肠，小肠之热与水相合，下渗膀胱，排出不畅所致。

(四）大肠病机

1. **病机类别** 大肠的病机，即是大肠的功能失调。

病机特点：主要以大肠的传导功能失调或障碍为特征。

大肠有传导糟粕，吸收水分的功能，故大肠的病机表现主要为排便的异常，可见于：

（1）大肠实热：多因饮食积滞化热，致燥热内结，或肺移热于大肠所致。大肠燥化太过，传导不利而发生便秘；若热迫大肠，传导太过，则又发为热泻之证。

（2）大肠湿热：多因饮食不洁，湿热内犯，或嗜食肥甘，湿热内蕴所致。湿热之邪下注大肠，与气血相搏，损伤肠络，阻滞腑气通降，则可发生便溏不爽、痢下赤白、里急后重等症；若湿热阻滞经脉气血，久则瘀血混浊下注于肛门而成痔。

（3）大肠虚寒：多因久病体虚，阳气虚衰，肠失温煦、固摄所致，可见久泻不止，完谷不化，甚至滑脱不禁。

（4）大肠液涸：多因燥热积滞，灼伤肠液所致。大肠津液枯涸，传导不畅，则可见大便干结、便秘等。

此外，肺的肃降失常与肾的气化失司亦会影响大肠的传导，表现为气虚便秘或阳虚便秘。

2. **大肠病常见症状及其发生机制**

（1）热泻：即挟热下利。多由湿热下注肠腑，热迫大肠传导太过所致。

（2）便闭：多由腑热肠燥，大肠传导艰涩；或气虚大肠传泻无力所致。

（3）痢疾：为泄下赤白脓血，里急后重病证。多由湿浊之邪侵及肠腑，伤及气血，肠络受损所致。

（4）痔疮：多由饮食不节，或过食辛辣厚味，酿生湿热，湿热下注于肛门；或经常便秘，或妊娠多产，以致肛门附近血脉阻滞，瘀血湿热注于肛门，久则发而为痔。

（5）滑脱：即大便滑脱不禁。多因阳气虚衰，肠失温煦、固摄所致。

(五）膀胱病机

1. **病机类别** 膀胱的病机，即膀胱的功能失调。

病机特点：以膀胱的气化不利为特征。

膀胱的贮尿和排尿功能,全赖于肾和膀胱的气化,膀胱的功能失调,实际上就是气化的失常。外感湿热之邪,或饮食不节,湿热内生,导致膀胱湿热,使其气化失司,则见尿频、尿急、尿痛等。若因邪实阻滞膀胱,或肾阳不足,而致气化不利,可见排尿困难,甚则尿闭;如因肾虚,膀胱固摄无权,又可见遗尿、小便失禁等症。

2. 膀胱病常见症状及其发生机制

(1) 尿频、尿急或尿痛:多由湿热之邪下注膀胱所致。

(2) 排尿困难或尿闭:多因寒湿或湿热之邪内侵,或由于肾阳虚损,致使膀胱气化无权,尿液排出不利所致。

(3) 遗尿或小便失禁:多由于肾虚,失其封藏固摄之权,致使膀胱失约,开多闭少所致。

(六) 三焦病机

三焦病机,即是三焦功能失常。

病机特点:以三焦气化的失调或障碍为特征。

三焦为六腑之一,是上焦、中焦、下焦的合称。三焦的生理功能,概括了全身的气机与气化。

三焦的病机表现主要有两方面:一是心与肺、脾与胃肠、肝与胆、肾与膀胱等的气机不利,气的升降出入异常,从而导致有关脏腑的生理功能异常。如肺气的宣肃失职、肝气的疏泄失调、胃气和降失职、大小肠的传化失司、膀胱的气化失权等皆可归于三焦气机不利。二是由于三焦的气化功能,概括了肺、脾、肾等脏器调节津液代谢的生理功能,故将肺的通调失职,归结为上焦气化失司;将脾胃的运化水液、输布精微、升清降浊功能异常,归结为中焦气化失司;将肾与膀胱的蒸腾气化,升清降浊,肠的传化糟粕功能失调,归结为下焦气化失司。所以,三焦气化失司概括了全身水液代谢障碍的病理机转。

三、奇恒之腑病机

奇恒之腑的功能活动与脏腑之生理功能密切相关,故其病机往往相互影响。如脑、髓、骨的病变,多与肾精之亏损有关;脉之病机,则多与气血之运行逆乱或障碍有关;而胞宫的病机,则主要在于气血失调,与心、肝、脾、肾功能失调,以及冲任不和密切相关。

(一) 脑的病机

脑的病机,即是脑的功能失调。

脑是人体极为重要的组织器官。人的精神、意识和思维活动,眼、耳、口、鼻、舌的视、听、嗅、味等感觉,以及言语应答、肢体活动等,均是脑的生理功能。因此,脑的病机表现,主要是以上述种种生理功能的障碍或失调为特征。由于脑是由髓汇聚而成,且髓又是由肾之精气所化生,所以,如肾中精气亏虚,精不生髓,脑髓空虚,即可导致脑的功能失调,而见智力减退,视、听和言语应答迟钝,肢体活动不便或痿弱不用等症。脑的生理活动,全赖于气、血、津液和水谷精微的充养,因此,心、肺、脾、肝、肾等脏的生理功能失调,均可引起脑的功能失调,而见精神情志活动异常等病理表现。且由于脑位于人体之首,头为诸阳之会,脑的生理活动全赖于阳气的升腾,所以阳气不升,清阳不达头目,则可见头目眩晕、耳目失聪等症。

(二) 髓与骨的病机

髓与骨的病机,即是髓和骨功能的失调。

髓居骨中，包括骨髓、脊髓和脑髓。髓的病变，常由肾精不足或水谷精微亏乏，精无以生髓所致。髓虚则骨失所养，而见骨骼软弱，屈伸无力，或易于碎折；髓虚，则无以充脑，脑髓虚亏，则神衰失聪。

骨为人体重要的支架，具有刚强坚韧之性，骨内藏髓，髓能养骨，故骨之生长和功能，取决于肾之精气的盛衰。骨的病机，主要表现于骨弱失养致痿软无力或变形等方面，多因先天禀赋不足，或后天水谷失养，因而精髓亏乏，骨失所养，生长发育不良，则可形成骨软无力，或佝偻变形等病变。均可导致不能久立，或行走不稳等病症。

若因邪热日久灼伤阴液，伤及肾精；或因过劳伤肾，肾精虚损；或因命门相火亢盛而妄动，耗伤肾精，则可致骨枯而髓减，形成骨痿病证。

（三）脉的病机

脉的病机，即是脉的功能失调。

脉为血之府，是气血运行的通道。脉道以通利为顺，若津液枯涸，脉失濡养；或痰浊内阻，气机不畅，或寒凝瘀阻等，均可引起脉道不利，而致气滞血瘀，反之，气滞或血瘀则又可影响脉道的通利。脉的病机变化，主要表现为气血流行不畅，或气滞血瘀阻塞不通，以及血溢于脉外等方面。若气滞或血瘀于局部组织，则常可见到疼痛、肿胀，或麻木，以及局部肌腠萎缩、坏死等病变。脾气虚损，血失统摄，脉道壅遏血脉功能减退，则可见各种出血之症。

（四）女子胞与精室的病机

女子胞的功能失调，主要表现在经、带、胎、产的异常。

女子胞，又称胞宫，即是子宫。女子胞的主要生理功能是主司月经和孕育胎儿，女子的月经来潮，胎孕、产育和授乳，均以血为用，故又有"女子以血为本"之说。但血之为用，全赖于气，气血调和，血才能充分发挥其生理效应。故女子胞生理功能的失调，多为气血亏损或气血失和所致，如气虚、气滞、血寒、血热等皆是导致女子发生月经病证的主要原因；寒湿或湿热下注胞宫，亦是破坏了气血的调和，引起胞宫生理功能失调而发病。而与女子胞功能失调密切相关的脏腑经络主要涉及心、肝、脾、肾及冲任二脉。如思虑暗耗心之阴血、郁怒伤肝、劳倦或忧思伤脾、房劳伤肾及冲任不调等。

精室的功能失调，主要表现为男子性与生殖功能的障碍。

精室，通常指男子藏精之所，包括与男子生殖相关的诸多器官组织，如睾丸、精囊、前列腺等。精室具有奇恒之腑的功能，能藏能泄，其藏泄功能皆以气血调和，脏腑经络功能正常为基础。精室的功能失调多由先天不足，禀赋薄弱，或房事不当，或情伤气滞日久入络，或手术不当，或跌仆损伤等，而致精室亏虚、精关不固或精室瘀滞。精室发病多与肝气郁结、肾失封藏及心虚神浮关系密切。

第四节 经络病机

经络病机，是指致病因素直接或间接作用于经络系统而引起的病理变化。

经络遍布周身，彼此相贯，通过运行气血的作用，把人体脏腑、肢体、官窍等紧密地连成统一的有机整体,从而保障了人体生命活动的有序进行,是调节人体功能的特殊网络系统。经络系统的病理变化,一方面表现为经络循行路径上经脉气血的运行失和,另一方面则与其所络属的脏腑功能失调有密切关系。

经络病机包括经络的气血偏盛偏衰、经络的气血运行逆乱、经络的气血运行阻滞、经络的气血衰竭等方面。

一、经络的气血偏盛偏衰

经络的气血偏盛,可引起与其络属的脏腑、组织、器官的功能过亢,破坏各经络、脏腑生理功能的协调平衡而发病。经络的气血偏衰,则既不能濡润温养所联结的肢体、皮肉等组织,而发生麻木、疼痛、拘急、痿废等变化,又不能灌注所络属的脏腑器官,使其功能活动减退而发病。正如《灵枢·经脉》在论述足阳明胃经的经气虚实时所说:"气盛则身以前皆热,其有余于胃,则消谷善饥,溺色黄。气不足,则身以前皆寒栗,胃中寒则胀满。"又说:"足阳明之别……实则狂巅,虚则足不收,胫枯。"即足阳明胃经的气血过于壅盛时,足阳明经所循行于身前的部位"皆热"。胃的腐熟功能增强,而出现"消谷善饥"等症状;足阳明胃经的气血偏衰后,引起其所循行的部位"身以前"和所属的脏腑"胃"的病理变化。因此,经络的气血盛衰,可直接影响着与其相络属脏腑的气血盛衰。

二、经络的气血逆乱

经络的气血逆乱,主要是由于经气的升降逆乱,从而影响及气血的正常运行,导致气血的上逆或下陷而致病。反之,气血的运行失常,亦必然导致经气的逆乱,两者常互为因果。

经络的气血逆乱,多引起人体阴阳之气不相顺接,而发为厥逆。如《素问·厥论》说:"巨阳之厥,则肿首头重,足不能行,发为眴仆。"厥,即经气逆乱,阴阳之气不相顺接而厥逆。由于足太阳膀胱经脉起于目内眦,上额交巅入络脑,故足太阳经的经气逆乱,则气血循经上涌而致头重肿胀。足太阳经其下行之脉合腘中,贯腨内,其经气逆上则下虚,故足不能行走,上盛下虚,甚则发为眩晕跌仆,昏不知人。

经络的气血逆乱,又可导致与其络属的脏腑生理功能紊乱。如《灵枢·经脉》在论述足太阴之别的功能逆乱时有"厥气上逆则霍乱",即是说足太阴经的经气逆乱,可以导致脾胃功能的紊乱,以致清气不升,下为泄泻,浊气不降,上逆为呕,清浊混淆,发为霍乱吐泻。

另外,经气的逆乱,又是导致出血的原因之一。如气火上逆所致的咯血、吐血、衄血,实质上也与经气上逆有关。如肝火犯肺所致的咯血,实际上即是通过肝经的火热引起经气逆乱,上犯于肺所致。阳明热盛时的鼻衄,也是阳明经的经气逆乱所致。

三、经络的气血运行不畅

经络的气血运行不畅,是由于经气不利,影响及气血的运行。经络的气血运行不畅,常可累及所络属之脏腑以及经络循行部位的生理功能。例如:表证常有全身肌肉酸痛的症状,就是由于外邪束表,机体浅表经络的经气不畅所致;足厥阴肝经的经气不利,常是形成胁痛、瘿瘤、梅核气、乳房结块等的主要原因。

此外,经气不利,经络的气血运行不畅,又是某一经络气滞、血瘀的主要成因。故《难经·二十二难》说:"经言是动者,气也;所生病者,血也。""气留而不行者,为气先病也;血壅而不濡者,为血后病也。故先为是动,后所生病也。"这就是说,在经络病变中,最早出现的是经气不利,气血运行不畅,然后才会导致血瘀等病变。

四、经络的气血衰竭

经络的气血衰竭,是指由于经气的衰败而至终绝,气血也随之衰竭而出现的生命临终现象。由于各经循行部位不同,所属脏腑的功能各异,故各经气血衰竭时所出现的证候亦各有特点。如《素问·诊要经终论》说:"太阳之脉,其终也,戴眼,反折,瘛疭,其色白,绝汗乃出,出则死矣。少阳终者,耳聋,百节皆纵,目睘绝系,绝系一日半死,其死也,色先青,白乃死矣。阳明终者,口目动作,善惊,妄言,色黄,其上下经盛,不仁,则终矣。少阴终者,面黑,齿长而垢,腹胀闭,上下不通而终矣。太阴终者,腹胀闭不得息,善噫,善呕,呕则逆,逆则面赤,不逆则上下不通,不通则面黑,皮毛焦而终矣。厥阴终者,中热嗌干,善溺,心烦,甚则舌卷,卵上缩而终矣。此十二经之所败也。"由于十二经脉之经气是相互衔接的,所以,一经气绝,十二经之气亦随之而绝。临床上通过观察经络气血衰竭的表现,即可判断病变的发展和预后。

第五节 疾病的传变与转归

疾病发生、发展与演变的趋势和规律,是中医病机学的重要组成部分。疾病是一个动态变化的过程,任何疾病都有一个从发生、发展到终结的过程。疾病的演变大体可分为两种方式:一是传变;二是转归。疾病的演变包含了病邪、病性、病位、病势的动态变化,而邪正交争是疾病过程的基本矛盾,它决定着疾病的发生、发展和转归。

一、疾病传变与转归的含义

(一)疾病传变的含义

疾病的传变,简称病传。"传"是指疾病病位的传移。"变"是指疾病寒热虚实性质的变化。疾病传变,即指疾病在机体内发生病位的传移和病性变化。实质上是疾病过程中各种病机变化的衔接、重叠与转化,亦即疾病发展过程中在不同时间和不同层次上,人体阴阳、精、气、血、津液代谢失常和脏腑功能失调等病机矛盾的复杂联系和变化。

疾病传变涉及病变由局部到全身,病机变化由单一发展到复杂,病机性质由量变转为质变等;疾病的传变常因邪气的性质、感邪途径以及受病部位的不同,呈现出不同的传变形式与过程。在外感疾病与内伤疾病之间,这些差别尤为显著。

疾病传变的理论,不仅关系到临床辨证论治,而且对疾病的早期治疗,控制疾病的发展,推测疾病的预后等,都有重要的指导意义。

(二)疾病转归的含义

疾病的转归,是指疾病后期阶段的变化状态和结局。

在疾病的发生、发展过程中,邪正斗争使双方力量发生消长盛衰的变化,这种变化,决定疾病发展的趋势和转归。正胜邪退,疾病向好转和痊愈方面转归;邪胜正衰,疾病向恶化甚至死亡方面转归。此外,在邪正消长盛衰的过程中,若邪正双方的力量对比势均力敌,出现邪正相持或正虚邪恋、邪去正气不复等情况,则常常是许多疾病由急性转为慢性,或留下后遗症,或慢性疾病持久不愈的主要原因之一。总之,疾病的转归是邪正交争的趋势及其盛衰变化的表现。一般而言,疾病的转归,可分为痊愈、死亡、缠绵、后遗、复发等。

二、影响疾病传变与转归的因素

引起疾病传变和影响其转归,是人体内外各种因素共同作用的结果。

(一) 外环境因素

机体的外环境主要指自然环境与社会环境而言,包括时令气候、地域环境、病邪种类及工作与生活状况等。

时令节气不同,对于病邪的形成、传播和机体的反应性及防御功能,都会产生不同的影响。一般而言,阳热病证,其病情多在阳旺的春夏季加重,而在阴盛的秋冬季减轻;阴寒病证,其病情多在阴盛的秋冬季加重,而在阳旺的春夏季减轻。尤其是二分(春分、秋分)、二至(夏至、冬至)之时,对疾病的好转、加剧,甚至死亡,反应非常突出。因为这些时刻是四时阴阳气交升降由量变到质变的关键时刻,而人亦应之。此外,在一日之中,疾病受气候的影响,也有"旦慧昼安,夕加夜甚"的不同变化,白天病情稳定或缓解,夜晚加重或恶化,这主要与一昼夜卫气的出入盛衰有密切关系。

地理环境和时令气候两者之间关系密切,并共同作用于人体及病邪双方,而对疾病的传变发生影响。一般来说,居处势高而干燥之地,或逢久晴少雨季节,病变多呈热重于湿,且易化热、化燥,伤阴耗津;而居处卑湿之地,或逢阴雨连绵季节,则病变多呈湿盛热微,湿重于热,且易于伤气伤阳。而且,某些阳微湿盛患者还可转化为寒湿病证。而且,地域因素的长期作用,形成不同地理环境人群的体质特征和疾病谱的差异,同时亦影响疾病的传变。

工作与生活状况也常常影响疾病的传变。工作状况包括工作压力、同事关系、工作能力等;生活状况包括饮食、生活习惯、经济收入等等。两者都能直接影响人的精神情志和脏腑功能,而引起对疾病的影响。

病邪亦是影响疾病传变的重要因素,在传变的迟速以及病位、病性的传变方面都受到邪气的影响。如外感六淫病邪,火(热)邪、风邪、暑邪为传变较快,易燥化;而湿邪黏滞,其病程则多缠绵难愈,易从寒化使病情复杂多变。疠气为病则传变急速、变化多端。湿、痰、水饮及瘀血内生,传变一般较之于外邪缓慢,但其病情随气机升降出入变化多端。此外,邪盛则传变较快,邪微则传变缓慢。各种不同的病邪,其伤人的途径不同,病位传变的路径亦有较大的差异,如伤寒和温病同时为外感热病,因病邪有寒温之别,故其传变规律也不尽相同,伤寒为六经传变,而温病则按卫气营血和三焦传变。即使同一病邪,因机体感邪轻重不一,其传变也不一致。病邪从化主要由体质因素决定,但病性的变化与病邪的属性亦有一定联系。所谓"从化",是指邪气各有其不同的性质,当侵入人体后,可随人的体质阴阳、虚实、燥湿的不同,而发生不同性质变化的现象,如湿为阴邪,较易从寒而化;但是湿邪侵袭阳盛之体,则可从阳化热。由于存在着从化现象,致使很多疾病始同终异,或始异终同,变化多端。

(二) 内环境因素

内环境因素包括禀赋、体质、精神状态等,主要是通过对人体正气发生作用而影响疾病的进程与转归。

先天禀赋在人体体质的形成过程中起着关键作用,与体质的强弱及疾病的发生、发展有着十分密切的关系。而体质对疾病的传变与转归的作用,其一是影响正气之强弱,从而影响疾病的发生与传变的速度和预后。体质强盛者,一般不易感受病邪,一旦感邪虽发病急速,但传变较少,因其抗御病邪的能力较强,则不仅能延缓病情的进一步发展,使病变局限在肌表或经络,而且可在正气抗御病邪的作用下,驱邪外出,使病邪对机体的作用消失或终止,促进疾病向好转和痊愈方面转归;而体质素虚者,则易于感邪,且机体抗御病邪的能力低下,不能制止邪气的致病作用及其进一步发展,故而病势缓慢、病程缠绵,且易于深入而多传变,甚则机体受到的病理性损害日趋严重,使病情趋向恶化和加剧。其二是影响病邪的"从化"。素体阳盛者,则邪多从火化,疾病多向实热或虚热演变;素体阴盛者,则邪多从寒化,疾病多向寒实或虚寒演变。

不良的精神状态和过度的情志变化通过干扰气机,可以加重或恶化患者的病情,延长疾病的病程;情绪的持续紧张或过于激动、恐惧等因素,甚至还会导致一些患者的死亡。

此外,治疗护理当否或意外因素等亦直接影响疾病的传变。正确的治疗,可及时阻断、中止疾病的发展和传变,或使疾病转危为安,以至痊愈。反之,若用药不当,或失治、误治,损伤了人体正气,则可致变证迭起,坏证丛生,甚至预后不良。

三、疾病传变与转归的形式

(一) 疾病传变的形式

疾病传变包括病位传移和病性变化。

1. 病位传移　指在疾病的发展变化过程中,病位发生传移的病理过程。人是一个有机整体,通过经络运行气血的作用,机体的表里上下、脏腑组织之间都是互相沟通的,因而某一部位或某一脏腑的病变,可以向其他部位或其他脏腑传变,引起疾病的发展与变化。一般地说,外感病发于表,发展变化过程是自表入里、由浅而深的传变,所以外感病的基本传变是表里之间的传变,主要形式有六经传变、卫气营血传变和三焦传变。内伤病起于脏腑,发展变化过程是由患病脏腑波及影响其他脏腑及经络组织,所以内伤病的基本传变是脏腑经络的传变,主要形式有经络之间的传变、经络与脏腑之间的传变、脏腑之间的传变。但这也是相对的,如外感病由表入里后,也可引起内脏之间的传变;内伤病亦多有脏腑与经络、内脏与形体之间的表里、浅深的传变。当然,无论哪种传变,都是以脏腑经络功能失常为其基本病理变化。

掌握病位的传变规律,便能把握病势发展趋向,从而抓紧时机进行治疗,以防止疾病的发展,将疾病治愈在初期阶段。《素问·阴阳应象大论》说:"邪风之至,疾如风雨,故善治者治皮毛,其次治肌肤,其次治筋脉,其次治六腑,其次治五脏。治五脏者半死半生也。"说明了掌握疾病传变规律,实施早期治疗的重要性。

(1) 表里传变,又称表里出入,内外传变。它代表疾病发展过程中病位的深浅,标志着病理变化的趋势。主要表现为表邪入里,或里病出表。表邪入里,是指外邪先伤卫表,而后内传入里,影响脏腑功能的病理传变过程。多因正气不足,或邪气过盛,或失治、误治等所致。常见于外感病初、中期,是疾病向纵深发展的反映。里病出表,是指由于正邪斗争,病邪由里透达于外的病机传变过程。一般素体强盛,或治疗护理得当等,能驱邪外出,由里而达表。反映邪有出路,病机发展为顺,病势好转或向愈。

表里病位传变的形式,主要有伤寒的六经传变与温病的卫气营血传变和三焦传变。

六经传变的一般规律是,外邪循六经传变,由表入里,渐次深入。即太阳→阳明→少阳→太阴→少阴→厥阴,称为"循经传"。六经之中,三阳主表,三阴主里。三阳之中,太阳为一身之藩篱,主表,阳明主里,少阳主半表半里;三阴之中,太阴居表,继而为少阴、厥阴。此外,六经传变还有一些特殊的传变形式,如越经传、表里传、直中、合病与并病等。

卫气营血传变规律,是指病邪由卫传气,由气传营,由营传血。一般来说,病在卫分为病势较轻浅;病在气分为邪已传里,病势较重;病在营分为邪已深入,病势更重;病在血分为邪更深入一层,最为严重。这种传变规律,反映了温热病由表入里,由外而内,由浅入深,由轻而重的疾病演变过程,揭示了病变的不同程度和阶段。由于病邪性质、感邪轻重和体质不同,温病在传变过程中,亦有不出现卫气营血全程传变者,有初起邪在卫分,治后即愈,不复传里的;有起病不从卫分而直中气分或营血的;还有卫气同病、营卫合邪、气血两燔;若温热之邪未能在卫分或气分得以透解而迅速进入营分或血分,称为内陷,其病剧变,病势凶险。

三焦病变的传变规律有顺逆之分。顺传,一般多由上焦手太阴肺开始,由此而传入中焦,中焦病不愈,多传入下焦肝肾;如由肺而传入心包则为逆传。这是一般的规律,但并不是固定不变的,在传变过程中,有上焦证未罢而又见中焦证的,亦有中焦证未除又出现下焦证等。

(2) 内伤杂病的传变,其形式主要有经络之间的传变、经络与脏腑之间的传变、脏腑之间的传变。

经络之间的传变,是指经脉之间阴阳相贯,一经有病必然传至他经,或影响相连的其他各经,如足厥阴肝经,布胁肋,注肺中,故肝气郁结,郁而化火,循经上犯,灼伤手太阴肺经,即所谓木火刑金,而出现胸胁灼痛、咳嗽痰血、咳引胸痛等肝肺两经之证。

经络脏腑之间的传变,一为由经脉传至脏腑。《素问·缪刺论》说:"邪之客于形也,必先舍于皮毛,留而不去,入舍于孙脉,留而不去,入舍于络脉,留而不去,入舍于经脉,内连五藏,散于肠胃,阴阳俱感,五藏乃伤,此邪之从皮毛而入,极于五藏之次也。"一为由脏腑传至经脉。如心肺有病会通过其所属经络的循行部位而反映出来,出现胸痛、臂痛等。

(3) 脏腑之间的传变,包括脏与脏、脏与腑、腑与腑及形脏之间传变。

脏与脏的传变是指病位在五脏之间的传变,是疾病最为常见的病位传变形式,其发生传变的机制,除经络的联系外,五行关系的失衡、阴阳失调、气血失常、津液代谢失常等均可引起病邪从一脏传及他脏。五脏间的相互传变规律主要有五行母子相及和相乘、反侮四个方面。

脏与腑相传是指病位在脏与腑之间传变,可有脏病及腑,腑病及脏。相合的脏腑之间,有经脉直接络属,从而使病邪在相表里脏腑之间相互传变,如肺与大肠相表里,脏腑气化相通,大肠得肺之肃降而传导粪便,若肺有病变,肺肃降失职,则可致大肠腑气不通而发生便秘;而大肠实热,积滞不通,亦反过来影响肺气的肃降,从而发生胸满而喘咳。脏与腑亦可出现非表里相传,如肝气横逆犯胃、脾阳虚影响到大肠的下利清谷、脾之湿热熏蒸影响胆汁外溢而成黄疸等,其传变机制,是因这些脏腑功能本就相关,故其病变亦可相互影响。

腑与腑相传是指病变部位在六腑之间发生转移变化。胆、胃、小肠、大肠、膀胱、三焦等六腑,均参与饮食物的受纳、消化、传导和排泄及津液的输布和排泄。其生理功能各有分工,但密切配合。故病机上一腑功能失调常会影响及另一腑,导致其功能失常。例如大肠传导失司,腑气不通,则可导致胃气上逆,出现嗳气、呕恶等症状;若胃中湿热蕴结,熏蒸于胆,则引起胆汁外溢,出现口苦、黄疸等症。腑与腑的传变在于六腑以通为用、以降为顺,若任何一腑的气机不通或气机上逆,均可破坏六腑整体通降功能,从而使病变在六腑中发生相应的传移。

形脏内外传变主要指外邪通过形体内传于相合之脏腑,或脏腑有变影响及相应的形体。外邪侵袭肌表形体后,多沿经脉传入脏腑。如寒邪袭表,多客于肌表皮毛,再内传于肺而致肺失宣肃,出现咳嗽、喘促等症。又如《素问·痹论》云:"五脏皆有合,病久而不去者,内舍于其合也。故骨痹不已,复感于邪,内舍于肾;筋痹不已,复感于邪,内舍于肝;脉痹不已,复感于邪,内舍于心;肌痹不已,复感于邪,内舍于脾;皮痹不已,复感于邪,内舍于肺……诸痹不已,亦益内也。"风寒湿邪气侵袭机体,形成皮、肉、筋、脉、骨等形体组织受邪的五体之痹,因与五脏有相合关系,而传入于所合之脏,形成五脏痹。病至五脏,则病情深重。反之,病变亦可由脏腑经过经脉,反映或外传于体表。例如足厥阴肝经绕阴器,抵小腹,布胁肋,上连目系,肝气郁结会表现出少腹、两胁等胀满疼痛,肝火上炎易见两目红赤,肝经湿热多见阴部湿疹、瘙痒等。

但是体质有强弱,受邪有轻重,病情有万变,治疗有正误,所以疾病的传变也有不以次递相传者。因此不能把这种传变规律当作刻板的公式,避免按图索骥,必须全面观察,灵活运用。

2. 病性转化 有寒热转化和虚实转化两端。

(1) 寒热转化,是指疾病或病证的寒热性质,在一定条件下发生转换与变化的病理过程。寒证与热证反映了机体阴阳偏盛与偏衰的病机变化。在疾病发展过程中,阴阳的消长盛衰可以改变原来的性质,转化成相反的性质,即由寒化热或由热化寒。

由寒化热,是指疾病或病证的性质原本属寒,继而又转为热的病理过程。多发生于阳盛或阴虚体质,或邪侵于属阳的脏腑或经络,邪从阳化热,或误治伤阴,邪从热化。如太阳病初起恶寒重,发热轻,脉浮紧,此为表寒证;继而出现阳明里证,症见壮热、不恶寒、心烦口渴、脉数,则表示病变已从表入里,从阳而化热。

由热转寒,是指疾病或病证的性质本来属热,继而又转化成寒的病理过程。多发生于阳虚阴盛体质,或邪侵于属阴的脏腑或经络,病邪从阴化寒,或误治伤阳,邪从寒化。如便血病证,初起便血鲜红、肛门灼热、口干舌燥、大便秘结或不爽,证属实热动血,继则便血日久,血去正伤,阳气虚衰,而见血色紫暗或黑、脘腹隐痛、喜按喜暖,并见畏寒肢冷、大便溏薄,此时病变性质已由实热转为虚寒。

总之,寒热在疾病发展过程中,不是一成不变的,在一定条件下,是可以互相转化的。寒热病性的转化,有随体质和邪气侵入的部位而变的,也有因治疗失当而变的。一般而言,由热转寒者,为阴长阳消,正气损伤,正不敌邪,病多难愈;由寒转热者,为阳长阴消,多是正气来复,病较易治。

(2) 虚实转化,是指疾病或病证的虚实性质在一定条件下发生相互转化的病理过程。虚实转化取决于邪正的盛衰变化。在疾病发展过程中,邪正双方的力量对比经常发生着变化,当邪正双方力量的消长变化达到主要与次要矛盾方面互易其位的程度时,虚与实的病机也就发生了转化,出现由实转虚或因虚致实的情况。

由实转虚,是指以邪气盛为主的实性病证,转化为以正气虚为主的虚性病变的病理过程。多因病邪过盛,正不敌邪,或体质素虚,正气虚弱,或失治、误治等因素,使病程迁延,虽邪气已去,但正气耗伤,因而逐渐转化为虚性病机变化。如痢疾病证之腹痛后重、痢下赤白,本属湿热下注实证,但由于未能及时泻去积滞,则泻痢日久,损伤正气,以致体质日渐瘦弱,则为转化成虚。

因虚致实,是指以正气虚为主的病证,由于各种原因导致水湿、痰饮、瘀血等实邪留于体内的病理过程。多由于脏腑功能减退,气血阴阳亏虚,而产生气滞、痰饮、内湿、瘀血、食积等病机变化或病理性产物,或因正虚抗邪无力而复感外邪,邪盛则实,形成虚实并存的病机变化。实际上,因虚致实是虚性病机仍然存在,因其虚而复增邪实的虚实错杂的病机变化。如脾气虚损,中气不足,健运失职之腹满便秘。

(二) 疾病转归的形式

在疾病过程中,正气与邪气不断地进行着斗争,产生邪正盛衰的病机变化。这种病机变化不仅关系到虚实证候,而且直接影响到疾病的转归。在一般情况下,正胜邪退,则疾病趋向于好而痊愈;邪胜正衰,则疾病趋向恶化甚至死亡。疾病的转归除痊愈和死亡外,尚有缠绵、后遗、复发等形式。常见形式如下。

1. **痊愈** 是指病理状态完全消失,生理功能恢复正常,阴阳气血重新处于平衡状态。痊愈是疾病转归中的最佳结局。疾病能否痊愈与痊愈的快慢,除依赖于患者的一般健康情况、抗病能力外,及时、正确、积极的治疗是十分重要的。由于患者的正气比较充盛,抗御邪气的能力较强,或因及时地得到正确的治疗,邪气被驱除出体外,病邪对机体的损害减弱以至消除。人体的脏腑、经络等组织的病理性损害逐渐得到修复,精、气、血、津液等的耗伤也逐渐得到恢复,机体的阴阳重新获得了平衡,疾病则告痊愈。

2. **死亡** 是生命活动的断绝,是机体阴阳离决,整体生理功能永久终止的病理过程或结局。可分为生理性死亡、病理性死亡和意外死亡。生理性死亡,指享尽天年,无病而终,为自然衰老的结果。意外死亡是指跌打、外伤、中毒、车祸等各种意外损伤所造成的死亡。因各种疾病造成的死亡,称病理性死亡。病理性死亡是邪正斗争及其盛衰变化的过程中,邪胜正衰,使疾病逐渐恶化而导致的一种不良的结局。

3. **缠绵** 是指久病不愈的一种病机变化,邪正双方势均力敌,处于邪正相持或正虚邪恋的状态,是病理过程演变为慢性迁延性的表现。多见于疾病后期,亦常由于多种疾病由急性转为慢性,或慢性病经久不愈,正气亏虚,驱邪无力所致。由于正气不能完全驱邪外出,邪气也不能深入转变,致使疾病处于缠绵难愈的病理过程。常向两种方向转变:一是在积极的治疗调养下,正气增强,邪气渐散,疾病趋于好转,或痊愈;二是治疗调养不当,或正气无力驱除余邪或病邪缠绵不去而致正气难复,邪气留恋而转为迁延性或慢性病证,或留下后遗症,甚反复发作,或持续加重,或治疗和护理不当,则病势日趋恶化,乃至死亡。

4. **后遗** 又称后遗症是指疾病的病理过程结束,或在恢复期后症状、体征消失,病因的致病作用基本终止,只遗留原有疾病所造成的形态或功能的异常。后遗症主要表现出来形态的异常,如肢体震颤、身体畸形、痴呆、偏瘫等,或脏腑经络功能障碍和精神障碍。后遗与缠绵不同,后遗症是病因、病机变化的终结,是疾病的一种转归;而缠绵则是疾病的迁延或慢性过程,为疾病的自然延续。此外,还有一种伤残,主要指外伤所致的人体某种组织结构难以恢复的损伤或残缺。如枪弹、金刃、跌仆、虫兽等给形体、脏腑造成的变形、缺失等,就属伤残范围。后遗伤残都是涉及疾病半永久性结局的概念。

5. **复发** 又名复病、再发是指即将痊愈或已经痊愈的疾病再度发生。复发是疾病过程连续性的特殊表现形式,其特点是原有病变经过一段"静止期"后再度活跃,即机体内原有的病因尚未完全消除,在一定条件下重新发作。复发的病机是正气渐复,但尚薄弱;邪气虽衰,然余邪未尽,邪正相争近乎停止,机体气血阴阳趋向正常。此时一旦出现损伤正气或助长邪气的条件,则易于打破邪正相安之势,于是邪势复盛而旧病复发。引起疾病复发的常见诱因主要有食复、劳复、情志复、重感复等。食复,指疾病愈后,脾胃尚虚,因饮食失节而导致疾病复发者。劳复,指疾病初愈,余邪未清,因过度劳累而致疾病复发者,一般分为劳力复、劳神复和房劳复三种。情志复,指疾病初愈,由于情志过激而致旧病复发。重感复,是指疾病初愈,余邪未尽,又复感新邪,而致旧病复发。此外,还有一种叫"自复"的复发形式,是指疾病初愈后,不因饮食、操劳、情志、感邪所诱发,而是无明确的诱因而自行复发者,多由余邪未尽,正气尚虚,无力抑邪,致使邪气暗长,而导致旧病复发。

【知识拓展】

[1] 卢玉起.病机浅说[M].沈阳:辽宁人民出版社,1980:51.
[2] (金)刘完素.素问玄机原病式.[M].曹公寿,宗全和,点校.北京:人民卫生出版社,1983.
[3] 喻自成."内生五邪"探讨[J].浙江中医学院学报,1984,8(5):2-6.
[4] 何建升.邪正盛衰与疾病关系探析[J].陕西中医学院学报,1999(05):58-59.
[5] 赵存娥,李明奎.中医病因病机学[M].北京:科学出版社,2000:205.
[6] 卢红蓉.《黄帝内经》脏腑病机特点研究[J].时珍国医国药,2012,23(1):255-256.
[7] 刘又嘉,贺璐,龙承星,等[J].中医阴阳平衡与微生态平衡契合性探析[J].中国中医药信息杂志,2017,24(4):5-8.
[8] 谢冠群,钱俊华,范永升.上火的由来、定义及其研究思路[J].世界中医药,2017,12(12):2869-2871.

第九章 防治原则

导学

预防与治则是中医学理论体系中不可分割的重要组成部分,两者密不可分。在防治关系中,防重于治、防治结合是中医防治学的重要特色。

本章从未病先防和既病防变两个方面介绍了中医治未病的思想和方法。本章所论治则主要包括治病求本(正治与反治、治标与治本)、扶正祛邪、调整阴阳、调和气血、调整脏腑、调摄精神、三因制宜等基本治疗原则。

本章的学习重点: 中医治未病思想的含义和主要方法,治病求本(正治与反治、治标与治本)、扶正祛邪、调整阴阳三种治则的概念、适应证和方法。

本章的学习要求:

(1) 掌握中医治未病的含义和方法,以及治病求本(正治与反治、治标与治本)、扶正祛邪、调整阴阳治则的概念和方法。

(2) 熟悉调和气血、调整脏腑、调摄精神、三因制宜的概念。

(3) 了解调和气血、调整脏腑、调摄精神、三因制宜的方法。

【名词术语】

预防　治未病　未病先防　既病防变　治则　治病求本　正治　反治　急则治标　缓则治本　标本兼治　扶正　祛邪　调整阴阳　调和气血　调整脏腑　调摄精神　三因制宜

预防与治则是中医学理论体系中不可分割的重要组成部分,两者密不可分。在防治关系中,防重于治、防治结合是中医防治学的重要特色。未病之前,防止疾病发生;既病之后,根据疾病先后主次、轻重缓急,确定相应的治疗原则,以防止疾病发展,是中医学处理防病与治病关系的核心思想。

预防,是指采取一定的措施,防止疾病的发生与发展。即《内经》提出的所谓"治未病"思想,倡导预防疾病,早期治疗,防止传变。它包括未病先防和既病防变两个方面。

治则,是治疗疾病的原则。对治疗思路与方案的确立和治疗方法与措施的选择具有指导作用。本章所论治则主要包括治病求本(正治与反治、治标与治本)、扶正祛邪、调整阴阳、调和气血、调整脏腑、调摄精神、三因制宜等基本原则。

第一节　未病先防

未病先防,是指在疾病未发生之前,采取各种措施,以防止疾病的发生。这是中医防重于治的预防医学思想的重要体现。

中医学的预防思想,源远流长。《内经》开创了中医"预防为主"思想的先河,首次明确提出"治未病"观点。

疾病的发生,关系到邪正两个方面。正气不足是疾病发生的内在原因,邪气侵袭是疾病发生的重要条件。邪正的盛衰变化决定疾病发生、发展和变化的全过程。因此,必须从增强人体正气,提高抗病能力和防止病邪侵袭两方面入手,阻止疾病的发生。

(一)提高正气抗邪能力

正气的强弱取决于人体脏腑经络对精气血津液神的生成和作用发挥的调节,对机体内外环境的协调和控制能力。一般来说,体质壮实者,正气充盛,调控能力强,发病就少;体质虚弱者,正气不足,调控能力弱,则易被邪伤。因此,加强脏腑经络的调控能力,增强体质,是提高正气抗邪能力的关键。调摄精神、加强锻炼、科学合理的生活、起居规律、药物预防及人工免疫等措施,是提高正气抗邪能力的主要方法。

1. **调摄精神**　人的精神情志活动以精、气、血、津液作为物质基础,依赖于正常的脏腑功能活动。因此,人的精神情志活动与精、气、血、津液和脏腑功能活动密切相关。心情舒畅,精神愉快,则气机调畅,气血和平,脏腑功能旺盛,抗病能力增强,对预防疾病的发生有积极的意义。突然、强烈、长期的精神刺激,超过了人体正常调节范围,则可使人体气机逆乱,气血阴阳失调,脏腑功能紊乱。如怒伤肝而气上,喜伤心而气缓,悲伤肺而气消,思伤脾而气结,恐伤肾而气下,终致正气内虚而致病。《素问·上古天真论》说:"恬淡虚无,真气从之,精神内守,病安从来。"所以,调摄精神,保持乐观的态度、豁达的胸怀、良好的心态以及通过营造优美的自然环境、和睦的人际关系等方法避免外界环境的不良刺激,可以增强正气抗病能力,预防疾病。

2. **加强锻炼**　生命在于运动。锻炼身体,可以疏通气血,使人体气机调畅,血脉流通,筋骨肌肉壮实,从而能增强体质,提高机体抗邪能力,减少或防止疾病的发生。如汉代医家华佗创造的"五禽戏"健身运动(即模仿虎、鹿、熊、猿、鸟五种动物的动作来锻炼身体),后世的太极拳、八段锦、易筋经等多种健身方法,不仅能提高脏腑经络的调控能力,增强体质,预防疾病的发生,而且还对多种慢性病有一定的治疗作用。

3. **顺应自然,起居有常**　人体是一个有机整体,人与自然、社会也构成了协调统一体。自然界的变化,必然影响人体,使之发生相应的生理和病理反应。顺应自然变化的规律,适宜地安排作息时间,是保证健康、预防疾病的重要方法。人们只有顺应自然变化的规律,能动地调节衣食起居,才能达到摄生防病的目的。《素问·四气调神大论》中还提出了具体方法,"春夏养阳,秋冬养阴"。根据四时气候的变化安排作息时间,养成定时起居的良好习惯,有益于提高抗病能力。

4. **药物预防及人工免疫**　服用某些药物,提高人体抗邪能力,预防疾病的发生,是未病先防的一项重要措施,尤其在预防疫病流行方面更有意义。古今医家对此积累了许多行之有效的方法。如《素问·刺法论》有"小金丹……服十粒,无疫干也"的记载。16世纪,我国发明的人痘接种法预防天花,开创了"人工免疫法"的先河,为后世预防免疫学的发展做出了极大的贡献。近年来,运用中草药预防疾病,越来越受到医学界的关注,如用贯众、板蓝根或大青叶预防流感、腮腺炎,用茵陈、栀子等预防肝炎,用马齿苋预防菌痢等等,均取得了较好的效果。

(二) 防止病邪侵袭

邪气侵袭是疾病发生的重要条件。在某些特殊情况下,亢盛的邪气可以起着主导作用。虽然提高正气的抗邪能力是未病先防的上乘之策,但是防止病邪的侵袭也是阻止疾病发生的不可缺少的手段。避其邪气是防止病邪侵袭的重要方法。这里的邪气,既指病因中所述的各种致病因素,又特指引起疫病的疠气以及各类外伤。只要做到顺应自然,起居有节,饮食有常,劳逸适度,恬淡虚无,讲究卫生,防止环境、水源和食物的污染,适当的药物和针灸预防,就可以避免六淫、疫疠之气的侵害,饮食、劳逸不当所伤,以及情志内伤等,从而阻止疾病的发生。

第二节　既病防变

既病防变,是指在疾病发生以后,要积极采取措施,阻止疾病的发展和传变。在疾病发生的初期阶段,力求做到早期诊断,早期治疗,是防止疾病的发展及传变的重要方法。

(一) 早期诊治

邪正斗争贯穿于疾病的始终。在疾病过程中,邪正消长盛衰的变化,会出现由浅入深,由轻到重,由单纯到复杂的发展变化过程。如外感病初期,邪气尚未深入,脏腑气血未伤,正气未衰,病情轻浅,传变较少,诊治越早,疗效越好。如不及时诊治,邪气渐盛,正气渐衰,病邪就有可能由表入里,由浅入深,病情可能由轻到重,由单纯到复杂,以致侵犯内脏,治疗也就愈加困难。内伤杂病也是如此。许多重病和疑难病,邪气盛,正气已衰,早期诊治,祛邪外出,预后较好。否则,容易延误病情,甚至丧失治疗良机。因此,只有掌握疾病发生发展及其传变规律,才能做到早期诊治,阻止发展。

(二) 防止传变

是指在掌握疾病的发生发展及其传变规律的基础上,积极地采取各种治疗措施,防止疾病的发展或恶化。具体方法包括截断病传途径和先安未受邪之地。

1. 截断疾病传变途径　疾病的传变有一定的规律和途径。外感疾病的传变,一般遵循六经传变、卫气营血传变和三焦传变。内伤杂病的传变,多遵循五脏之间相生相克规律、表里和气血经络传变等。根据疾病的传变规律,及时采取适当的防治措施,截断其传变途径,是阻止病情发展的有效方法。如三焦传变是温热病传变的途径之一,一般情况下,三焦传变多由上焦至中焦至下焦。因此,病变在上焦就是温热病的初期阶段,是早期治疗的关键时期。

2. 先安未受邪之地　根据五脏之间的五行生克乘侮规律和经络传变等疾病传变规律,对尚未受邪而可能即将被传及之处，事先予以充实，阻止病变传至该处，即所谓先安未受邪之地。如根据五脏之间的五行生克乘侮规律，肝木克脾土，病理情况下，肝木受邪，则可能累及脾土。治疗时，常配以健脾和胃的方法，事先加强脾的功能，阻止肝病传脾，则可收到良好的效果。正如《难经·七十七难》说："所谓治未病者，见肝之病，则知肝当传之于脾，故先实其脾气。"再如温热病伤及胃阴时，根据传变规律，病势进一步将耗伤肾阴。清代医家叶天士根据上述病变规律，治疗时在甘寒养胃的方药中加入某些咸寒滋肾之品，并提出了"务必先安未受邪之地"的防治原则，也是既病防变原则具体应用的范例。

第三节　治则与治法

中医学在长期的医疗实践过程中，经过历代医家丰富的临床经验积累和总结，在深入认识疾病发生发展规律的基础上，形成了一套具有中医特色的完整的辨证论治理论体系。根据辨证诊断的结果，制定正确的治疗原则，采用适当的治疗方法，或处方遣药或选取穴位等以祛除疾病，是辨证论治的目的。在对疾病论治的过程中，只有遵循治则理论，体现治法要求，才有助于提高临床疗效。

一、治则与治法的概念

(一) 治则的概念

治则，即治疗疾病的原则。治则是在中医学整体观念和辨证论治精神指导下制定的治疗原则，对于临床各科病证的立法、处方、用药等具有普遍指导意义。

中医治则不仅内容丰富，而且是一个具有内在规律的多层次的整体结构。根据其抽象程度的高低、适应范围的大小，可分为不同的层次，高层次的治则可统领低层次的治则，呈现出纵向的主从关系。治病求本是贯穿整个疾病治疗过程的指导思想，包括正治反治、治标与治本治则，适用于任何疾病的基本原则，因此是治则的最高层次。三因制宜强调针对天、地、人作具体分析，是对治病求本的补充，因此与治病求本同属第一层次。扶正与祛邪是基于疾病过程中邪正斗争这一基本矛盾而设立的治则，是治病求本的具体化，故属治则的第二层次；调理阴阳、调理脏腑、调理气血津液是在扶正祛邪原则指导下，针对阴阳的偏盛偏衰、脏腑的功能虚实、气血津液的虚实进行调整，因此属于治则的第三层次。治则的多层次整体结构体系，体现了中医对治疗疾病规律认识的逐步深入，它既充分体现了中医治疗思想的特色，又适应了千变万化的临床病症，发挥着指导治疗方向，支配治疗过程，规范治疗活动的重要作用。

治则在临床上的运用，体现了高度的原则性与灵活性的统一。疾病是一个发生、发展的病理过程，与疾病相关的证候表现多种多样，病机变化极其复杂，而且病情又有轻重缓急的差异，所以不同的时间、地点，不同的年龄和个体等因素，对病情变化也会产生不同的影响。为此，必须善于从复杂多变的疾病现象中审证求因，把握病本，治病求本，审因论治，采取相应的措施，调整机体失调的阴阳，使其恢复相对的平衡，以获得满意的治疗效果，是确定治则的前提。

（二）治法的概念

治法是在一定治则指导下制定的针对证候的具体治疗措施和方法。如扶正与祛邪是针对邪正盛衰病机而设的基本原则。在扶正治则的指导下，根据气血阴阳不同的虚证而采取的补气、养血、滋阴、温阳等具体治法。在祛邪治则的指导下，根据不同的邪气导致的实证而采用发汗、清热、活血、吐下等具体治法。

基本治法是针对一类相同病机的病证而确立的，又称治疗大法，如汗、吐、下、和、清、温、补、消等八法，适应范围相对较广，在治法中的层次较高。具体治法是在治疗大法限定范围之内，针对各具体病证所确立的具体治疗方法，属于个性的、各具自己特定适用范围的治疗方法，如辛温解表法、镇肝熄风法、健脾利湿法等。治疗措施是在治法指导下，对病证进行治疗的具体技术、方式与途径，临床除了选用内服的方药之外，还有针灸、按摩、导引、熏洗、刮痧、贴敷、气功、捏脊、割治等。

（三）治则与治法的关系

治则与治法既有区别又有联系。就区别而言：其一，内涵和外延不同。治则是治疗疾病所遵循的原则；治法是在一定治则指导下制定的针对证候的具体治疗措施和方法。中医基本治则包括治病求本、扶正祛邪、调整阴阳、调理气血、调整脏腑、调摄精神、三因制宜等内容。中医治法则包括药物疗法、针灸疗法、推拿疗法、正骨疗法、手术疗法、气功疗法、心理疗法、饮食疗法、运动疗法、其他疗法等十大类数千种之多。其二，整体层次不同。治则有很强的原则性和抽象性，是相对稳定的、规范的，对于防病治病具有较普遍的指导意义；而治法比较具体、针对性强，是相对复杂、灵活多样的，临床上常常是数法并用，如表里同治、寒热并用、攻补兼施、阴阳并调等。就联系而论：其一，治则能指导治法的选择与应用，治法是治则理论在临床实践中的具体运用。治则与治法同样体现了根据不同性质的矛盾采用不同的方法去解决的原则。其二，任何具体的治法，总是从属于一定的治则的。其三，治则的确立是否正确，还需用治法去检验，并在实施过程中不断被修正和完善。

二、基本治则

基本治则包括治病求本、扶正祛邪、调整阴阳、调理气血、调整脏腑、调摄精神、三因制宜等内容。其中治病求本是治疗疾病的主导思想，是根本原则。

（一）治病求本

治病求本，是指在治疗疾病时，必须寻求出疾病的根本原因，并针对其根本原因进行治疗，这是辨证论治的根本原则。"治病求本"首见于《素问·阴阳应象大论》，其曰："阴阳者，天地之道也，万物之纲纪，变化之父母，生杀之本始，神明之府也。治病必求于本。"对此，明代吴崑注："天地万物，变化生杀而神明者，皆本乎阴阳，则阴阳为病之本可知。"说明阴阳失调为病之本，强调求阴阳就是求本。因此，后世对"治病求本"之"本"，从不同角度，大致有三种理解：其一"本"为阴阳规律。宋代林亿注释道："阴阳与万类生死变化，犹然在于人身，同相参合，故治病之道必先求之。"阴阳是自然界万事万物运动变化、消长的根本规律，人的生长发育及其在生命过程中出现的各种病证亦都遵循阴阳规律，认识和治疗疾病时必须掌握阴阳这一普遍规律，才能抓住疾病的关键。其二"本"为疾病本质。疾病是正邪相争的复杂过程，在这个过程中，证候表现多种多样，病机变化极为复杂，病变过程亦有轻重缓急，因此必须善于从复杂多变的疾病现象中，抓住疾病的本质，掌握其规律，方能治愈疾病。其三"本"为病变的主要矛盾。任何疾病在其发生发展过程中，都存在着主要矛盾和次要矛盾。"本"和"标"是相对而言的，本表示病变的主要矛盾，标表示病变的次要矛盾，"本"和

"标"主要用以说明病变过程中各种矛盾的主次关系。如从邪正关系来说,则正气为本,邪气为标;以病因和症状来说,则病因为本,症状为标;从病变部位来说,则内脏疾病为本,体表疾病为标;从疾病的原发、继发来说,则原发病为本,继发病为标。故临床诊疗要分清疾病矛盾的主次,抓住主要矛盾来治疗。

在临床运用治病求本这一根本原则的时候,必须正确把握"正治与反治"与"治标与治本"这两种情况。

1. 正治与反治　《素问·至真要大论》提出"逆者正治,从者反治"两种治疗原则,但就其本质来讲,都是治病求本这一根本法则的具体运用。

(1) 正治:即逆其病证性质而治,又称为逆治。适用于疾病的本质和现象相一致的病证。临床上大多数病证的本质和现象是一致的,如寒性病证见寒象、热性病证见热象、虚性病证见虚象、实性病证见实象等。故正治就是通过分析疾病的临床症状,辨明疾病性质的寒热虚实,然后分别采用"寒者热之""热者寒之""虚则补之""实则泻之"等不同的治法。正治是临床上一种常用治则。最有代表性的是以下四种。

寒者热之:寒,指证候的属性;热,指治法和方药的性质。寒证表现为寒象,用温热性质的方药治疗,就称为"寒者热之"。寒证有表、里、虚、实之分,表寒证多属实证,治宜辛温解表;里寒证据其虚实可分别采用温经散寒、温中祛寒、回阳救逆等治法。

热者寒之:热,指证候的属性;寒,指治法和方药的性质。热证表现为热象,用寒凉性质的方药治疗,就称为"热者寒之"。热证也有表、里、虚、实之异,表热证多属实证,治当辛凉解表;里热证据其虚实可分别采用清气分热、清营凉血、清脏腑热以及清虚热等治法。

虚则补之:虚,指证候的属性;补,指治法和方药的功用。虚证表现为虚象,用具有补虚功用的方药来治疗,就称为"虚则补之"。临床上根据气虚、血虚、阴虚、阳虚等不同证候,分别采用补气、补血、补阴、补阳等治法。

实则泻之:实,指证候的属性;泻,指治法和方药的功用。实证表现为实象,用具有祛邪功用的方药来治疗,就称为"实则泻之"。临床运用时,要注意分清实邪的性质和部位,如瘀阻经络用化瘀通络法,痰热蕴肺用清肺化痰法,里热积滞用寒下法,宿食壅滞胸脘用涌吐法等。

(2) 反治:是顺其病证性质表现的假象而治,又称为"从治"。适用于疾病本质和现象不完全一致的病证。如某些较严重、复杂的病证,有时会出现寒热或虚实的假象。此时,应在治病求本治则指导下,透过假象探寻其本质,再分别采用"热因热用""寒因寒用""通因通用""塞因塞用"等不同的治法。

热因热用:前一个"热",指治法和方药的性质;后一个"热",指病证出现的假热征象。热因热用即是用温热性质的方药治疗具有假热征象的寒盛病证,即以热治(假)热。适用于阴寒内盛,格阳于外,反见热象的真寒假热证。例如患者四肢厥冷、下利稀薄、小便清长、精神萎靡、舌淡苔白,同时见身热、口渴、面赤、脉大。前组症状为病证本质阳虚寒盛的真实表现,后组症状为阴寒之邪盛于内,逼迫阳气浮越于外的假热表现。由于寒盛是病证的本质,热象属病证的假象,所以用温热的方药治其真寒,假热就会随之消失。

寒因寒用:前一个"寒",指治法和方药的性质;后一个"寒",指病证出现的假寒征象。寒因寒用即是用寒凉性质的方药治疗具有假寒征象的阳盛病证,即以寒治(假)寒。适用于里热盛极,阳盛格阴于外、反见寒象的真热假寒证。例如患者口渴喜冷饮、烦躁不安、大便干结、小便短赤、舌红苔黄,同时见四肢厥冷、脉沉。前组症状为病证本质里热盛极的真实表现,后组症状为阳盛格阴于外,阳气不能外达的假寒表现。因热盛是病证的本质，寒象属病证的假象，所以用寒凉的方法治其真热，假寒便随之消除。

塞因塞用：前一个"塞"，指具有补益功用的方药；后一个"塞"，指因虚而闭塞不通的现象。塞因塞用即是用具补益功用的方药治疗闭塞不通的虚证，即以补开塞。适用于真虚假实证。若人体精气血津液不足，或脏腑功能低下，会出现闭塞不通的症状，乃正气虚弱，布化无力所致，非实邪阻滞，故称之为虚闭。如脾虚所致腹胀纳呆，精血不足所致的便秘，血枯、冲任亏损所致的闭经等病证，均可采用补益之治法。

通因通用：前一个"通"，指具有通利功用的方药；后一个"通"，指实性通泄下利的现象。通因通用即是用具有通利功用的方药治疗具有通泄下利症状的实证，即以通治通。适用于真实假虚证。此时之通利症状乃实邪阻滞气机，气化传导失司所致，非正气虚弱，无力固摄。如饮食积滞所致的腹泻、瘀血内停所致的崩漏、膀胱湿热所致的尿频等病证，均可应用通利泻下之法。

另在方剂学中有"反佐"一法，包括配伍反佐和服药反佐两个方面，前者是指组方时根据病情需要，用与君药性味相反而又能在治疗中起相成作用的反佐药来治疗。后者指为使药与病不发生格拒，可在温热剂中加入少量寒性药或采取冷服法，在寒凉剂中加入少量热性药或采用热服法等，以更好地发挥药效。究其内容，实为制方、服药的具体方法，目的在于协助君药提高疗效或防止君药产生副作用。

2. 治标与治本　　标本治法的临床应用，一般情况下，要遵循"治病必求于本"的治则，以治本为要务，先治本病，后治标病。但若病证复杂多变，出现标本主次之异，治疗上就当有先后缓急之分。如在某些情况下，标病甚急，倘不及时施治，可危及患者的生命或影响疾病的治疗，当先治标病，后治本病。诚如《内经》所言"急则治其标，缓则治其本"。若标本并重，则应标本兼顾、标本同治。

急则治其标，即指在标病紧急，可能危殆生命，或后发之标病影响到先发之本病治疗时，要先急治其标病，后缓图其本病。最终目的是更好地治本。如《素问·标本病传论》说："先热而后生中满者，治其标。""先病而后生中满者，治其标。""小大不利，治其标。"中满和大小便不利是较急重之症，若不及时通利，一则使药食难纳，二则使邪无出路，都可危及生命，虽属标症，亦当先治之。又如大出血之证，无论何因所致，急当止血以治其标，待血止后，再治本病。再如，对某些原有宿疾现又复感外邪的慢性病患者，若外感病证较重，也应先治外感，防其深入传变，待新病痊愈，再治宿疾以治其本。

缓则治其本，即指在标病不急时，要找出主要病因、病机，针对病证的本质而治疗本病。病本既除，标象亦解。如外感风寒之邪，出现恶寒、发热、头痛、身痛、无汗等症状，风寒之邪属病因为本，恶寒、无汗等症状为标，治宜辛温解表以治本，恶寒、无汗诸症状随之消失。又如肺肾阴虚所致咳嗽，治疗上不应单纯止咳，而应滋养肺肾之阴以扶正治本，则咳嗽自除。临床上大多数疾病都属标症不急的情况，因此，缓则治其本的实际应用非常广泛。

标本兼治，即标病与本病俱急并重时，应标本同治。也就是说，单治本病而不顾其标病，或单治标病而不顾其本病，均不能取得很好疗效时，必须标本同治。如临床表现有身热、腹满硬痛、大便燥结、口干渴、舌燥苔焦黄等，此属邪热里结为本，阴液受伤为标，标本俱急，治当标本兼顾，可用增液承气汤治之。泻下与滋阴同用，泻其实热可以存阴，滋阴润燥则有利于通下，标本同治，相辅相成。又如素体气虚之人，反复外感，治宜益气解表，益气以治本，解表以治标，标本兼治，疾病向愈。

(二) 扶正祛邪

扶正祛邪是指导临床治疗的一个重要原则。疾病过程，从正邪关系来说，是正气与邪气矛盾双方互相斗争的过程。正邪斗争的胜负,决定着疾病的进退。邪胜于正则病进,正胜于邪则病退。所以治疗疾病,就要扶助正气,祛除邪气,改变邪正双方的力量对比,使之有利于疾病向痊愈方向转化。《素问·通评虚实论》说:"邪气盛则实,精气夺则虚。"指出邪正盛衰决定了病证的虚实。《素问·三部九候论》说:"实则泻之,虚则补之。"指出补虚泻实是扶正祛邪法则的具体运用。

扶正,即扶助正气,增强体质,提高机体的抗邪能力。扶正多用补虚方法,包括药物、针灸、气功、体育锻炼等,而精神的调摄和饮食营养的补充对于扶正也有重要意义。

祛邪,即祛除病邪,使邪去而正安。祛邪多用泻实方法,临床运用时,要注意根据病邪性质和侵袭部位的不同,施以不同的治法。

扶正与祛邪,方法虽异,但两者相互为用,相辅相成。扶正使正气加强,有利于机体抗御和祛除病邪;祛邪可排除邪气的干扰和侵害,使邪去正安,有利于正气的保存和恢复。

在疾病过程中,正邪双方的主次关系总在不断变化,因此运用扶正祛邪治则时,要认真仔细地观察、分析正邪双方消长盛衰的情况,并根据正邪在矛盾斗争中的地位,决定扶正与祛邪的主次先后。一般有以下三种情况。

1. **扶正与祛邪单独运用** 扶正,适用于以正气虚为主要矛盾,而邪气不盛的虚性病证。正虚分为气虚、血虚、阴虚、阳虚等四种主要类型,气虚、血虚者,宜益气、养血;阴虚、阳虚者,宜滋阴、助阳;气血两亏或阴阳两虚者,当气血双补或阴阳双补。

祛邪,适用于以邪实为主要矛盾,而正气未衰的实性病证。临床上所用的解表、清热、解毒、泻下、利水、化湿、祛痰、行气、活血、消食、驱虫等皆属于祛邪的方法,根据不同病证可分别选用。

2. **扶正与祛邪相兼** 扶正兼祛邪,即对于以正虚为主、邪盛为次的虚实错杂病证,应以扶正为主,兼顾祛邪。如肾阳虚所致水饮内停,治当以温补肾阳为主,兼利水湿之邪。

祛邪兼扶正,即对于以邪盛为主、正虚为次的虚实错杂病证,应以祛邪为主,兼顾扶正。如夏季感受暑热之邪而伤津耗气,治当以清解暑热为主,兼以益气生津。

需要注意的是,使用扶正药物的时机不当或药量过大,常有留邪之虞;使用祛邪药物的时间过长或药量过猛,常有伤正之弊。扶正与祛邪兼用时,必须做到"扶正不留邪,祛邪不伤正"。

3. **扶正与祛邪先后运用** 先扶正后祛邪,适用于正虚邪实,而正气过于虚损的病证。因正气过于虚弱,兼以攻邪,反而更伤正气,治当先扶正补虚,待正气渐复,再行祛邪。如某些虫积患者,因正气太虚弱,不宜先行驱虫,应先健脾扶正,恢复正气,再驱虫消积。

先祛邪后扶正,适用于邪盛正虚,急需祛邪,而正气虽虚尚耐攻伐的病证。如瘀血所致的崩漏,瘀血不去,崩漏难止,治当先活血化瘀,后补血扶正。

(三) 调整阴阳

疾病的发生,从根本上说是阴阳的相对平衡遭到破坏,出现偏盛偏衰的结果。调整阴阳,就是指调整阴阳的偏盛偏衰,恢复阴阳的相对平衡。即《素问·至真要大论》指出的"谨察阴阳所在而调之,以平为期"。因此,调整阴阳,补偏救弊,达到阴平阳秘,乃临床治疗的根本原则之一。

调整阴阳包括损其有余和补其不足两个方面。

1. **损其有余** 损其有余,指针对阴阳偏盛的病机变化,而祛除偏盛有余之邪气。临床运用要注意阴阳偏盛、阴阳互损和阴阳格拒三种情况。

阴阳偏盛要损其偏盛。"邪气盛则实","阳胜则热,阴胜则寒",故阳邪偏盛易形成实热证,宜用"热者寒之"方法,治热以寒,清泻其阳热;阴邪偏盛易形成实寒证,宜用"寒者热之"的方法,治寒以热,温散其阴寒。

阴阳互损要兼顾其不足。"阴胜则阳病,阳胜则阴病",在阴阳偏盛的病变中,一方的偏盛可导致另一方的不足,阳热亢盛易耗伤阴液,阴寒偏盛易损伤阳气,故在调整阴或阳的偏盛时,若已引起相对一方偏衰,则当兼以扶阳或益阴之法。

阴阳格拒要分清寒热证候的真假。阴阳偏盛的病机变化发展到极期,可能导致"阴阳格拒",即阴盛格阳的真寒假热证和阳盛格阴的真热假寒证。治疗时宜抓住阴寒内盛或阳热内盛的病变本质,采用"热因热用"或"寒因寒用"之法,以祛除偏盛已极的阴邪或阳邪。

2. 补其不足　补其不足,指针对阴阳偏衰的病机变化,而补其不足之正气。临床运用包括阳病治阴,阴病治阳;阳中求阴,阴中求阳;阴阳双补、回阳救阴四种情况。

阴病治阳,阳病治阴:"精气夺则虚""阳虚则寒,阴虚则热",对阳虚不能制阴导致阴盛而出现的虚寒证,采用补阳的方法治疗,称之为"阴病治阳"或"益火之源,以消阴翳";对阴虚不能制阳导致阳亢而出现的虚热证,采用滋阴的方法治疗,称之为"阳病治阴",或"壮水之主,以制阳光"。

阴中求阳,阳中求阴:根据阴阳互根互用的原理,治疗阳偏衰时,在扶阳中佐以滋阴,使"阳得阴助而生化无穷",即阴中求阳;治疗阴偏衰时,在滋阴中佐以助阳,使"阴得阳升而泉源不竭",即阳中求阴。

阴阳双补:人体内阴阳相互依存,故阴虚可累及阳,阳虚可累及阴,最终出现阴阳两虚的病证,当阴阳双补。但要分清主次,以阴虚为主者,应补阴为主兼以补阳;以阳虚为主者,当补阳为主辅以补阴。

回阳救阴:对于阴阳亡失的病理变化,虽属阴阳偏衰的病机变化,但发病急,病情较重,如不及时抢救,最终出现"阴阳离决,精气乃绝"的严重后果。因此,亡阳者,当回阳以固脱;亡阴者,当救阴以固脱。

(四) 调理气血

气血是人体脏腑组织功能活动的物质基础,各有其功能,又相互依存、相互为用。气能生血、行血、摄血,故称"气为血帅"。而血能为气的活动提供物质基础,血能养气、濡气、载气,故称"血为气母"。当气血相互依存、相互为用的关系失常时,就会出现各种气血失调病证。调理气血,是根据气血失调病机而确立的治疗原则,"有余泻之,不足补之",使气血关系恢复协调。

1. 调气

气虚则补:气虚指脏腑之气虚衰,功能下降的病机变化。由于气的生成来源主要是先天之精气、水谷之精气和自然界的清气,与肾、脾、胃、肺等的生理功能状态有关。补气时,应注意调补其相关脏腑的功能,尤重补脾胃之气。

调理气机的运行:针对气机紊乱出现的不同证候性质,予以相应的调理方法。如气滞则疏,气陷则升,气逆则降,气脱则固,气闭则开。同时,要顺应脏腑气机的升降规律,如肝气宜疏、脾气宜升、胃气宜降等而选择应用。

2. 理血

血虚则补:血虚指血液不足或血的濡养功能减退的一种病机变化。由于心主血、肝藏血、脾胃为气血生化之源、肾精可化为血,所以血虚多与心、肝、脾、胃、肾等脏腑密切相关。治疗时当以补血为主,且注意调补上述脏腑的功能,尤以调补脾胃为重点。

调理血液的运行:血液对机体周身的营养和濡润作用,依赖于血液的正常运行。故应针对血液运行失常出现的不同证候性质,予以相应的调理方法。如血瘀则行、血脱则固、血寒则温、血热则凉、出血则止等。

3. **调理气血关系** 气能生血,气旺则血生,气虚可致血虚,或气血两虚,治疗以补气为主,兼顾补血养血。

气能行血,气虚或气滞,可致血行减慢而瘀滞不畅,是为气虚血瘀或气滞血瘀。治宜补气行血或理气活血化瘀。气机逆乱,则血行也随之逆乱,如肝气上逆,血随气逆,常可导致昏厥或咯血,治疗则宜降气和血。

气能摄血,气虚不能摄血,可导致血离经脉而出血,治宜补气摄血。因气能行血,故在治疗血脱时,常于止涩脱药中伍以益气药,取益气固脱之意。

血为气母,血能载气,故血虚气亦虚,血脱可导致气脱。治疗急宜补气固脱。

(五) 调整脏腑

人体是一个有机的整体,五脏六腑的功能活动不是孤立的。脏与脏、脏与腑、腑与腑之间,在生理上相互协调,在病理上相互影响。一脏有病可影响到他脏,他脏有病也可以影响到本脏。因此,调整脏腑就是在治疗脏腑病变时,既要考虑一脏一腑阴阳气血的失调,又要注意调整各脏腑之间的关系,使之重新恢复平衡状态,以维持内环境的统一。

1. **补母泻子** 应用五行母子补泻学说和五脏相关学说,医家多宗"虚则补其母,实则泻其子"之说。当五脏中的任何一脏发生病变时,通过补其母或泻其子的方法,达到间接补泻本脏的目的。对五脏虚证,采取"虚则补其母"的方法,如滋水涵木、益火补土、培土生金、金水相生等;对五脏实证,采取"实则泻其子"的方法,可用肝实泻心、心实泻胃法取效。

2. **表里脏腑互治、同治**

脏病治腑:脏与腑相互表里,当五脏出现病变时,通过治腑而达到治脏。如心与小肠相表里,心火上炎之证,可通利小肠,使心经之热从下而出,心火自降。

腑病治脏:同样道理,当六腑出现病变时,通过治脏而达到治腑。如肾合膀胱,膀胱气化功能失常,水液代谢障碍,通过补肾而增强膀胱气化功能。又如肺与大肠相合,当腑气不通引起的大便秘结,通过宣降肺气,使腑气得通,大便自畅。

脏腑同治:即脏腑兼治,治脏病时兼顾治腑,治腑病时兼顾治脏。如脾与胃,脾主运化,胃主受纳,纳运相得;脾主升清,胃主降浊,升降相因;脾喜燥而恶湿,胃喜润而恶燥,燥湿相济。所以,脾病常伤及胃,胃病常伤及脾,临床上当脾胃同治。

3. **脏腑虚实补泻**

虚则补脏:五脏藏精气而不泻,以藏为主。五脏六腑皆可表现为虚证,五脏之虚自当补脏,六腑之虚亦可借补脏以扶正。如脾气虚而致的食少、腹胀、便溏,必须健脾益气。又如膀胱气化无权而致的小便频数,甚则遗尿,虽病在膀胱之腑,但运用补肾固涩之法,加强膀胱的气化功能,尿频自愈,这就是腑虚补脏的道理。

实则泻腑:六腑传化物而不藏,以通为用,以降为和。五脏六腑可表现为实证,六腑之实证可泻腑以祛邪,五脏之实证亦可借泻腑以祛邪。如阳明热结可用承气汤以荡涤胃肠之实热;肝胆湿热可清泄肠道,渗利小便,使湿热从二便而出。前者是腑实泻腑,后者为脏实泻腑。

4. **从五脏论治形体官窍** 各形体官窍与五脏,通过经络紧密联系。生理上,各形体官窍的功能依赖于五脏,病机上,局部形体官窍的病变,可以通过调整内脏的功能进行治疗。如肝开窍于目,对眼病虚证、实证,分别采用补肝养血法或清肝泻火法;又如肾在窍为耳,耳鸣耳聋者,多与肾精亏虚有关,往往采用补肾填精法治疗。此外,还应指出,某个形体官窍往往与多个脏腑有直接或间接的联系,治疗上要全盘考虑。如"舌为心之苗",舌部病变,往往从心论治,但还应考虑调理脾、肝、肾、胃等相关脏腑的功能。

(六) 调摄精神

中医学不仅重视形体的调养,而且还特别重视精神的调养,使之精神愉悦,气力充沛,益寿延年。这对于减少不良的精神刺激和过度的情志变动,防止或减少疾病的发生,具有非常重要的意义。所以《素问·上古天真论》指出:"精神内守,病安从来。"因此,调摄精神不仅是养生和防病的重要原则,也是治疗疾病的基本原则。

调摄精神,是指医者以语言疏导,精神安慰,以情制情及药物、针灸等各种手段帮助患者调整精神状态,舒畅情志,达到治愈疾病、恢复身心健康之目的。

调整心态:治疗精神、情志疾病,需要医患双方的配合。从医患关系说,患者为本,医者为标。患者对疾病的治疗心态往往对疗效产生很大影响。临床上,由于患者的文化修养、性格气质各异,或对所患疾病的认识程度不一,因而治疗心态也有所不同。因此必须发挥患者的主观能动性,才能达到治疗目的。《灵枢·师传》云:"人之情,莫不恶死而乐生,告之以其败,语之以其善,导之以其所便,开之以其所苦,虽有无道之人,恶有不听者乎?"意思是说首先要让患者对自己的疾病有一个正确的认识,利用其恶死乐生之情,以不同方式调整之。所谓"告之以其败",就是指出疾病的危害性,引起患者重视,以严肃认真的态度对待疾病;所谓"语之以其善",就是要向患者说明只要积极配合,治疗及时,方法得当,疾病是可以治愈的,借以增强患者战胜疾病的信心;所谓"导之以其所便",就是告诉患者治疗与调养的方法,以便使患者积极主动地配合治疗;所谓"开之以其所苦",即是通过耐心的说理解释,消除其对疾病的忧虑和恐惧,舒畅其情怀。

调整情志:临床治疗精神疾病,除调摄精神情志变化外,对情志损伤之心病尤当注意以心药治疗。《理瀹骈文》说:"情欲之感,非药能愈;七情之病,当以情治。"对此,首先应以十分诚挚、同情、尊重的态度取得患者的信任与寄托。仔细询问起病之缘由,使其倾吐胸中隐讳之情,针对病因,分别采用宽慰开导、解惑释疑等方法,消除其心中的矛盾与苦楚,解除其精神重压,使之情志舒畅,心神安宁,情绪稳定,心境愉悦,以便恢复身心健康。

以情制情:是指医者以言行、事物为手段,激起患者某种情志变化,以克制病态情志的方法。适用于情志波动太过,或某种病态情志顽固持久者。此法以五行学说中的五志相胜法为主。《儒门事亲·九气成疾更相为治衍》对此曾有精辟阐述:"悲可以治怒,以怆恻苦楚之言感之;喜可以治悲,以谑浪亵狎之言娱之;恐可以治喜,以迫遽死亡之言怖之;怒可以治思,以侮辱欺罔之言触之;思可以治恐,以虑彼忘此之言夺之。"不仅总结了前人的丰富经验,也为临床具体应用情志相胜法树立了典范。

调养精神:内在精神的调养,既要注意意志的锻炼、情绪的稳定,树立战胜疾病的意志和决心,又要心胸开阔、清心寡欲,方能减少和防止情志的刺激,从而达到祛病延年的目的。故《素问·上古天真论》说:"是以志闲而少欲,心安而不惧,形劳而不倦,气从以顺,各从其欲,皆得所愿。故美其食,任其服,乐其俗,高下不相慕……是以嗜欲不能劳其目,淫邪不能惑其心……故合于道。"因此,强调内在精神调养,必须做到"恬淡虚无,真气从之",才能达到"精神内守,病安从来"的养生目的。

调摄精神、舒畅情志之内容,除上述外,尚可根据病情选用移情易性、幽默娱乐、气功静养、改变环境等各种方法。若情志之伤,导致气机紊乱,气血不足,脏腑失调,痰瘀阻滞等形质损伤者,则辅以药物、针灸等手段治疗。

(七) 三因制宜

三因制宜,是因时制宜、因地制宜、因人制宜的统称,指治疗疾病时要根据季节、地区以及人体的体质、性别、年龄等不同而制定相宜的治疗方法。由于疾病的发生、发展与转归,受多方面因素的影响,如时令气候、地理环境等,尤其是患者个体的体质因素,对疾病的影响更大。因此,在治疗疾病时,必须将这些相关因素考虑进去,对具体问题作具体分析,区别对待,以制定适当的治疗方法。

1. 因时制宜 因时制宜,即根据不同时间节律变化和不同季节气候特点,考虑治疗用药。自然界存在一年四季交递、月亮盈亏运动、昼夜晨昏更替等变化。这种年、月、日的时间节律和表现出的不同的时令气候特点,对人体的生理功能、病机变化和临床治疗都将产生一定的影响。

年节律对治疗的影响:四季的更迭、气候的变化,是自然界阴阳之气消长的结果,皆会影响人体的生理功能和病机变化,故不同季节、不同气候条件下宜忌不同。一般来说,春夏季节,气候由温渐热,阳气升发,人体腠理疏松开泄,即使外感风寒,也不宜过用辛温发散药物,以免开泄太过,耗伤气阴;秋冬季节,气候由凉变寒,阴盛阳衰,人体腠理致密,阳气内敛,此时若非大热之证,当慎用寒凉药物,以防伤阳。诚如《素问·六元正纪大论》所言:"用寒远寒,用凉远凉,用温远温,用热远热,食宜同法。"另外,人体因四时所受邪气不同,治法与用药亦当有别。如春天风温宜辛凉解表,夏季暑热夹湿宜清热解暑化湿,秋天外感秋燥宜辛凉润燥,冬季风寒宜辛温解表。

月节律对治疗的影响:月节律对人体的气血盛衰的变化影响较大。《素问·八正神明论》说:"月始生,则血气始精,卫气始行;月郭(廓)满,则血气实,肌肉坚;月郭(廓)空,则肌肉减,经络虚,卫气去,形独居。"同时提出了"月生无写(泻),月满无补,月郭(廓)空无治,是谓得时而调之"的按月节律调理气血的治疗原则。如妇女月经与气血关系极为密切,其周期性变化与月节律的变化极为相似。治疗月经不调,可以参照月经的周期节律以及气血的盛衰变化施治。

日节律对治疗的影响:昼夜阴阳之气的变化影响着人体生理功能和病机变化,治疗时顺应昼夜更迭这种阴阳消长的日节律,结合人体正气的消长变化择时选方服药,往往能获良效。针灸学中根据人体气血一日周流出入皆有定时而创立的"子午流注针法",乃择时治疗的范例。

2. 因地制宜 因地制宜,指根据不同地区的地理特点,来考虑治疗用药。人生活在自然界中,不管是生理或病理方面的变化,都与不同的自然环境、生活条件息息相关。《素问·异法方宜论》认为,五方地域的差异,其自然气候、饮食起居、生活习惯等各有不同,人们的体质以及发生疾病时,都各有其特殊性,张景岳云:"地势不同,则气习有异,故治法亦随而不一也。"《医学源流论》指出:"人禀天地之气以生,故其气随地不同。西北之人,气深而厚,凡受风寒,难于透出,宜用疏通重剂;东南之人,气浮而薄,凡遇风寒,易于疏泄,宜用疏通轻剂。"因此,同一病情,不同的地域,往往采取不同的治法和不同的药物。其民所患病证特点不同,如我国西北和东南地区的地理特点不同,治疗时则有所差异。西北方天气寒冷,其病多外寒而里热,应散其外寒,而凉其里热,东南方天气湿热,因阳气外泄,故生内寒,所以应收敛其外泄的阳气,而温其内寒。如《素问·五常政大论》说:"西北之气,散而寒之。东南之气,收而温之。所谓同病异治也。"另外,地理特点气候不同用药亦有所不同。如外感风寒证,西北寒冷地区,人们腠理多致密,多重用辛温解表药,常选麻黄、桂枝;东南温热地区,人们腠理多疏松,用辛温解表药量较轻,常选荆芥、防风。

3. 因人制宜 因人制宜,指根据患者年龄、性别、体质等不同特点,来考虑治疗用药。中医在重视整体观念的同时,也重视个体性,强调个体差异。

年龄:人体气血及脏腑盛衰和生理活动随着年龄的增长而发生不同的变化,从而影响机体对致病因素的反应能力,所以据年龄长幼,治疗用药应该有所区别。如小儿属"稚阴稚阳"之体,不论用温热剂还是苦寒剂,均应中病即止。因苦寒之品易伐小儿生生之气,辛热之属则易损真阴。又如老年人大多肾气已衰,中气虚乏,易受邪致病,而既病之后多见虚证,或虚中夹实。因此治病用药尤须审慎。正如清代医家叶天士所强调,对老年病的治疗应审体质、保真气、慎劫夺。《温疫论·老少异治论》对此有精辟论述:"凡年高之人,最忌剥削。设投承气,以一当十;设用参术,十不抵一。盖老年荣卫枯涩,几微之元气易耗而难复也。不比少年气血生机甚捷,其元勃然,但得邪气一除,正气随复。所以老年慎泻,少年慎补,何况误用也。亦有年高禀厚,年少赋薄者,又当以权,勿以常论。"

性别:妇女在生理特点上有别于男子。盖女子以肝为先天,而血常不足,因此,在临床治疗中应特别注意女性患者是否有肝郁、血虚之证。女性可出现经、带、胎、产的病证,月经期应慎用破血逐瘀之品,妊娠期,慎用峻下、破血、滑利、走窜伤胎或有毒药物,产后当考虑气血亏虚及恶露滞留,治疗时宜补益气血、化瘀除恶。

体质:由于先天禀赋与后天环境的影响,每个人的体质是不同的。体质是治疗的重要依据,按体质论治既是因人制宜的重要内容,又是中医治疗学的特色所在。体质有强弱之分,有偏寒偏热之别。因此,必须结合体质而辨证论治。如面色白而体胖,属阳虚体质者,本系寒湿之体,若感受寒湿之邪,则非用姜、附、参、苓之类温热方药则邪不能去;若感受湿热之邪则必缠绵难愈,尚须通阳以化湿,药性过凉则湿邪愈加闭阻于内而阳气更加虚乏。反之,如面色苍而形瘦,属阴虚体质者,内火易动,湿从热化,反伤津液,故其治与阳虚之体必定迥然不同。故阳虚、阴虚之体,虽同感湿热之邪,治法却大不相同。总之,阳盛或阴虚之体,慎用温热伤阴之剂;阳虚或阴盛之体,慎用寒凉伤阳之药。

【知识拓展】

[1] 梅晓云,姜惟.标本治则解析[J].南京中医药大学学报(自然科学版),2002,18(4):202-203.
[2] 周超凡.中医治疗思想、治疗原则、治疗方法的区别与联系[J].中国中医药信息杂志,2005,12(3):1-2.
[3] 张登本,孙理军.治则治法理论研究的现状与思考[J].中医药学刊,2005,23(1):17-19.
[4] (金)张从正.儒门事亲[M].北京:人民卫生出版社,2005.
[5] 李姿慧,胡建鹏,王键.中医治则治法研究与探讨[J].安徽中医学院学报,2007,26(6):1-4.
[6] 洪蕾,冼华.中医"治未病"的理论研究[J].中国中医基础医学杂志,2007,13(2):92-94.
[7] 张煜,王国振.现代中医名家医论医话选:治则治法卷[M].北京:中国中医药出版社,2012.
[8] 周超凡.历代中医治则精华[M].北京:中国中医药出版社,2013.

第十章 养　生

> **导学**
>
> "生长壮老已"是人类生命的自然规律。健康长寿是人类永恒的追求。中医养生学说是根据中医理论，研究人类生命规律，探索衰老机制以及健身防病、延年益寿的理论和方法，是中医学理论体系中不可分割的重要组成部分。
>
> 本章从中医"治未病"的预防思想介绍养生的内涵和外延，突出地强调顺应自然的养生原则和方法，是做到未病先防的最佳途径。
>
> **本章的学习重点**：顺应自然、形神兼养、保精护肾、调养脾胃等养生原则，以及春夏养阳，秋冬养阴；动以养形，静以养神；节欲保精；益脾气、养胃阴等重要的养生方法。
>
> **本章的学习要求**：
>
> (1) 掌握中医养生的基本原则。
>
> (2) 熟悉养生、天年和衰老的基本概念及中医养生的主要方法。
>
> (3) 了解中医养生的基本思想及衰老的机制。
>
> 【名词术语】
>
> 养生　天年　衰老　天人相应　四气调神　形神兼养　保精护肾　调养脾胃

"生长壮老已"是人类生命的自然规律。健康长寿是人类永恒的追求。中医学在长期的发展过程中，逐步地形成了具有自身特色的养生理论和方法。"养生"一词，最早见于《灵枢·本神》："故智者之养生也，必顺四时而适寒暑，和喜怒而安居处，节阴阳而调刚柔，如是则僻邪不至，长生久视。"中医养生，就是指通过各种方法颐养生命、增强体质、预防疾病，从而达到延年益寿的一种医事活动。中医学的养生思想，为中华民族的繁荣昌盛做出了杰出贡献，随着我国经济的发展和人民生活水平的提高，人们对健康长寿的追求更加渴望和迫切。因此，中医养生理论亦得到了不断的完善和发展，并有效地指导着中医临床养生事业的发展。

第一节　养生的基本概念

养生是研究增强体质，提高健康，预防疾病以及延缓衰老，延年益寿的理论。中医养生学说是根据中医理论，研究人类生命规律，探索衰老机制以及健身防病、延年益寿的理论和方法的学问，是中医学理论体系中不可分割的重要组成部分。

一、天年

1. 天年的概念 天年，指人的天赋之年寿，即人的自然寿命。人的生命是有限度的，机体从出生到死亡所经历的时间，即是生命的年限，亦称为"寿命"，通常以年龄作为衡量寿命长短的尺度。不同个体的寿命长短不一，但一般不会超过一个最长的限度，人类自然寿命的最高年限，被称为寿限。中医自上古时代对寿限即有所认识，提出了天年一词。《尚书·洪范》记载："一曰寿，百二十岁也"。一般而言，人类的最高寿命不超过120岁。

我国依据不同年龄段的生理特征，把生命过程划分为：初生曰婴，初语曰儿，初行曰孩，初学曰童，二十曰青年，三十曰壮年，四十曰强年，五十曰中年，六十曰耆，七十曰老，八十曰耋，九十曰耄，九十以上曰寿考。对老年期的划分一般都将60岁作为开始年龄，俗称花甲之岁。

2. 天年与健康 个体寿命能否达到寿限，与不同个体的健康状况有关。世界卫生组织对健康的定义是："健康不仅没有疾病和病痛，而且在躯体上、心理上和社会上处于完好状态。"强调指出了心理和社会因素对健康的影响。由于不同个体的健康状况不同，因此，不是所有个体都能活到天年的年龄。中医认为"阴平阳秘"是健康的重要标志。人体自身及其与外在环境的和谐统一是个体尽终天年的重要条件。正如《素问·上古天真论》云："上古之人，其知道者，法于阴阳，和于术数，食饮有节，起居有常，不妄作劳，故能形与神俱，而尽终其天年，度百岁乃去。"当各种因素影响人体自身及其与外在环境的和谐关系，且超过了人体自身的适应调节能力，阴阳动态平衡被破坏，人体就会出现阴阳失调，进而失去健康，发生疾病，影响寿命。因此，注意养生保健，维持人体自身及其与外在环境的和谐统一，保持健康状态，才能延缓衰老，颐养天年。

二、衰老

1. 衰老的概念 衰老是指随着年龄的增长，机体脏腑组织器官的生理功能全面地逐渐地降低的生命过程。衰老是一个复杂的生命演化过程，包括机体形态、功能、组织器官之间的协调及对环境适应调节能力等一系列退行性变化。衰老有生理性衰老和病理性衰老之分。生理性衰老是指随着年龄的增长，机体各脏腑组织器官功能全面地逐渐降低的过程。《素问·上古天真论》阐述了女子"七七"，男子"八八"肾中精气衰减，生殖能力衰减，人体逐渐衰老的生理性衰老过程。生理性衰老是人生命历程中的必经阶段，是一个动态变化的过程。病理性衰老是指由于内、外因素的影响，使人体过早地出现脏腑组织器官功能衰退的现象，又称"早衰"。生理性衰老和病理性衰老常常混杂在一起，难以截然分开。两者常常相互影响。

值得注意的是，衰老与老年不能等同。衰与老两者密切相关，老者多衰弱，衰者易早老。但衰老是生命的动态过程，而老年则是生命过程中的一个年龄阶段。老未必衰，衰亦未必老。《素问·上古天真论》有"夫道者，能却老而全形，身年虽寿，能生子也"。

历代文献对老年年龄界限划分说法不一。一般认为40～59岁为渐衰期，60～74岁为老年前期，75～89岁为老年期，90岁以上为长寿期。

2. 衰老的机制 衰老的发生原因十分复杂。衰老不仅与人体自身的生长发育规律密切相关，而且亦受到外界环境的影响，诸如先天禀赋、后天饮食起居、情志因素、气候地理环境等。诸多因素影响人体阴阳平衡、脏腑功能及气血精津液的化生和代谢，导致衰老的发生。因此，中医认为，衰老的主要发生机制与阴阳失调、脏腑虚衰和精气衰竭密切相关。

(1) 阴阳失调：人生之本，本于阴阳。生命的过程就是人体内部以及人体与外界之间的阴阳运动平衡的过程。随着年龄的增长，机体内阴阳逐渐出现不平衡，或各种致病因素作用于人体，导致机体阴阳失衡，就会引起和加速衰老，导致疾病。可见，衰老的过程是阴阳失衡出现偏盛偏衰的结果。阴阳失调是衰老的重要机制。正如《素问·阴阳应象大论》所云："能知七损八益，则二者可调，不知用此，则早衰之节也。"

(2) 脏腑虚衰：人体是以五脏为中心的统一整体。脏腑功能活动反映人体生命活动的状态，故五脏是人体生命的根本。脏腑功能正常，五脏坚固，生命活力旺盛，才能保持健康，延缓衰老。反之，脏腑虚衰，功能失调或减退，就会加速衰老。因此，五脏虚衰，是衰老之本。

肾主藏精，内寓真阴真阳，为元气生生不息之地，乃先天之本，五脏六腑之本。肾气亏虚，元气不足，生化衰惫，则出现衰老征象。脾主运化，为后天之本，气血生化之源。脾胃虚弱，健运失常，化源不足，气血亏虚，则脏腑功能衰弱而加速衰老。心主血脉而藏神，为五脏六腑之大主。心脏虚衰，气血亏少，体弱神疲，则早衰减寿。肝主疏泄，主藏血，调畅气机。肝气衰弱，肝血亏虚，疏泄不利，则性情异常，发焦眼花，筋萎无力，行动迟缓而衰老。肺主气，司呼吸，朝百脉主治节。肺气虚衰，治节不行，卫外不固，则出现气喘无力易感冒等衰老之象。

(3) 精气衰竭：精是生命的本原，人体的一切生理活动无不以精气为源泉和动力。精化气，气生神，神御形。精气的充盛是健康和长寿的根本。故《类经·摄生类》曰："善养生者，必宝其精，精盈则气盛，气盛则神全，神全则身健，身健则病少，神气坚强，老而宜壮，皆本乎精也。"精气亏虚，不能化气，气不生神，神不御形，则会出现精亏气少、形体枯槁等一系列衰老的征象。

三、养生

1. **养生的概念** 养，保养，调养，培养，补养，护养之意。生，生命，生长之意。养生，既保养生命，中医学又称为"摄生"和"道生"。养生的内涵和外延非常广泛，从预防的角度，养生的含义有广义和狭义之分。狭义的养生，是研究增强体质，提高健康，预防疾病以及延缓衰老，延年益寿的理论。广义的养生，不仅包含狭义养生的含义，而且也囊括了疾病发生后采取一系列措施保养人体，以减轻和治愈疾病，防止疾病的加重和传变。可见，广义养生的含义涉及面更为广泛。通过养生，增进健康，预防和减少疾病，阻止疾病的发展与传变，防止疾病的复发，以尽终其天年。

2. **中医养生学** 中医养生学是以中医养生理论为指导，探索强身健体、防病祛病、延年益寿具体方法的实用性学科。中医养生学理论的形成源于中华民族数千年实践经验的积累和总结，具有自身的特点和方法。总赅其要，中医养生学以"天人相应""形神合一"的整体观念为指导，以"治未病"（未病先防、既病防变、病后防复）为理论核心，以辨证施养、综合施养为原则，以终生养生、全面养生为目标的特点。

第二节　养生的基本原则

中医养生学源远流长。上古时期即有食养、宣导养生和环境养生的萌芽。春秋战国时期，道家养生思想和儒家养生思想兴起，顺应自然及中庸思想成为修身养性所遵循的原则。《黄帝内经》问世后,中医养生学从实践阶段升华为系统理论阶段。强调精、气、神为人身三宝,倡导天人相应、顺应自然的思想,明确提出了养生的原则和方法,并为气功养生的发展奠定了基础。秦汉晋唐时期,养生理论更加丰富和完善,医、儒、道、佛诸家养生思想融为一体。养生方法多源于著名医家的临床实践经验的积累,出现了养生专论,吐纳导引术和房中术开始兴盛。如张仲景的养慎、调和五味、提倡导引的养生思想,华佗五禽戏、养生长寿药的养生方法,王充认为养生应从胎产开始的养生思想,孙思邈集医、道、儒、佛诸家养生之说,结合自己多年丰富的实践经验,著成养生专论等。随着中医养生理论不断丰富、完善和发展,各种养生流派蜂起。如道家养生派、佛家养生派、儒家养生派、医家养生派及融儒、佛、道三家于一炉的"理学"养生派等。

随着我国经济水平的不断提高,人们对健康长寿的追求更加强烈。中医养生方法亦更加丰富多彩,如精神养生、饮食养生、运动养生、起居养生、环境养生、睡眠养生、房事养生、针灸养生、推拿养生、刮痧养生、浴身养生、气功养生、药物养生等。无论哪种养生方法,都要依据各种养生术的原理、特点和要求,结合个体情况,如体质、文化修养、经济条件等,加以选择。如阴虚体质之人宜滋阴,而素体阳虚者则不适宜。同时,掌握各种养生术的技巧和要领至关重要。只有选择了适宜的养生技术和方法,掌握了养生术的技巧和要领,才能真正做到增强体质,祛病延年,乃至颐养天年。中医养生学历史悠久,内容十分丰富,综合分析,则主要有顺应自然、形神兼养、保精护肾、调养脾胃为主的四大基本养生原则。

一、顺应自然

自然界是万物赖以生存的基础。人以天地之气生,四时之法成;人禀天地之气而成,并与自然界息息相通。自然界为人类提供了各种生存的物质和条件,自然界的变化可以直接或间接地影响人体的各种生命活动。因此,人类要顺应自然界的变化,才能维持人体正常的生命活动。即所谓"人与天地相应""天人相应"。四时气候,昼夜晨昏,日月运行,地理环境等自然界的变化直接或间接地影响着人体。人类在长期进化过程中,五脏功能盛衰的生理变化已顺应天地自然规律的变化,并形成了几乎同步的节律性变化及自我调适的能力,这种能力是保持健康必不可少的。所以,顺应自然变化规律,人体的各种生理活动才能节律稳定而有序,阴阳才能平衡协调,人体的健康才能维系。若违背自然规律,人体的各种生理活动的节律长期紊乱无序,阴阳失调,适应外界变化和抵御外邪能力减弱,人体则易患各种疾病。

人们只有掌握自然界的变化规律,顺应自然界的运动变化,维持天地阴阳的协调平衡,才能延缓衰老,颐养天年。无论是精神活动、起居劳作等,都应顺应自然界的变化,并根据这种变化进行适当的调节。《内经》在详细地论述四时气象的基础上,以类比的方法,从形体起居、精神活动两个方面阐述了四时养生的原则和具体方法。这些论述充分地体现了天人合一、人法自然的养生思想。正如《素问·四气调神大论》云:"春三月,此谓发陈……夜卧早起,广步于庭,被发缓形,以使志生……此春气之应,养生之道也……夏三月,此谓蕃秀……夜卧早起,无厌于日,使志无怒……此夏气之应,养长之道也……秋三月,此谓容平……早卧早起,与鸡俱兴,使志安宁……无外其志……此秋气之应,养收之道也……冬三月,此谓闭藏……早卧晚起,必待日光,使志若伏若匿,若有私意,若已有得……此冬气之应,养藏之道也。"这段文字的大意是:按照四时养生的思想,根据四季气候特征,在形体起居和精神调摄方面,春天宜早起散步,披散头发,舒缓形体,舒畅情志,以适应春气推陈出新、生发、宣散的特点;夏天宜早起,多做户外运动,但不宜过分剧烈,以防因大汗淋漓而损伤阳气,情志宜积极进取,不要产生厌倦之心,防止阳气暴涨而发怒,以适应夏气长旺、万物茂盛的特点;秋季宜早卧早起,收敛神气,心情平和宁静,以适应秋气收敛、万物平定的特点;冬季宜早卧晚起,情志宜潜伏忌张扬,以适应冬气潜藏不露的特点。这些养生原则和方法,实际上即是遵循了中医"四气调神"的养生原则。

一年四季有春温、夏热、秋凉、冬寒的不同变化,人体阴阳之气的盛衰也会有相应的变化。春温夏热,人体阳气长而阴气消;秋凉冬寒,人体阴气长而阳气消。根据这一自然规律,《内经》提出了"春夏养阳,秋冬养阴"的理论。这些理论也属于中医"四气调神"的养生原则,并在临床上得到了广泛的应用。

此外,还增添了饮食、劳逸、服饵、气功等顺时养生的原则和方法。尤其在顺时用药方面有了更大的发展。如薄荷、荆芥辛温,顺春升之气;香薷、生姜辛热,顺夏浮之气;芍药、乌梅酸温,顺秋降之气;黄芩、知母苦寒,顺冬沉之气等。

顺应自然,强调了人与环境的统一性。人体生存的环境包括自然环境和社会环境,因此,人不仅有自然属性,还有社会属性,社会因素可以通过对人的精神状态和身体素质的影响而影响人的健康。顺应自然的养生原则,还包括与社会环境的协调一致。

总之,调摄精神,注意饮食起居,衣着适当,动静适宜,以顺应自然界阴阳变化规律;同时也要适应社会因素的变化,而采取相应的摄生措施,才能养生防病,延年益寿。

二、形神兼养

所谓"形",主要指有形可见的躯体;所谓"神",与"形"相对,主要指无形的生命能力,表现为精神意识思维活动,感觉、运动及各种基本生理功能等。形为神之基,形为神之宅,形体是神的基础;神为形之主,精神活动是人体生命活动的主宰。无形则神无以附,无神则形不可活,两者相辅相成,不可分离,形神统一是生命存在的主要保证。中医强调形神合一,旨在揭示形与神在整个生命活动中相互依存和相互促进的辩证关系。形神统一,也称为形神合一,形与神俱,形神相因,是中医学的生命观。因此,中医十分强调形神统一在生命活动中的重要作用。形神共养是延年益寿的重要法则。

中医学认为,人的形体与精神活动密不可分。形盛则神旺,形衰则神衰,形谢则神灭。形者神之质,神者形之用;无形则神无以生,无神则形无以统。这种"形神合一""形与神俱"的生命观,是"形神兼养"养生原则的理论依据。

所谓养形,是指对人体的脏腑经络、肢体官窍及气血津液等进行的保养。慎起居、适劳逸、顺寒暑、节饮食、安居处、动静结合等养生的方法,多属于养形的重要内容。

所谓养神是指调摄精神。精是神的物质基础,因此,养神也重在保精。正如李杲所说"积气以成精,积精以全神"。心为五脏六腑之大主,精神之所舍,心神能统领人的精神情志活动,故调神又以养心为首务。清静养神、适度用神、节欲守神、顺时调神和怡情畅神是养神的重要方法。心理清静,才能调心养神。清心寡欲、淡泊名利、禁声色、廉货财等,是做到清静养神的重要方法。静以养神,重在"中和"。积养为用,用中有养,才能生生不息。故中医养生观常以调神为第一要务,即所谓"守神全形"。历代养生家都十分重视养神。

养神应该随四时变化而不断地调节,如春天阳气生发,应做到心胸开阔,乐观愉快;夏天阳气充盛,应该做到精神饱满,以静为宜;秋天阴气渐生,应该做到不急不躁;冬天阴气盛,应该做到情绪内藏。乐观是保持稳定精神状态的重要方法。加强修养,如琴棋书画、养花钓鱼、旅游观光、体育锻炼等,是保持乐观、怡情畅神的常用方法。

所谓形神兼养,是指不仅要注意形体的保养,而且要注意精神的调摄,使形体强健,精力充沛,身体和精神得到协调发展。因此,中医养生学非常重视形体和精神的整体调摄,提倡形神共养。《内经》明确提出了"形与神俱"的形神共养的观点。如《素问·上古天真论》云:"故能形与神俱,而尽终其天年……"在此基础上,进一步提出了外避邪气以养形,内养真气以充神的形神合养的方法,如《素问·上古天真论》曰"虚邪贼风,避之有时,恬憺(淡)虚无,真气从之,精神内守"。以及《素问·四气调神大论》顺应四时形神共养的健身法等。

在形神兼养方面,中医养生学主张动以养形,静以养神。通过劳动、舞蹈、散步、导引、按摩等方法,运动形体,调和气血,疏通经络,健身延年。通过清静养神、四气调神、积精养神、修性怡神、气功练神等,以保持精神的清静。只有形神共养,动静有度,刚柔相济,达到调神和强身的统一,才符合生命活动的客观规律,有益于健康和长寿。

三、保精护肾

精是构成人体和促进人体生长发育的基本物质,精化为气,气化生血,血养神,神御形。精足神旺形壮,五脏功能正常,气血流畅,生命活动旺盛,故精为长寿的根本。

肾藏精,为先天之本,水火之宅,是元气、阴精的生发之源。它主持人体的生长、发育和生殖,与人的生命过程密切相关。肾中精气的盛衰,决定人的生长发育以及衰老过程。《内经》强调肾中精气的盛衰决定着人体生命的寿夭,肾中精气充足,则精力充沛,身体强健,寿命延长;肾中精气衰少,则精神疲惫,体质虚弱而多病,寿命缩短。肾气虚衰、肾精亏乏是衰老的最根本的原因。此外,肾阴肾阳源于肾中所藏的精,是一身阴液和阳气的根本,五脏六腑功能均取决于肾阴肾阳。肺气之治节、心气之运行、脾气之转输、肝气之疏泄等,莫不由于肾阳的温煦和肾阴的濡养。因此,保精护肾是增强体质、保持健康的重要环节。

所谓保精护肾是指利用各种手段和方法来调养肾精。即通过食疗补肾、药物调节、运动保健、导引固肾、按摩益肾,以及谨慎房室、节欲保精等方法使精气充足、体健神旺,从而达到延年益寿的目的。节欲保精是保养肾精的一项重要措施,但节欲并非禁欲,应遵循"中和观"。性欲是人类正常的生理需求,因此,欲不可禁,但也不可纵、不可早,纵欲无度,必然耗伤肾精。早婚早育,必克伐肾中阴精,耗损气血。此外,欲应有所忌,情志不调、身心劳倦、饱食及醉酒、病期以及妇女特殊时期(经期、孕期、产期和哺乳期)不宜行房,是保精护肾常用之法。

四、调养脾胃

脾胃为后天之本,气血生化之源,气机升降之枢纽,脾胃功能的强盛是生命活动的重要保证。五脏六腑,四肢百骸无不依赖脾运化而来的精微物质的充养。脾胃健运,则精微物质源源不断地产生,输送到全身,滋养五脏六腑、四肢百骸。若脾胃运化功能失常,精微物质不能化生和输布,脏腑得不到滋养而不能发挥正常功能活动,则会导致疾病。因此,历代医家十分重视脾胃在养生中的重要作用。李东垣在《脾胃论》中指出:"内伤脾胃,百病由生。"明代张景岳也非常重视后天脾胃对生命活动及寿夭的影响,《景岳全书·脾胃》提出"土气为万物之源,胃气为养生之主。胃强则强,胃弱则弱,有胃则生,无胃则死,是以养生家当以脾胃为先"。

张仲景在《金匮要略》中设立多篇关于食物的论述,详细地介绍饮食宜忌,强调内养正气,调饮食,顾脾胃的养生方法。《金匮要略·脏腑经络先后病篇》曰:"服食节其冷热苦酸辛甘。"强调饮食有节,寒热适中,五味不偏,脏腑功能健旺,人体才不会发生衰弱现象。可见,调养脾胃是中医养生不可忽视的重要方法,脾胃功能的强弱是决定人生寿夭的重要因素。

所谓调养脾胃是指利用各种手段和方法来顾护脾胃。即通过饮食调节、药物调节、精神调节、气功调节、针灸按摩,以及起居劳逸等的调摄,使脾胃运化功能正常,精微物质得以产生和输布,脏腑功能旺盛,从而达到延年益寿的目的。因此,节饮食、调精神、常运动、适劳逸等养生方法,均是健运脾胃、调养后天的有效方法。调养不等于补益,如健脾益气、滋养胃阴是调养脾胃有效的方法。但在益脾气、养胃阴基础上,用药上亦应当注意升降,寒勿过凉,热勿过燥,以防过偏,损伤脾胃。

肾为先天之本,脾为后天之本,两者相互促进,相得益彰。因此,调补脾肾是增强正气,祛病强身,延缓衰老的重要途径。

《黄帝内经》提出了养生的原则:顺应自然、四时养生;调摄精神,保养正气;节制饮食、调养脾胃;劳逸适度,不妄作劳,起居有时;形神兼养,协调阴阳;调养脏腑,通畅经络;保精护肾,益气调息,动静适宜等。《素问·上古天真论》说:"上古之人,其知道者,法于阴阳,和于术数,食饮有节,起居有常,不妄作劳,故能形与神俱,而尽终其天年,度百岁乃去。"

中医学在长期的发展过程中,逐步地形成了具有自身特色的养生理论和方法,并在不断地完善和发展。中医养生学建立的顺应自然、形神兼养、保精护肾和调养脾胃等主要原则,以及在这些原则指导下,所采用的春夏养阳,秋冬养阴;动以养形,静以养神;节欲保精;益脾气、养胃阴等具体养生方法,对增强体质,防病延年具有十分重要的意义。

【知识拓展】

[1] 王乐匋.续医述[M].合肥:安徽科学技术出版社,1993.
[2] 匡调元.论辨证与辨体质[J].中国中医基础医学杂志,2002,8(2):1-5.
[3] (明) 高濂.遵生八笺[M].北京:人民卫生出版社,2007.
[4] 吴弥漫.治未病——贯彻"以人为本"理念的中医防治疾病思想[J].新中医,2007,39(5):1-3.
[5] 韩景献."三焦气化失常-衰老"相关论[J].中医杂志,2008,49(3):200-202+220.
[6] 和中浚,罗再琼.孔子修身养德与中医养生[J].中医药文化,2010,5(4):30-34.
[7] 詹石窗.道医养生[M].成都:巴蜀书社,2014.
[8] 梁尚华,章林,李海英,等.关于中医药健康养生文化"创造性转化与创新性发展"的研究与思考[J].中医药文化,2017,12(6):50-53.